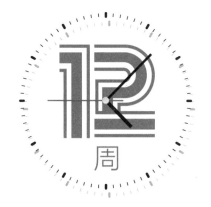

打造
小蛮腰

谢良民 编著

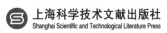

U0195651

上海科学技术文献出版社
Shanghai Scientific and Technological Literature Press

图书在版编目（CIP）数据

12周打造小蛮腰／谢良民编著 ． 一上海：上海科学技术
文献出版社，2021
ISBN 978-7-5439-8280-2

Ⅰ.① 1··· Ⅱ.① 谢··· Ⅲ.① 减肥—通俗读物 Ⅳ.
① R161-49

中国版本图书馆 CIP 数据核字 (2021) 第 030335 号

责任编辑：付婷婷　张亚妮
封面设计：留白文化

12 周打造小蛮腰
12 ZHOU DAZAO XIAOMANYAO
谢良民　编著
出版发行：上海科学技术文献出版社
地　　址：上海市长乐路 746 号
邮政编码：200040
经　　销：全国新华书店
印　　刷：常熟市华顺印刷有限公司
开　　本：720mm×1000mm　1/16
印　　张：20.75
字　　数：338 000
版　　次：2021 年 3 月第 1 版　2021 年 3 月第 1 次印刷
书　　号：ISBN 978-7-5439-8280-2
定　　价：98.00 元
http://www.sstlp.com

前 言
FOREWORD

感谢你阅读本书！这表明你非常重视自己的健康，并且向通往健康之路迈出了一大步。

关于本书

不良的生活习惯是导致超重或肥胖的主要因素。科学减肥方法的本质是重新建立健康的生活方式，其中选择健康的食物、均衡的膳食、进行经常性的锻炼是重要的内容。科学研究表明，要建立一个新的习惯需要12周的时间。

腹部脂肪又称内脏脂肪，是导致代谢综合征、糖尿病、心脏病以及某些癌症等患病风险增高的罪魁祸首。腰围也是代谢综合征的诊断指标之一。从健康的角度来说，减肥不仅仅是减轻体重，重点应该是减腹部脂肪。其实，很多人体重指数（body mass index, BMI）是正常的，但是腰围超标，仍然存在健康风险。

在《12周打造小蛮腰》这本书中，你会学到科学减肥的基本方法、实用的营养学知识以及饮食安排的要求和技巧。本书也会指导零锻炼基础的人从最基本的散步开始，逐步提高体能水平，最终达到能够进行1小时中等强度有氧运动的能力。本书所提供的方法和工具可以使你：

❖ 摆脱减肥的困惑，找到科学减肥之路。

❖ 改变不良的饮食方式，建立终身受用的平衡营养膳食模式。

❖ 每天积极参与锻炼，逐渐增强体能，改变形体，甩掉恼人的"游泳圈"。

❖ 身心健康，遇到压力时不再用食物来安慰自己。

❖ 最重要的是，你所达到的小蛮腰成果不是昙花一现，而是长久的。

以你自己的节奏跟随本书开启健康之旅，也可以随时回过头来作为参考书查阅，甚至可以将你的收获和成果以及本书与家人、朋友分享。这本书是你个性化减肥的指南，也是你努力减掉腹部脂肪的见证，更是你建立健康生活方式的指引。

减肥饮食

新的节食方法、时尚饮食、网络上的减肥信息以及名人和非名人的个人减肥经历等层出不穷，令人目不暇接。然而，只有以循证医学为基础和被科学研究所证实的减肥饮食才能达到真正、持久的减脂效果，且不损害健康。事实上，大多数减肥的人都受到过错误减肥信息的困扰。就饮食营养来说，减肥的误区就太多了。然而，科学的减肥饮食是非常简单的，真正有效的饮食营养只关注以下五件事情即可。

❖ 膳食平衡性。节食减肥是非常痛苦的，不仅要忍受难以抑制的饥饿感，而且还被剥夺了享受食物的权利，对生理和心理都有巨大的影响。科学减肥要求平衡膳食，没有绝对禁止吃的食物，没有严格的饮食禁忌。

❖ 能量可控性。科学减肥饮食适度减低能量摄入，安全、稳定地减轻体重。科学减肥饮食的优势并不仅仅在于减肥，而是更关注饮食在产生减肥效果的同时，确保每日能量的摄入能够保证身体有效率地工作和生活。

❖ 控制适度性。除适度控制能量摄入之外，其他的营养学建议及饮食措施与健康人无异，都是维持长期健康应遵循的，而不是各种减肥饮食所要求的那么严格和怪异。减肥饮食只是适度减少能量的摄入,而其他营养素的摄入要十分充足,对健康没有损害。所有不科学的减肥饮食都做不到这一点。

✤ 饮食多样性。科学减肥饮食在保证营养摄入适宜的同时,食物类别多种多样,排除了饮食的单调性。根据自己喜好选择食物,使个体化的饮食丰富多彩。

✤ 营养适宜性。食物摄入量十分充足,确保能够摄入适宜的所有必需营养素,以维持健康。

营养学认为,遵循这五项原则,将减肥饮食计划的制订权掌握在自己的手里,既能达到减肥的营养学要求,又能满足自己对食物的喜好。最重要的是掌握这些方法后,能够建立起长期健康有益的良好饮食模式。

减肥锻炼

科学研究认为,锻炼对健康的影响超过饮食。现代人普遍缺乏体力活动,这正是体重增加、腰围变粗的主要原因。所有权威医学机构的指南都建议,无论年龄和性别,都要进行适量的体力活动。成年人更要进行经常性的有氧锻炼和抗阻力锻炼,才能维持健康。

减肥的人也知道减肥必须锻炼以增加能量的消耗。科学已经证明只控制饮食不锻炼或只锻炼不控制饮食都不能减轻体重,只有长期持之以恒地减少能量的摄入,同时增加能量的消耗才能使体重减轻,并持久保持住所减轻的体重。也就是说,所有宣称不锻炼就能减肥的方法都是不科学的,其减肥效果也是不能持久的,体重反弹不可避免。

只控制饮食不锻炼的减肥方法就是节食减肥。这种方法对健康的损害非常大。只锻炼不控制饮食也不一定能达到减肥的效果。更重要的是,营养与锻炼的关系是"如影随形",无论目的是减肥还是健身。运动营养学的研究表明,要根据锻炼的类型、强度以及持续时间长短,在运动前、运动期间以及运动之后有目的、有计划、有方法地补充营养,才能达到健身、减肥应有的效果。

路线图

跟随《12周打造小蛮腰》实践,你会发现本书是通向健康之路的"路线图",而不是减肥的"规则书"。你可以根据营养学数据选择所有的食物,而不是"吃这个、不吃那个"的规则。你可以选择任何你所喜好且享受的运动项目,而不是一定要做哪一套动作。理解了科学减肥的策略和方法,沿着路线图走,就一定能够到达目的地。

祝你成功!

谢良民

2020.6.18　上海

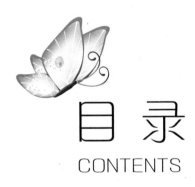

目 录
CONTENTS

Part 1 **蓄势待发**

Part 2 见证奇迹

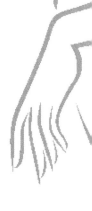

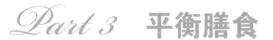

Part 3　平衡膳食

Part 4　零基础锻炼

Part 1
蓄势待发

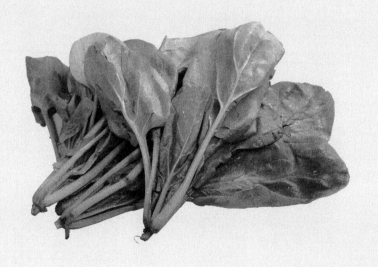

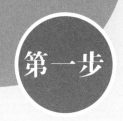

第一步　设定减肥目标

第一节　认识腹部脂肪

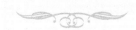

什么是腹部脂肪

腹部脂肪又称为内脏脂肪（visceral fat），被认为是体内最有害的脂肪。这种类型的脂肪与胰岛素抵抗、代谢综合征、心脏病、2型糖尿病及某些类型的肿瘤均有密切的关系。

你可能会吃惊地发现，即使身材相对苗条，但是体脂肪的比例仍然可能很高，尤其是腹部区域。正常情况下，身体内的大多数脂肪都储存在皮下。腹部、臀部以及大腿内侧等是身体最容易储存脂肪的部位。对于女性来说，胸部以及背部也是很容易堆积脂肪的部位。

研究表明，脂肪堆积的部位不同（表1-1），对健康的影响也不同。根据脂肪堆积的部位可以区分体形是苹果形还是梨形。可以用腰围、臀围、腰臀比及腰围身高比等指标来评估体内脂肪的分布情况以及健康风险的大小（表1-1）。腹部脂肪与其他部位的脂肪完全不同，需要努力减少体内的脂肪，特别是腹部脂肪，以减低罹患肥胖症相关疾病的风险。

表 1-1　体内脂肪分布

脂肪类别	脂 肪 特 征
皮下脂肪	◇ 位于皮下，主要存在于上臂、后背、颈部和腹部，能用手指捻起来 ◇ 幸运的是，这是最容易减掉的体脂肪 ◇ 皮下脂肪具有衬垫作用 ◇ 皮下脂肪还含有神经和血管，后者为皮肤供氧 ◇ 研究表明，持续缺少锻炼以及饮食中饱和脂肪酸含量高，可导致体内皮下脂肪的形成

（续表）

脂肪类别	脂肪特征
肌间脂肪	◇ 肌间脂肪又称为肌间甘油三酯,常被误认为是肌肉 ◇ 目前医学对这类脂肪了解较少 ◇ 当机体消耗能量的过程中需要以储存的脂肪来提供时,多达50%的脂肪来自肌间脂肪 ◇ 研究发现,在锻炼时女性燃烧的肌间脂肪多于男性
内脏脂肪	◇ 内脏脂肪又称为腹部脂肪。这种极其危险的脂肪隐藏在腹腔内,环绕着内脏如胃、肝、肾等 ◇ 如果能用手指捻起腹部皮下脂肪,那么在腹壁肌肉下方的腹腔内一定存在着大量的内脏脂肪 ◇ 研究表明,这类脂肪与多种慢性疾病患病风险增高有关

为什么腹部脂肪更可怕

 腹部脂肪是体内主要的内分泌器官

　　一直以来,科学家、营养学家以及医学家们都认为脂肪细胞就是静静地挂在我们腰间的一团团肥肉,只是身体储存的能量而已。曾经还认为这些脂肪对健康的身体来说只是额外的重量而已,并无大碍。然而,新的科学研究颠覆了科学家们以往对脂肪的认识,脂肪组织具有非凡的活力,对身体的多种功能有着复杂而深远的影响。

　　科学研究表明,脂肪在人体健康的代谢过程中起着多种作用。现代医学认为脂肪组织是体内最大的内分泌器官,与甲状腺和肾上腺功能相似。脂肪细胞不断地释放几十种激素和蛋白质等物质,并向体内多个组织如大脑、肝脏、肌肉、生殖器官和免疫系统等传递信号,从而影响这些组织和器官的功能。

　　脂肪组织对身体的影响如下。

❖ 可以增强或削弱免疫系统的功能。

❖ 导致血管收缩而使血压升高。

❖ 决定身体在何时将体内多余的能量在何处储存起来,以及决定身体在何时以何种方式来利用这些储存的能量。

❖ 脂肪细胞在体内能量储备达到足以进行生育活动时才会向身体传递可以生育的信号。

 瘦素和脂联素

研究表明,脂肪细胞控制着我们应该吃多少、应该消耗多少。很多人认为大脑控制着体内的脂肪,事实恰好相反,体内的脂肪组织控制着大脑。如果体重接近理想体重,那么脂肪细胞分泌的各种激素和化学物质都是有益健康的。其会发挥积极的作用,如调节胰岛素的分泌,在进食后产生饱腹感从而控制食欲,甚至有助于消耗储存在体内的脂肪。

当超重或肥胖时,脂肪细胞数量变多、体积变大。这些体积变大的脂肪细胞分泌激素和化学物质的数量将超过机体的需要量,久而久之会影响健康,使糖尿病、中风、心脏病及某些肿瘤的发生风险增高。

现代医学研究告诉我们,腹部脂肪给人造成的烦恼不只是形体不佳、漂亮衣服穿不了,它能分泌100多种信号分子,参与体内多种生理功能。其中两种最主要的化学物质是瘦素和脂联素。

瘦素又称为饱腹感激素,由脂肪细胞产生,具有通过抑制饥饿感而调控能量平衡的作用。在腹部脂肪逐渐增多的过程中,分泌到血液中的瘦素水平也逐渐增高。长此以往,身体逐渐对瘦素的刺激信号产生抵抗,就像胰岛素抵抗一样。出现瘦素抵抗意味着体内有很多的瘦素,但是身体却不做出任何反应。由于瘦素可以产生饱腹感,瘦素抵抗则导致饥饿感增加,不由自主地进食过量。

脂联素是脂肪细胞分泌的另一种重要激素,具有使肌肉细胞对胰岛素敏感性增高的作用,在葡萄糖和脂肪的代谢过程中起着十分重要的作用。腹部脂肪逐渐增多使得脂联素的产量减少,身体调控葡萄糖的能力也随之减低。

为什么腹部脂肪危害巨大

肥胖的人通常有高血脂、高血压和血糖控制不良,这些疾病被统称为代谢综合征,因为这些病症往往同时发生。但并不是所有肥胖的人都有同样的患病风险。这是因为不同超重或肥胖的人各自具体的情况是不一样的,因而对健康

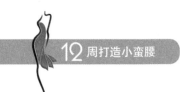

的影响也是不同的。

科学研究表明,体内脂肪储存的部位比体内总脂肪量对患病风险的影响更大。皮下脂肪对健康几乎无影响,腹部脂肪对健康的危害最大。

腹部储存的脂肪所释放出的脂肪酸会迅速被肝脏摄取。肝脏在这种瞬时大量脂肪酸供给的情况下,只能摄取少量的胰岛素,血液中的胰岛素清除率减低,从而导致高胰岛素血症,肝脏将甘油三酯释放到血液中形成高脂血症。此外,内脏脂肪细胞产生多种激素,从而导致代谢紊乱。其结果是,腹部脂肪堆积的人患 2 型糖尿病、高血压的概率更高,患心血管疾病的风险增加。

 腹部脂肪的危害

❖ 胰岛素抵抗。当机体细胞对胰岛素的反应能力下降时就会发生胰岛素抵抗。虽然基因对于胰岛素抵抗(最终发展为 2 型糖尿病)的形成具有重要的作用,但许多导致腹部脂肪增加的生活习惯也会引起胰岛素抵抗。进食后,食物中的碳水化合物可在体内迅速转化为葡萄糖,胰岛素水平骤然大幅度升高。平时血液中流动的胰岛素越多,与细胞接触的胰岛素就越多。久而久之这种过度接触会导致细胞对胰岛素产生抵抗。这时血液中大量的胰岛素和葡萄糖无法进入体细胞中提供能量。如果这种情况没有及时纠正,长此以往血糖会越来越高,直到发展为糖尿病。

❖ 代谢综合征。代谢综合征是一组危险因素的总称,用于判定是否存在心脏病、糖尿病和中风的高发风险。具有的危险因素越多,疾病的发病风险就越高。例如,被诊断为代谢综合征的人,其心脏病和糖尿病的发病风险分别是没有任何危险因素之人的 2 倍和 5 倍。腰围是诊断代谢综合征的指标之一。

❖ 心血管疾病。研究表明腹部的内脏脂肪细胞会合成多种蛋白质化学物质,能够使血管收缩导致血压上升,引发轻微的慢性炎症反应,促使血管堵塞,导致心脏病发作和中风的发生风险增加。

❖ 肿瘤发生风险增加。腹部脂肪增加可提高所有年龄段男性和女性的肿瘤发生风险,绝经后女性的发生风险更高。绝经后,卵巢内雌激素的合成量逐渐减少,脂肪组织成为合成雌激素的主要能量来源。脂肪细胞的体积越大、数量越多,雌激素的合成数量就越多。由于超重女性的脂肪细胞数量比体重正常的女性要多,体积也更大,因此体内雌激素水平较高,雌激素水平过高会促使乳腺肿瘤的生长。虽然目前尚不清楚对男性的影响,但脂肪组织过多导致雌激素水平过高可能会增加男性和女性结直肠癌的发生风险。

为什么脂肪会堆积在腹部

有很多因素会导致内脏脂肪的堆积,包括生活方式、应激水平、激素、年龄等。

 胰岛素

身体内每天都循环流动着很多激素。当其中一些激素分泌失衡时,会促使机体开始储存脂肪,尤其会选择腹部这个部位,导致皮下脂肪和内脏脂肪的储存量都增加。胰岛素是对腹部脂肪堆积影响最大的一种激素。

进食后,所摄入食物中的碳水化合物在胃肠道被分解为葡萄糖而吸收进入血液,导致血糖水平升高,葡萄糖是体内所有细胞的主要能量来源。血液中的胰岛素是由胰腺分泌的激素,促使体内的细胞利用血液中的葡萄糖作为能量来源,也促使血糖转变为糖原在肝脏和肌肉中储存。胰岛素还可以使多余的血糖转变为甘油三酯储存在脂肪组织中。

在单餐进食大量含碳水化合物的食物后,血糖会迅速飙升。这会使身体立即启动胰岛素反应,分泌大量的胰岛素,将不需要立即利用的血糖形式的能量转变为甘油三酯存储起来,以备日后使用,由此体内的脂肪储存量会越来越多。由于这些多余的能量大多是运往腹部的细胞内储存,因此不知不觉中腰围就增长了。

胰岛素会根据所摄入的食物而做出不同的反应。富含精制碳水化合物和单糖的食物如白面包、白米饭及含糖谷物等,会导致血糖和胰岛素水平快速升高,腹部脂肪储存量增加。另一方面,富含蛋白质、健康脂肪和膳食纤维的食物可以

延缓葡萄糖进入血液的过程,有助于全天保持血糖水平平稳,并防止胰岛素水平出现波动。

12周打造小蛮腰饮食计划的重要措施就是帮助你控制血糖,减少正餐主食分量以避免餐后高血糖;两顿正餐之间加餐避免低血糖的发生;选择高膳食纤维的食物、脂肪含量少的蛋白质和健康的脂肪等,以维持血液中血糖和胰岛素水平的稳定,预防腹部脂肪储存量的增加。

 应激激素

正确缓解压力在控制腹部脂肪堆积方面具有重要的作用。因此为了成功实施12周打造小蛮腰计划以及终生拥有平坦的小腹,你必须将身体的应激水平控制在一定范围内。

当身体感到压力时,肾上腺素的合成量会增加,并向脂肪细胞发送信号,要求其将储存在体内的脂肪酸释放出来作为能量使用。脂肪酸一旦被释放出来,将会立即为身体提供大量的能量。这就是著名的"战斗或逃跑反应"理论。

脂肪组织释放脂肪酸是为了在身体承受压力的情况下选择战斗或逃跑时产生充足的能量。人类进化出这一生物学机制是为了与大自然搏斗,但是现在的压力大多来源于工作、上下班往返时间过长、日程表安排得太满等精神方面,而不是真正身体方面的压力,因此释放的游离脂肪酸并不能作为能量被利用。结果是肾上腺释放出皮质醇,将这些不能被利用的脂肪酸又储存起来。如果皮质醇能将这些脂肪放回原处储存还不算糟糕,但是,皮质醇却直接将这些脂肪储存于腹部。也就是说,在身体处于压力状态下,所释放的脂肪酸可能来自手臂或大腿等部位的皮下脂肪,但皮质醇被释放之后,身体却将这些来自皮下的脂肪储存到腹部,体内的脂肪重新分布了!因此压力出现的频率越高,应激反应发生的频率也就越高,从身体动员出的脂肪,尤其是原本储存在上臂、大腿等部位的皮下脂肪被转移到腹部堆积也就越多。

 社会压力

久坐不动的生活方式,各种方便食品如快餐、冷冻食品或外卖等使得能量过剩。快节奏的生活、日常的工作和经济压力、睡眠不足等导致长期过量释放皮质醇和肾上腺素，将更多的脂肪动员出来储存在腹部。睡眠不足导致代谢速度减慢，影响饥饿感觉。这些都是减掉腹部脂肪的障碍。

 食物选择错误

❖ 精制的碳水化合物。谷类、面包、面食等是饮食中的主食，如果选择了错误的种类，那么之前的努力可能就会功亏一篑。精制的碳水化合物如白面、白米饭、白面包等，可迅速在体内转化为葡萄糖，导致胰岛素水平大幅度升高，启动胰岛素反应将血糖转变为脂肪储存在腹部。

❖ 不健康的脂肪。研究表明健康的脂肪，尤其是存在于橄榄油、坚果类和种子类中的单不饱和脂肪酸和存在于核桃、鱼类中的 ω−3 脂肪酸，能够减少腹部脂肪的堆积。然而，不健康的脂肪，如存在于动物性食物中的饱和脂肪酸，更容易以脂肪的形式储存在体内。约翰斯·霍普金斯大学开展的一项研究发现，饮食中的饱和脂肪酸含量与腹部堆积的脂肪数量成正比。

❖ 含能量的饮料。饮料中的能量对腹部脂肪堆积具有重要影响，这些能量主要来源于由糖（苏打或果汁）或饱和脂肪酸（咖啡中的奶油以及咖啡店中的全脂奶）构成的饮料。这些饮料不仅会使胰岛素反应增强，导致体内脂肪储存量增加，而且不会产生饱腹感。研究表明，与提供相同能量的固体食物相比，饮料无须咀嚼，不会产生饱腹感。由于饮料中多为单糖，可使胰岛素水平骤然大幅度升高，因此除了使腰围增加以外，还会使总能量摄入增加，导致体重增加。

 少吃正餐

少吃一顿正餐会导致身体出现异常的饥饿感。因此当有机会进食的时候，进食速度会加快，摄入量会增多，对食物的选择也可能出现错误，因为饥饿会使人特别渴望吃甜食或油腻的食物。

很多人想着少吃一顿，身体会利用体内储存的脂肪提供能量，从而减少体

内的脂肪。事实恰恰相反,身体并不知道何时吃下一顿,因此它会储存较多的脂肪作为能量储备,以预防下一顿迟迟不能到来,因此,减肥和减腹部脂肪的最佳策略是少量多餐。12周打造小蛮腰饮食中,每餐的时间间隔为3 ～ 4小时,以控制饥饿感和食欲,使代谢功能达到最高水平。

第二节　你胖吗

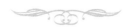

我们常常用体重指数、腰围及腰围身高比等指标来判断脂肪的分布模式。近来的研究发现,腰围身高比在判断腹部肥胖与健康危险方面是一个非常有用的指标。成年人腰围身高比大于0.5则预示着心血管疾病和代谢异常的风险极高。

如何计算体重指数

体重秤上的数字是体内水分、瘦体组织和脂肪组织加起来的重量,并不能反映体内脂肪数量的多少,不能真实客观地反映"胖"或"瘦",更加不能反映健康状况,因此减肥不能光看体重这个指标。目前科学上普遍使用BMI作为衡量健康体重的标准。想要计算BMI就必须知道身高和体重的数值。

 测量身高

测量身高最准确的方法是使用牢固固定在墙上的身高坐高计,也可用卷尺测量。

 称量体重

测量体重时应尽可能少穿衣物,脱掉鞋子。站在秤的中心位置上,将读数精确至0.1 kg。应定期对体重秤进行校正。可以先称一下自己的体重,然后怀抱一个校正砝码再称一次。

 BMI计算方法

BMI是反映超重和肥胖的指标,通过身高和体重数据计算得出。想要获得准确的BMI值,需要认真测量身高和体重。BMI的计算公式见表1-2。

表 1-2　BMI 计算公式

BMI 计算公式	$BMI=体重(kg)\div 身高^2(m^2)$
举　例	体重78 kg,身高1.72 m $BMI=78\div 1.72^2=26.4$

表1-3依据BMI值将成年人分为低体重、正常体重、超重和肥胖等四类。成年人BMI正常范围为18.5 ～ 23.9。除此之外,BMI ≤ 17.5是神经性厌食症人群低体重的诊断标准之一。

表 1-3　肥胖判断标准

判断依据	判　断　标　准
体脂比例	◇　女性：>32% ◇　男性：>25%
脂肪分布	◇　腹部肥胖(上身肥胖、向心性肥胖) ■　腰围：男性>90cm；女性>85cm ■　腰围身高比：≥ 0.5 ◇　下身肥胖(皮下脂肪分布在臀部和大腿) ■　腰臀比：男性<0.95；女性<0.8
实际体重	◇　男性：>124%理想体重 ◇　女性：>120%理想体重
体重指数 (BMI,kg/m²)	◇　低体重<18.5 ◇　正常体重18.5~23.9 ◇　体重超重≥24.0 ◇　肥胖前期24.0~28.0 ◇　肥胖≥28.0

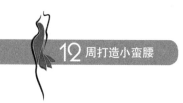

 体脂的分布

正常情况下,身体内的大多数脂肪都储存在皮下。腹部、臀部以及大腿内侧等是身体最容易储存脂肪的部位。对于女性来说,胸部以及背部也是很容易堆积脂肪的。可以用腰围、臀围、腰臀比及腰围身高比等指标来评估体内的脂肪分布情况。

 腰围的测量

腰围是指经过肚脐的腰部水平围长。腰围是反映腹部脂肪堆积及健康风险的有效指标。美国国立卫生研究院认为,腰围粗与高血压、高血脂、2型糖尿病以及心血管疾病等患病风险呈正相关。即使BMI表明体重在健康体重范围内,但是腰围仍然有可能超标,潜在的健康风险仍然很高。

世界卫生组织推荐的测量方法是:自然站立、两脚分开25～30 cm,体重均匀分配。用一根没有弹性、最小刻度为一毫米的皮尺,放在被测胯骨上缘与第十二肋骨下缘连线的中点,经过肚脐,沿水平方向围绕腹部一周。测量时,皮尺要紧贴在皮肤上,但不能勒着皮肤。在正常呼气末尾测量腰围的长度,精确至毫米。最好请家人帮助测量,以避免视觉误差。

 腰围的正常范围

中国人的腰围参照亚洲人标准,如果男性腰围超过90 cm,女性超过85 cm,就表示肥胖。

大量的研究表明,男性腰围超过94 cm,患糖尿病和心脏病的风险会增高,腰围超过102 cm则被视为高风险人群。女性腰围危险临界点为81 cm,高风险临界值为89 cm。

 腰围身高比

最近有研究表明,腰围身高比可能是反映内脏脂肪过多和面临健康风险的最有效指标。一项对5 000多名德国高加索人的研究发现,腰围身高比在预测代谢综合征、血脂异常和2型糖尿病等方面优于其他任何一种人体测量指标。

成年人的腰围值应小于身高值的一半。腰围身高比值≥0.5是心血管疾病和代谢出现异常的指征。

 身材类型的判定

苹果形身材的人腰腹部过胖,状似苹果,又称腹型肥胖、向心型肥胖、内脏型肥胖等。这种身材的人脂肪主要沉积在腹部的皮下及腹腔内。男性腰臀比大于0.9,女性腰臀比大于0.8,即为苹果形身材。梨形身材是指下半身比较丰满的女性,腰臀比≤0.8,这种身材的人脂肪一般都堆积在臀部周围,患病风险要小很多。具体见表1-4。

表1-4 根据腰臀比判定身材类型

性 别	梨 形	苹果形
女 性	腰臀比≤0.8	腰臀比>0.8
男 性	—	腰臀比>0.9

第三节 你有健康风险吗

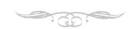

与肥胖相关最常见的疾病是心血管疾病、高血压、2型糖尿病、癌症、关节炎等。此外,肥胖可能导致肝脏疾病、怀孕期间出现并发症和睡眠呼吸暂停等。约80%的肥胖成年人至少有以上一种疾病。

BMI是一种非常简单而有效的评估健康风险的方法,能够预测与体重和体脂超标相关的健康风险,包括糖尿病、高血压和冠心病等。表1-5列出了腰围和BMI与相关疾病风险的关系。

专家们认为,若男性腰围>95 cm,女性>90 cm,则罹患2型糖尿病的风险增高,血液低密度脂蛋白胆固醇水平和甘油三酯水平升高,心血管疾病的标志物如C-反应蛋白水平也会升高。而且无论男女和种族,患病风险都是一样的。

研究发现,有些成年人的BMI低于24,但腰围较粗,即体重正常,但腹部脂肪堆积,这些人也同样存在健康风险。一项对超过50万人的研究发现,BMI较低但腰围较粗的人群死亡风险会增加。研究人员对美国第三次全国健康和营养调查以及加拿大健康调查收集的数据分析之后发现,即使BMI正常,若腰围超出正常范围,其心血管疾病的患病风险也会增高。

老年人的腰围数值在评估患病风险方面比BMI更有价值。短期内改善饮食、增加体力活动、改变生活方式等均可以使体成分发生变化,这些变化也包括腰围减小。

表 1-5　BMI 和腰围与相关疾病风险的关系

体重分类	BMI（kg/m²）	疾病风险*（与正常体重和腰围相比较）		
		男性<85 cm 女性<80 cm	男性85 ～ 95 cm 女性80 ～ 90 cm	男性≥ 95 cm 女性≥ 90 cm
低体重	<18.5	—	—	—
正常体重**	18.5 ～ 23.9	—	增加	高
超　重	24.0 ～ 27.9	增加	高	极高
肥　胖	≥28.0	高	极高	极高

*　疾病风险是指2型糖尿病、高血压和心血管疾病的患病风险。
**　即使体重正常,但是如果腰围增加,患病风险也会同时增加。
资料来源:《中国成人超重和肥胖预防控制指南》。

除了要了解身体外部的数据如BMI和腰围身高比等十分重要的数据之外,还应该知道一些能评估健康风险的身体内部数据。常见的、较为重要的体重相关性指标有血脂、血胆固醇、血压、血糖等。如果腹部堆积了较多的脂肪,那么罹患2型糖尿病和心脏病的风险就很高,结合与代谢相关的化验指标,就能对健康风险进行评估。

第四节 设定减肥目标

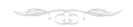

 打造小蛮腰的起点

将你的体格测量数据填入表格1-6，这是你打造小蛮腰的起点。如果你的BMI和腰围数值表明你超重和（或）健康风险增高，不必惊慌，将生活方式做一些简单改变就可以帮助你减轻体重。12周打造小蛮腰计划就是支持并帮助你减小腰围、减轻体重的。

表1-6 我的基本情况（工作表）

日期	
我的BMI	
我的腰围	
我目前体重	
我的BMI类别	
我的健康风险（查表1-5）	

 如何设定减肥目标

很多人减肥要么没有具体的目标，要么体重减轻目标不切实际。其实，从健康的角度来设定减肥目标最合理、最科学。研究表明，在现有的体重基础上减轻5%～10%，对于健康有极大的好处，而且也是短期（3～6个月）最为现实的目标。一旦体重减轻达到5%～10%的目标，可以继续进行减肥过程，直至达到健康的体重。

体重减轻10%对健康的益处如下。

❖ 有助于降低血压和血胆固醇水平,从而减低冠心病和中风的患病风险。

❖ 减低糖尿病患病风险。如果已经患有糖尿病,则能够更好地控制病情。

❖ 缓解喘气症状。

❖ 减轻关节负担,缓解背部和关节疼痛。

❖ 有助于提高生育能力,减轻女性痛经。

❖ 能够改善情绪,提高自信心。

可以从以下四个指标来设定自己的减肥目标。

❖ 体重减轻5%～10%。计算方法见表1-7。

❖ BMI:以体重指数恢复到18.5～23.9正常范围为目标。

❖ 腰围:以腰围恢复到正常范围为目标,男性<90 cm,女性<85 cm。

❖ 腰围身高比:以腰围身高比<0.5为目标。

表 1-7　减肥目标设定方法（示例表）

女,51岁,体重68 kg,身高166 cm,腰围89 cm	
1. 现有体重减轻5%～10%	
体重减轻5% 体重减轻10%	现有体重÷20。68÷20=3.4 kg 现有体重÷10。68÷10=6.8 kg
2. 以BMI恢复到18.5～23.9正常范围为目标	
BMI	$68 \div 1.66^2 = 24.7$
减肥目标BMI<23.9	$23.9 \times 1.66^2 = 65.9$ 68 － 65.9=2.1 kg,即体重至少要减少2.1 kg,才能使BMI回到正常范围的上限

表 1-8　我的减肥目标（工作表）

性别:　　;年龄:　　岁;体重:　　kg;身高:　　cm;腰围:　　cm; 腰围身高比:　　　;职业:	
减肥目标	
体重减轻5% 体重减轻10%	＿＿＿＿ ÷20 = ＿＿＿ kg ＿＿＿＿ ÷10 = ＿＿＿ kg

（续表）

BMI<23.9	$23.9 \times$ _____ = _____ _____ － _____ = _____ kg
腰围	< _____ cm
腰围身高比	< 0.5

 多长时间达到减肥目标

其实要使体重减轻并非难事，无论方法如何，只要实现能量负平衡就可以减轻体重。真正困难的是长期保持住所减轻的体重。绝大多数人体重减轻之后又反弹，其原因与期望太高以及被剥夺感有关，尤其是节食。大幅度限制能量的摄入会减低基础代谢率，使调控食欲的激素分泌发生改变，这两者均导致体重反弹。减肥的人都不会希望体重减轻是短暂的，减肥达到目标体重之日，并非大功告成之时。

此外，很多人的减肥观念是错误的，想要快速减肥，无论什么方法都好，而不是着眼于长期的健康，通过改变不良的生活方式来进行科学的减肥。不科学的减肥方法是很难坚持的，例如吃代餐减肥，不可能永远吃代餐，总有恢复正常饮食的时候。一旦恢复正常进食，体重自然反弹。

12周打造小蛮腰的过程是建立健康生活方式的过程，且生活方式的改变具有可持续性。安全、稳定地减去腹部脂肪最重要。此外，在减肥的过程中，控制体重不仅与饮食有关，运动锻炼、睡眠、精神卫生等也发挥重要作用。只有坚持健康的生活方式，才能轻松长期地将体重维持在健康范围内。

12周打造小蛮腰计划使能量摄入量减少的幅度不超过20%，配合中等强度的锻炼，可以使体重缓慢减轻，可能每周减轻不到0.5 kg，但是体重的减轻非常稳定，不会产生疲劳感或过度饥饿感。最重要的是，该计划强调12周里养成平衡膳食习惯以及经常性锻炼习惯，所减去体重中，95%以上是脂肪。因此要达到目标体重，可能需要3 ～ 6个月甚至更长的时间。12周打造小蛮腰计划只是你开启减肥旅程中改变生活方式的一段学习、实践经历。一旦掌握，你就踏上了通向长期健康的道路。

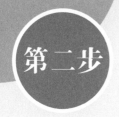

第二步　确定自己的能量摄入水平

第一节　减肥的秘诀

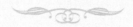

 体重为什么会变化

体重变化的本质在于能量是否平衡，即能量的摄入量与消耗量是否维持在平衡状态。能量摄入量是指从食物中摄入的能量总和；能量消耗量是指身体维持正常生理功能以及体力活动等所消耗的能量总和。这两者之间的差值就是能量平衡。

摄入的能量与身体消耗的能量相同，则能量平衡的差值为零，这种情况下就会维持体重不变。如果摄入的能量多于身体消耗的能量，则能量平衡为正平衡，这种情况下就会导致体重增加；反之，摄入的能量少于身体消耗的能量，则能量平衡为负平衡，体重就会减轻。

 减肥的秘诀是什么

单一改变能量的摄入量或者能量的消耗量，或者两者同时改变都会破坏能量平衡，从而使目前的体重发生变化。因此，减肥的秘诀其实就只有五个字：能量负平衡！如果不出现能量负平衡，体重或体脂就不可能减少。

非常简单，能量负平衡就是从食物中摄入的能量低于身体消耗的能量。一段时间（3～6个月）内，如果体重下降，表明处于能量负平衡状态；如果体重基本不变，说明无论多努力地运动，身体所消耗的能量与所摄入的能量大致相等；如果体重增加，则表明所摄入的能量过剩。

只有在能量负平衡的情况下，身体会寻找体内其他的能量来源，如体内储存的脂肪或肌肉来为维持身体各功能的运转提供能量。于是就出现了以下两个重要的问题。

❖ 不科学的减肥方法造成能量负平衡，所减轻的体重主要是肌肉。体重减轻并不等同于体脂减少。当你站在体重秤上发现自己体重减轻了，这有可能是体内脂肪数量减少了（最好的情况），也可能是体内的水分丢失了（不好的情况），或者也有可能是体内的肌肉数量减少了（这是最糟糕的情况）。如果减肥饮食不科学，就像很多节食者一样，体内脂肪减少的同时，肌肉也会丢失。

❖ 不科学减肥造成能量负平衡的幅度非常大，能使体重在短期内大幅度减轻，但是不能长期维持住所减轻的体重，即体重一定会反弹。很多时尚饮食和减肥产品实际在营养学上造成巨大的能量负平衡，甚至几乎不吃什么东西，更不用每日进行运动锻炼。体重能否减轻呢？在最初的6个月里，体重确实会下降5% ～ 10%，甚至更多。但是，这所减去的体重中既有脂肪又有肌肉。更不幸的是，营养学研究证明了在第6 ～ 12个月里，90%的人不能维持所减轻的体重。也就是说，体重会反弹到减肥前的水平，甚至更高！

第二节　科学减肥标准

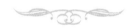

要减轻体重，必须做到身体消耗掉的能量多于摄入的能量，也就是说必须达到能量负平衡。形成能量负平衡的方法如下。

❖ 减少能量的摄入量。减少每天饮食中能量的摄入量，而不改变身体的能量消耗量，即只控制饮食、不锻炼，如各种低能量饮食、代餐、节食等减肥方法。

❖ 增加能量的消耗量。通过增加每天的运动量来增加能量的消耗量，而不控制饮食，即只锻炼、不控制饮食。

❖ 双管齐下，控制饮食中能量摄入的同时，进行适量的运动来增加能量的消耗量，即饮食加运动。

医学研究表明，只控制饮食不锻炼以及只锻炼而不控制饮食的减肥方法都不是科学的减肥方法。目前医学界一致认为第三种方法，即控制饮食的同时进行适量运动是最健康也是最有效的长期控制体重的方法（见表1-9）。

表1-9　不同减肥方法效果比较

不科学的减肥方法（如节食或断食等）	科学的减肥方法（控制饮食配合适量运动）
◇ 所减轻的体重重量中，脂肪组织占70%～80%，肌肉组织占20%～30% ◇ 难以长久维持所减轻的体重，即体重会反弹 ◇ 损害健康	◇ 所减轻的体重重量中，脂肪组织占95%或以上，肌肉组织占5%或以下 ◇ 这种减肥方法不但能增加能量消耗，提高新陈代谢率，而且运动结束后的24小时内，新陈代谢率仍会高于正常状态，有助于避免减肥后的体重反弹 ◇ 运动还有促进身心健康，提高体能水平的作用 ◇ 养成良好的生活习惯，特别是经常做运动，也是避免减肥后体重反弹的重要手段

减肥没有奇迹或捷径。科学研究已经证明了同时控制饮食和锻炼要比单独控制饮食或只锻炼在减脂方面更可能获得长期的成功。根据美国运动医学会的建议，在减脂时，任何一种健康饮食和锻炼的计划都必须要达到表1-10列出的目的才能称为科学减肥。

表1-10　科学减肥方法的标准

目的	◇ 达到轻微的能量负平衡（能量减少10%～20%），能够有效地减轻体重 ◇ 维持甚至增加肌肉量 ◇ 逐渐减少体脂比例 ◇ 避免静息代谢率显著减低 ◇ 达到维生素和矿物质最佳的摄入量 ◇ 能够长期维持住所减轻的体重，不出现体重反弹情况

第三节 如何减腹部脂肪

 如何能减掉体内储存的脂肪而不减肌肉

科学减肥的重要标准就是减掉体内储存脂肪的同时保持肌肉量,最关键的策略是将平常的能量摄入量减少10% ～ 20%(平均15%)。

能量摄入减少太多会减缓代谢速率。能量摄入减少10% ～ 20%则属于相对轻度的能量限制,可以避免对静息代谢率(resting metabolic rate,RMR)的影响。轻度限制能量摄入时,身体能够识别能量摄入缺口的程度,并通过氧化更多的体脂来弥补能量轻度不足的情况。如果能量摄入减少太多,能量平衡的缺口较大,虽然减掉脂肪的速度更快,但同时,身体为了保护体内的能量储存,会减低基础代谢速率。这就是"适应性生热"理论。

本质上来说,这是身体在能量短缺时保存体内能量的一种本能。一项研究发现,当人们限制能量的摄入,即节食时,其体内的基础代谢速率减低程度要比体重减轻所导致的程度更大。此外,在能量摄入负平衡时,蛋白质氧化率增高,这可以导致肌肉组织丢失、低能量水平及极度饥饿感等。

理论上来说,造成能量摄入负平衡500 kcal(1 kcal≈4.182 kJ,本书为方便计算,统一使用kcal)时,可以减掉0.45 kg的体内储存脂肪。因为1 g脂肪产生9 kcal能量(9×500=4 500 kcal)。但是在实际情况中,身体并不是完全这样工作的,因为身体是否这样工作取决于最初的能量摄入量。例如,某男性A正常情况下每天摄入3 000 kcal,某女性B正常情况下每天摄入2 000 kcal。如果A和B每天都将能量摄入量减少643 kcal(相当于每周约4 500 kcal),那么现在A每天摄入2 357 kcal,B摄入1 357 kcal。事实上,这两个人在一段时间之后的体成分会出现完全不同的结果,见表1-11。一般来说,能量摄入减少程度超过15%会导致代谢率减低以及肌肉量丢失,使得脂肪减去的速度减缓。

因此,对于减脂的目的来说,能量摄入量的减少应以维持体重的能量摄入

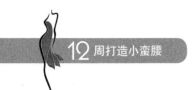
表 1-11　每天能量摄入减少 500 kcal 与能量摄入减少 15% 的比较

	A,男性,减少 500 kcal/d	B,女性,总能量减少 15%
◇ 维持现有体重的能量需要量	3 000 kcal/d	2 000 kcal/d
◇ 能量摄入每天减少 643 kcal（相当于每周 4 500 kcal）	2 357 kcal/d	1 357 kcal/d
◇ 一段时间之后,体成分的变化	几乎可以每周减掉 0.5 kg 的脂肪	最初的一两周里,每周减少 0.5 kg 脂肪,但之后肌肉组织量会显著地减少
◇ 减重原理	轻微程度的能量负平衡,维持现有体重的能量需要量基础上减少了 15%	大幅度的能量负平衡,维持现有体重的能量需要量基础上减少了 32%
◇ 对减肥的影响	对基础代谢几乎没有影响	基础代谢率减低,肌肉量丢失,减脂速度减缓

量百分比为基础,而不是一刀切地每天减少 300 ～ 500 kcal。大量研究表明,能量摄入大约减少 15%（或 10% ～ 20%）可导致体脂减去的同时而不减缓基础代谢率。这样可以一周减去 0.5 kg 脂肪,或者 10 天减去 0.5 kg 脂肪,但是至少减去的都是脂肪而不是肌肉。在上述案例中,B 应该每天摄入 1 700 kcal,即在每天维持体重需要量的基础上减少 15%,这会使她每 11 天或 12 天减掉 0.5 kg 脂肪。

 运动对体内储存的脂肪有何影响

科学减肥要求饮食能量摄入减少 15% 的同时,还要进行锻炼和日常的体力活动来增加能量的消耗。内脏脂肪对体育锻炼非常敏感,经常进行高强度锻炼的人,其腹部脂肪细胞的体积往往更小,因此也降低了心血管疾病的患病风险。

研究发现,运动对于减少腹部脂肪的堆积比减少臀部脂肪更为有效。研究人员认为,可能是因为腹部脂肪细胞对儿茶酚胺具有更高的敏感性,而在锻炼时身体可以合成并释放儿茶酚胺。此外,运动还会使身体某些特定部位的脂蛋白脂肪酶水平减低,这使得这些部位的脂肪细胞更倾向于动用脂肪而不是储存脂肪,目前相关的机制尚不清楚。

此外,研究还发现年龄、性别、肥胖程度以及遗传因素等对锻炼减少腹部脂肪的效果也有影响,具体如下。

❖ 在锻炼之前腹部脂肪堆积较多的人进行经常性锻炼后减掉的脂肪量最多。

❖ 由于男性比女性更倾向于将脂肪储存在腹部,所以男性锻炼时的脂肪燃烧反应比女性更大。

❖ 有关锻炼对减少儿童腹部脂肪效果的研究表明,锻炼也可以减少儿童的腹部脂肪。

❖ 有关遗传因素的研究结果虽然不一致,但毫无疑问,遗传因素对于锻炼影响脂肪的分布具有调控作用。

腹部脂肪堆积的人通常伴有胰岛素抵抗,也常常有高胆固醇血症和高甘油三酯血症。这些人在进行经常性锻炼之后,其腹部脂肪会逐渐减少,胰岛素的敏感性会逐步增高,对健康有害的高血脂水平也会下降。在锻炼的持续影响下,臀部和大腿部脂肪细胞的体积也会缩小,只是没有腹部脂肪细胞缩小得那么明显。

此外,对于身体任何部位的脂肪细胞来说,只要能量的摄入和消耗是平衡的,那么锻炼都会阻止脂肪细胞体积的进一步增大。

 ## 什么样的运动减脂效果最佳

中等强度的有氧锻炼减体脂的效果最佳。运动营养学研究表明,在进行有氧运动时,支持肌肉运动和体内新陈代谢所需要的大部分能量是由体内的脂肪和碳水化合物通过有氧代谢过程所产生的。

在进行中等强度运动如健步走的最初几分钟里,肌肉所需的能量是由肌肉中储存的磷酸肌酸和糖原进行无氧代谢作为燃料,此时有氧代谢还没有启动。十几分钟之后,随着脂肪细胞释放出脂肪酸,脂肪氧化产生能量逐渐增加,慢慢地超过碳水化合物作为有氧运动的燃料。当运动达到最大摄氧量的65%左右时,即运动强度达到中等强度,身体产生能量的代谢过程中,脂肪的消耗量达到最高,超过肌肉糖原的消耗。

经常进行体育锻炼的人,其体能水平较高,在运动时身体会更多地利用脂肪作为氧化代谢的燃料,开始运动后进入脂肪燃烧阶段也较早。这是因为经常锻炼的人体内的脂肪组织对运动中释放的儿茶酚胺更加敏感。如果不坚持经常性锻炼,这种优势就会消失。

体内所储存的脂肪不仅是有氧运动时代谢的燃料,还是运动后过量耗氧(excess post-exercise oxygen consumption, EPOC)效应能量代谢的底物。也就是说,在锻炼之后的一段时间里,身体仍然在消耗脂肪。研究表明,在进行一次中等强度有氧运动之后的17小时里,即使是休息、睡觉等状态下,身体仍然持续地燃烧脂肪,其原因是使碳水化合物用于补充肌肉糖原。

表 1-12　中等强度有氧运动减脂肪的作用

◇ 中等强度的有氧运动过程中,维持肌肉运动的能量主要由体内所储存的脂肪提供
◇ 有氧运动结束后的运动后过量耗氧(EPOC)效应也会使身体在锻炼后的17小时里持续燃烧体内的脂肪
◇ 经常性有氧运动可以提高基础代谢率,从而增加能量的消耗

 科学减肥的策略与步骤

1. 科学减肥的策略

❖ 饮食:轻度的能量负平衡。减少10%～20%(平均15%),以避免身体出现RMR减低及启动应对“遭遇饥荒”的补偿机制。

❖ 运动:有氧锻炼结合抗阻力锻炼。有氧锻炼高效率减去体脂,抗阻力锻炼与提高蛋白质摄入量以预防肌肉丢失。

2. 科学减肥的步骤

❖ 设定可实现的目标。

❖ 监控减肥效果。

❖ 能量摄入量减少15%。

❖ 记录食物摄入量。

❖ 碳水化合物的摄入量与锻炼量相匹配。

❖ 不要大幅度减少脂肪的摄入量。

❖ 增加蛋白质的摄入量以防止肌肉的丢失。

- ❖ 控制血糖。
- ❖ 多吃膳食纤维。
- ❖ 不用禁食任何食物。
- ❖ 选择正确的锻炼项目。
- ❖ 逐渐、可持续地改变生活方式。

第四节　如何计算减肥饮食的能量摄入量

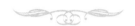

计算每日能量需要量

只有实现能量负平衡才能减去腹部脂肪或体重。要想实现能量负平衡，必须正确地计算每日能量摄入量，并精心安排饮食食谱，这是减肥的最关键一步。

制订减肥饮食营养计划的步骤如下。

- ❖ 计算不减肥维持目前体重每日需要摄入的能量：估计静息代谢率及体力活动水平。
- ❖ 计算减肥每日需要摄入的能量：能量减低10%～20%（平均减少15%）。
- ❖ 制订饮食营养计划：将能量按平衡膳食要求分配于碳水化合物、蛋白质和脂肪。总原则为适当降低碳水化合物的摄入量，提高蛋白质的摄入量，选择健康的脂肪。
- ❖ 将饮食营养计划转换为每日食谱：根据碳水化合物交换法制订丰富多彩的食谱。

 计算不减肥维持目前体重每日需要摄入的能量

Step 1　计算静息代谢率（米夫林公式）

每天的能量需要量取决于遗传因素、年龄、体重、体成分、每日体力活动水平以及所进行的锻炼项目等。也就是说，每天的能量消耗包括了静息代谢率所消耗的能量、日常的体力活动和有目的地锻炼所消耗的能量三部分。因此,在制订营养计划时,第一步要估计静息代谢率(RMR)。

RMR是指在24小时内不做任何事情、只是休息状态下,身体维持最基本的功能如呼吸、心跳等所消耗的能量。RMR表示身体最低的能量需要量。普遍使用米夫林公式(Mifflin-St. Jeor Equation)进行计算(表1-13)。

表 1-13 静息代谢率计算方法(米夫林公式)

男性:10× 体重(kg) + 6.25× 身高(cm) − 5× 年龄(岁) + 5
女性:10× 体重(kg) + 6.25× 身高(cm) − 5× 年龄(岁) − 161

表 1-14 RMR 计算方法(示例表)

老刘,男性,55岁,体重74 kg,身高170 cm,腰围94 cm,BMI为25.6,职业:办公室职员

静息代谢率消耗的能量	RMR=(10×74) + (6.25×170) − (5×55) + 5=1 533 kcal

Step 2 计算每日体力活动所消耗的能量

除了静息之外,一般还有上班、学习、做家务等日常的活动,这部分活动不包括有目的的体育锻炼。每个人的体力活动水平是不同的,一般以系数来估算体力活动水平,也就是进行每日体力活动全部的能量消耗量与RMR的比值,大致判断生活方式中每天的体力活动状况处于何种水平。表1-15为体力活动水平系数判断标准,各水平的详细描述见附录A。

表 1-15 体力活动水平系数

系 数	活动水平	示 例
1.2	少量体力活动	无运动锻炼,大部分时间静坐、办公室工作
1.3	适量活动	每周1～3天有一些低强度锻炼,如步行活动
1.5	中等量活动	每周3～5天中等强度锻炼或体育活动
1.7	大量活动	每周3～5天高强度锻炼或体育运动
1.9	极大量活动、运动员	每天高强度锻炼或体育运动、重体力劳动

表 1-16　每日能量消耗计算方法（示例表）

老刘,男性,55岁,体重74 kg,身高170 cm,腰围94 cm,BMI 为25.6,职业:办公室职员

办公室职员	极轻程度的体力活动,体力活动系数为1.2
每日能量消耗量	1 533×1.2=1 840 kcal

Step 3　估计锻炼期间消耗的能量

查找自己所进行的运动项目每小时消耗能量的数值,结合运动时间,得到自己运动时所消耗的能量。表1-17列出了常见运动项目每小时所消耗的能量。有关运动计划的制订详见Part 1 第三步。

表 1-17　常见运动项目能量消耗值（kcal/h）

锻炼项目(1小时)	不同体重参考消耗值（kcal）			
	59 kg	70 kg	82 kg	95 kg
有氧锻炼(低冲击力)	295	352	409	465
有氧锻炼(高冲击力)	413	493	572	651
有氧锻炼(一般)	384	457	531	605
跑步(普通)	472	563	654	745
走路(慢,3.2 km/h)	148	176	204	233
走路(4 km/h)	177	211	245	279
走路(中速4.8 km/h)	195	232	270	307
走路(健步走,5.64 km/h)	224	267	311	354
走路(急步走,6.44 km/h)	295	352	409	465
羽毛球	266	317	368	419
打篮球(非比赛)	354	422	490	558
游泳(自由式、计圈数、慢)	413	493	572	651
游泳(自由式、计圈数、快)	590	704	817	931
游泳(休闲式、不计圈数、慢)	354	422	490	558
牵拉、瑜伽、太极操	236	281	327	372
一般家务	207	246	286	326

表 1–18　运动时能量消耗计算方法（示例表）

老刘，男性，55 岁，体重 74 kg，身高 170 cm，腰围 94 cm，BMI 为 25.6
极轻程度的体力活动
锻炼计划：每天进行 1 小时的健步走，每周进行 7 次

运动时能量消耗量	◇　由表查到，70 kg 体重的人以 5.6 km/h 的速度健步走 1 小时能够消耗 267 kcal。进行健步走这种运动大约每千克体重消耗 3.8 kcal 的能量
	◇　因此，74 kg 体重的老刘健步走 1 小时大约可以消耗 280 kcal

Step 4　计算每日能量需要量

将 Step 2 和 Step 3 所得数值相加，即得到每日的能量需要量。记住：这一数值是维持现有体重所需要的能量摄入量。

表 1–19　每日能量需要量计算方法（示例表）

老刘，男性，55 岁，体重 74 kg，身高 170 cm，腰围 94 cm，BMI 为 25.6
极轻程度的体力活动
锻炼计划：每天进行 1 小时的健步走，每周进行 7 次

每日能量消耗量	=1 840 + 280=2 120 kcal

 计算减肥每日需要摄入的能量

如果目标是减体重或减脂肪，那么需要将所得到的每日能量需要量减少 15%，即将维持现有体重的能量需要量乘以 0.85（85%）。

表 1–20　运动减肥每日能量摄入量计算方法（示例表）

老刘，男性，55 岁，体重 74 kg，身高 170 cm，腰围 94 cm，BMI 为 25.6
极轻程度的体力活动
锻炼计划：每天进行 1 小时的健步走，每周进行 7 次

减体重每日能量需要量	2 120 × 0.85=1 802 kcal

表 1-21　运动减肥每日能量摄入量计算步骤总结（示例表）

步骤	计算内容	计 算 方 法
1	确定静息代谢率	男性：10×体重（kg）+ 6.25×身高（cm）− 5×年龄（岁）+ 5 女性：10×体重（kg）+ 6.25×身高（cm）− 5×年龄（岁）− 161 例：RMR=（10×74）+（6.25×170）−（5×55）+ 5=1 533 kcal
2	计算每日体力活动所消耗的能量	静息代谢率 × 体力活动系数 例：每日能量消耗量=1 533×1.2=1 840 kcal
3	估计锻炼期间消耗的能量	根据自己制订的锻炼计划，在表中查找所选运动项目的能量消耗值 例：锻炼期间消耗的能量=280 kcal
4	计算每日能量需要量（维持现有体重）	Step 2+Step 3 每日维持现有体重所需要的能量=1 840 + 280=2 120 kcal
5	减肥每日能量需要量	Step 4×0.85 例：减体重每日能量需要量=2 120×0.85=1 802 kcal

表 1-22　运动减肥每日能量摄入量计算（工作表）

步骤	计算内容	计 算 方 法
1	确定静息代谢率	男性：10×体重（kg）+ 6.25×身高（cm）− 5×年龄（岁）+ 5 女性：10×体重（kg）+ 6.25×身高（cm）− 5×年龄（岁）− 161 RMR=　　　　　　　　kcal
2	计算每日体力活动所消耗的能量	静息代谢率 × 体力活动系数 每日能量消耗量=　　　　　　kcal
3	估计锻炼期间消耗的能量	根据自己制订的锻炼计划，在表中查找所选运动项目的能量消耗值 锻炼期间消耗的能量=　　　　　kcal
4	计算每日能量需要量（维持现有体重）	Step 2+Step 3 每日维持现有体重所需要的能量=　　　　kcal
5	减肥每日能量需要量	Step 4×0.85 减体重每日能量需要量=　　×0.85=　　　kcal

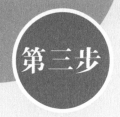

第三步　确定锻炼计划

第一节　体力活动与锻炼

　　体力活动、锻炼以及体能是不同的概念，但是人们常常搞混淆，甚至交叉使用这些概念。例如，有的人每天做很多的家务，甚至家务很繁重，如跪在地上擦地板，由此认为是进行了锻炼。在了解了体力活动和锻炼的区别之后，我们就会知道这其实并不是锻炼。

　　美国健康与人类服务署对体力活动的定义是：通过骨骼肌收缩使能量消耗超出基础代谢消耗而产生增进健康作用的身体运动。日常生活中的体力活动可以分为工作、体育运动、家务劳动、休闲及其他活动等类别。其实，身体的任何活动都是体力活动。体力活动的强度较低，最大也只能达到中等强度。

　　毫无疑问，任何强度的体力活动对于健康都是有益的，只是益处大小不同而已。如果要想获得确定的健康益处，必须要进行更加剧烈一点的体力活动，也就是锻炼。

　　锻炼也是能导致能量消耗的身体骨骼肌运动，是计划性、结构性、重复性的体力活动，中长期的锻炼能达到维持或改善体能水平的目的。锻炼是体力活动的一种，但是锻炼是为了某种目的而有计划进行的体力活动。

　　锻炼和体力活动有共同之处，又有不同之处。体力活动对于体重和身体成分的长期调控是非常重要的。医学上认为，体力活动对健康的影响比饮食还重要。

　　体力活动能增加能量的消耗、提高基础代谢速率，并可能最终帮助身体重新确定"体重设定值"。研究表明，无论是否超重或肥胖，体力活动多的人血脂水平更健康、血压更低、血糖控制更好，甚至更加长寿。

　　体力活动和锻炼对健康均有益处。虽然体力活动与锻炼在性质上都是身体的运动，但是两者之间却存在着许多不同之处，见表1-23。

表 1-23　体力活动与锻炼的区别

◇　体力活动虽然对健康有益,但是不能替代锻炼。因为只有锻炼才能使人长期地保持良好的体形、健康以及适宜的体能水平

◇　体力活动的强度只能达到低至中等强度,根本达不到剧烈锻炼的强度。剧烈运动可对健康产生最大的益处

◇　没有一种体力活动能够对身体的某一器官或者部位产生特别的益处,而不同的锻炼能够对身体的不同部位产生特别的益处,例如可以针对腹部、腿、心肺等进行锻炼

◇　体力活动和锻炼时体内能量代谢的方式是不一样的

 什么是体能

美国运动医学会认为,体能是指身体所具有的健康相关或运动技巧相关的能力。经常性的锻炼可以提高体能水平,并且对生理、美容和心理等方面产生有益的影响。

不同的体能水平对身体的影响不同(见表1-24)。达到一般的体能水平可以增强肌肉和心肺的耐力,使体成分比例更加健康,提高身体的柔韧性。达到健康相关性体能水平可以减低身体的压力,增强体内的基础代谢水平,增进健康,预防疾病。进行体育运动尤其是竞技体育运动需要达到该项运动所需要的体能水平。

表 1-24　体能的构成

健康相关性体能	运动技巧相关性体能
心肺耐力	敏捷性
肌肉耐力	平衡感
肌肉力量	协调性
体成分	速度
身体柔韧性	力量
	反应时间

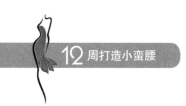

第二节　成年人的体力活动量

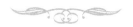

　　根据2008年美国体力活动指南，成年人每周需要进行两种类型的体力活动，即有氧锻炼和肌肉力量锻炼。锻炼的时间越长，获得的健康效益越多。如果一周进行中等强度的体力活动超过330分钟，或者每周高强度锻炼活动超过150分钟，所获得的健康效益更大（表1-25）。

表 1-25　成年人体力活动指南

◇　**以一般健康为目的的健身活动水平**

成年人的健身活动水平	• 每周至少进行150分钟的中等强度有氧锻炼 • 一周两天以上涵盖所有主要肌肉群（腿部、髋部、腹部、胸部、肩部及背部）的肌肉力量锻炼
或　者	• 每周至少进行75分钟的高强度有氧锻炼，如跑步 • 一周两天以上涵盖所有主要肌肉群（腿部、髋部、腹部、胸部、肩部及背部）的肌肉力量锻炼
或　者	• 将中等强度和高强度有氧锻炼混合起来的相当运动量 • 一周两天以上涵盖所有主要肌肉群（腿部、髋部、后背、腹部、胸部、肩部及背部）的肌肉力量锻炼

◇　**以更高健康收益为目的的健身活动水平**

65岁以上老年人应增加体力活动水平	• 每周至少进行5小时（300分钟）的中等强度有氧锻炼 • 一周两天以上涵盖所有主要肌肉群（腿部、髋部、腹部、胸部、肩部及背部）的肌肉力量锻炼
或　者	• 每周至少进行2小时30分钟（150分钟）的高强度有氧锻炼，如跑步 • 一周两天以上涵盖所有主要肌肉群（腿部、髋部、腹部、胸部、肩部及背部）的肌肉力量锻炼
或　者	• 将中等强度和高强度有氧锻炼混合起来的相当运动量 • 一周两天以上涵盖所有主要肌肉群（腿部、髋部、腹部、胸部、肩部及背部）的肌肉力量锻炼

第三节　运动的类型

 有氧运动

　　"有氧"是指进行运动时,身体在产生肌肉所需要的能量过程中需要氧气的参与。有氧体能又称为心肺耐力,反映身体吸收氧气并将氧气输送到组织利用的能力,因此有氧运动又称为耐力运动、心肺运动等。有氧运动即大肌肉群进行的长时间、动力性运动的活动。在进行长时间有氧运动时,心血管系统和呼吸系统协同工作,为肌肉和组织器官提供其所需要的氧气。有氧运动有走路、慢跑、骑自行车、游泳、跳舞、户外徒步以及团体运动如篮球、足球等。

　　通过有规律的有氧运动锻炼,人体心脏功能更强、心脏输出量更大,则供氧能力更强,脉搏数会适当减少。心肺功能好的人可以参加较长时间的有氧运动,且运动恢复也较快。

 无氧运动

　　无氧运动是相对于有氧运动而言的。无氧运动是指人体肌肉在没有氧气参与的情况下产生能量所进行的运动。无氧运动大部分是瞬间进行的高强度运动,所以很难长时间持续进行,而且消除疲劳的时间也慢。

　　无氧运动的最大特征是运动时氧气摄取量非常低。由于速度过快及爆发力过猛,人体内的糖原来不及经过有氧代谢过程分解,而不得不依靠无氧糖酵解过程产生肌肉所需要的能量。这种运动会在体内产生过多的乳酸,导致肌肉疲劳,运动后常感到肌肉酸痛、呼吸急促。

　　肌肉的体能水平反映肌肉的力量、耐力和爆发力。肌肉力量是指肌肉一次举起重物的能力,肌肉耐力是指肌肉多次举起重物的能力,而肌肉爆发力是指短时间内肌肉能产生的最大力量。对于青少年和成年人来说,要想提高肌肉的体

能水平,应对所有的大肌肉群进行力量训练。

有氧运动是通过对心脏和肺产生压力刺激来提高心肺功能,而无氧运动则是对肌肉产生压力刺激,即让肌肉对抗阻力来提高肌肉的体能水平。因此,无氧运动又称为抗阻力训练或力量训练。这类运动需要利用各种重物来锻炼,如自由重物、哑铃、弹力带、力量训练器械甚至自身体重等。抗阻力运动锻炼计划不能只是单一的动作,要针对各种肌肉群设计组合动作才能达到提高肌肉体能水平的效果。

 柔韧性运动

柔韧性是身体体能的重要组成部分,是指身体各个关节的活动幅度以及跨关节的韧带、肌腱、肌肉、皮肤以及其他组织等的弹性伸展能力。经常做伸展练习可以保持肌腱、肌肉及韧带等软组织的弹性。柔韧性得到充分锻炼后,人体关节的活动范围将明显加大,关节灵活性也将增强。这样做动作会更加协调、准确、优美,同时在体育活动和日常生活中可以减少由于动作幅度加大、扭转过猛而产生的关节、肌肉等软组织的损伤。

虽然柔韧性运动对健康的影响达不到有氧运动或无氧运动所产生的效果,但是柔韧性运动仍然是整体体能水平的重要组成部分。身体的很多活动需要柔韧性,如高尔夫、游泳、跳舞等。日常生活中许多活动也需要较高的身体柔韧性,如身体的伸展、弯曲、扭转等。每个人的身体柔韧性都不相同,受关节骨结构、关节周围组织的体积、韧带、肌腱、肌肉和皮肤的伸展性以及年龄等因素的影响。

第四节　锻炼的要素

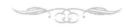

任何锻炼都具有四个基本的要素,即锻炼的类型、频次、强度和每次锻炼持续的时间。例如,选择健步走,即锻炼的类型为有氧锻炼;计划每周进行5次即锻炼的频次;每次健步走30分钟即锻炼的持续时间;通常健步走的速度为

5 km/h,即锻炼的强度是中等强度。在制订锻炼计划时要考虑每一个锻炼的基本要素,而且每个要素对锻炼的效果都有影响。运动医学的研究结果表明,如果锻炼的目的是减少体脂,则需要达到以下要求。

❖ 锻炼的类型应该选择有氧运动。

❖ 强度至少应达到中等程度以上。

❖ 每次锻炼时间至少要大于1小时,但不超过90分钟。

❖ 每周至少要进行5次锻炼。

第五节 减腹部脂肪的运动

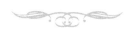

 哪些体力活动能够消耗能量

超重和肥胖的人进行体育锻炼有许多好处,如提高肌肉的体能水平、减少体内脂肪尤其是腹部脂肪的堆积、防止体重进一步增加,并增进健康。无论是增加日常的体力活动量,还是采取有计划的锻炼都有助于减肥或保持体重。

任何体力活动都能够消耗能量,体力活动是体重管理的重要组成部分。体力活动中有计划的有氧锻炼更是可以促使体内储存的脂肪高效地代谢消耗,可以减少体内脂肪的储存量。抗阻力锻炼可以增加瘦体组织的含量。锻炼所产生的这两种效果都有助于身体达到或维持正常的代谢率。体力活动对身体细胞的代谢所产生的影响对于阻止体内脂肪的进一步堆积具有重要作用。

对于大多数人而言,无论体力活动水平如何,多少都能促进体内脂肪的消耗。体力活动水平越高,或者锻炼的强度越大,脂肪消耗的数量也越多。但是,一般的日常体力活动如散步等由于运动强度较小,减体重或减脂肪的效果远不如有计划的有氧锻炼。

从前文的内容中我们了解到体重是否发生变化取决于能量的摄入与能量的消耗是否平衡。只要出现能量负平衡,即能量的摄入量小于能量的消耗量,体重就会减轻。然而,体重是由水、瘦体组织和脂肪三部分构成的。从健康的

角度来讲,当然希望所减轻的体重分量中最好是脂肪多一些。但是,不同的减肥方法造成的体重减轻分量中水、肌肉和储存脂肪这三种体成分的比例也不同。

例如,采取极低能量摄入或半饥饿饮食能形成能量负平衡,使体重减轻。但是以这种方法所减轻的体重中,主要的部分是水分。因为体内消耗的能量主要来自肝脏和肌肉中储存的糖原,而储存 1 g 糖原需要 3 g 的水。因此在能量摄入极度不足的情况下,身体耗竭体内储存的碳水化合物糖原,同时使体重构成中的水分重量丢失。一旦恢复正常饮食,随着糖原的补充,体重又会恢复如前。

锻炼可以增加能量的消耗,形成能量负平衡,导致体重下降。不同的锻炼方式燃烧体内脂肪的程度也不相同。中等强度的有氧锻炼消耗体内储存脂肪的效率要比高强度无氧锻炼更高。

 选择中等强度有氧运动还是高强度无氧锻炼

运动时的最大摄氧量超过65%即高强度运动,此时,体内燃烧更多的是碳水化合物而非脂肪。然而,由于高强度的无氧锻炼比中等强度的有氧锻炼会消耗更多的能量,因此即使脂肪的消耗比例有所下降,但仍然可以消耗大量的脂肪。

例如,研究发现一个体重为65 kg的人,其最大摄氧量为每分钟每千克体重40 ml,一天以50%的最大摄氧量进行中等强度的有氧锻炼40分钟;另一天则以70%的最大摄氧量进行高强度的无氧锻炼40分钟。结果这两次运动所消耗的脂肪量几乎相同,而高强度运动则多消耗100 kcal的能量(表1-26)。因此,高强度的无氧运动减轻体重的效果更好,因为可以消耗更多的能量。高强度运动也能减掉脂肪,占所消耗能量的30%,但中等强度的有氧运动消耗体内储存脂肪的效率更高,占所消耗能量的50%。

高强度无氧锻炼可使肌肉中的糖原耗竭,导致运动后过量耗氧效应(EPOC)更大。也就是说,在进行高强度无氧锻炼后的几个小时内会消耗更多的脂肪,显著增加能量消耗(表1-26)。

许多肥胖者、老年人和患有疾病的人不应进行中等强度以上的锻炼活动,应选择安全的、耐受性好的锻炼项目来燃烧体内的脂肪。本章下一节将介绍如何选择适合自己的运动项目。

表 1-26　中等强度有氧运动与高强度无氧运动消耗脂肪和能量的比较

项　目	中等强度有氧运动	高强度无氧运动
40分钟消耗的能量及来源	◇ 总能量：261 kcal ◇ 糖原：130.5 kcal，占总能量50% ◇ 体脂肪：130.5 kcal，占总能量50%	◇ 总能量：366 kcal ◇ 糖原：256 kcal，占总能量70% ◇ 体脂肪：110 kcal，占总能量30%
锻炼强度	◇ 最大摄氧量50% ◇ 中等强度有氧锻炼	◇ 最大摄氧量70% ◇ 高强度无氧锻炼
锻炼项目（举例）	◇ 健步走、打网球、游泳	◇ 短跑

 为什么减肥过程中要维持肌肉的量

　　肌肉组织的数量是决定静息代谢率的主要因素，且决定着肌肉力量、耐力和机体功能的强弱，因此保持或增加瘦体组织的重量对于维持整体健康是非常重要的。

　　衰老、久坐不动等都会导致肌肉组织的流失。研究表明，只通过限制能量摄入进行减重，即只控制饮食而不增加运动量来减肥，体内肌肉组织的流失会更快。一般来说，限制饮食中能量的摄入后，一定会发生肌肉组织的流失，其流失的速度和程度取决于能量限制的程度以及节食时间的长短，而通过体育锻炼产生的体重减轻则主要是体内脂肪数量的减少。

　　承重运动是一类以双腿支撑身体体重的运动，如步行、跑步等。承重运动是维持体内肌肉数量所必需的，而抗阻力训练如力量训练等则可以促使肌肉量增多。

　　运动可以增加或维持肌肉组织的数量，因此锻炼后的体重减轻往往不及节食减轻体重的幅度大。但是，肌肉组织中的水分含量比脂肪组织更高，因此肌肉组织的重量会更大。运动可以减掉更多的体脂肪。更重要的是，与节食减肥相比，以运动方式减肥在体重减轻后能够保持较高的肌肉组织比例，因而更容易保持住所减轻的体重，使体重不易反弹。

不同类型的运动对肌肉组织产生的影响不同。一项对两组超重的女性进行了为期12周的研究,两组受试者每周均进行跑步机锻炼四次,一组进行中等强度的有氧锻炼,另一组则进行高强度的无氧锻炼,但是两组都消耗300 kcal的能量。虽然锻炼的结果是两组超重的女性都减去了2.25 kg脂肪,但是高强度无氧锻炼组女性还增加了1.9 kg的肌肉组织,所以她们的实际体重只减轻了0.35 kg。虽然运动后体重减轻的幅度小于预期,但她们身体的健康状况和体能水平都有所改善。这一研究结果表明,在减肥过程中不应只关注体重的变化,还要关注体成分的改变,在减少体脂比例的同时,应维持甚至增加肌肉组织的量。由于肌肉组织比脂肪更为致密,即使没有明显的体重减轻,腰围也有所减少。腰围减小能使患病风险下降。

 ### 单次锻炼必须要持续20～60分钟吗

其实,并非必须进行连续的锻炼才有锻炼的效果。美国运动医学会建议,数个持续10分钟的分段运动跟一次连续的运动同样有效。研究发现,间隔数小时进行的3～4次、每次10分钟的走路锻炼与一次连续走路30～40分钟,在改善最大摄氧量和血压以及所消耗的能量方面是相同的。这一研究结论对于那些很难坚持连续运动的人来说是个好消息,这样我们可以很容易地将一天的运动量切割成几小部分来分段实现。但是对于减腹部脂肪来说,单次进行60分钟中等强度有氧锻炼的效果好于数次10分钟的锻炼。

 ### 维持健康的有氧运动方案是什么

表1-27　维持健康有氧运动锻炼建议方案

项　目	目　　的	
	增强心肺功能	维持生理性体能水平和体重
运动类型	◇ 大肌肉群锻炼:低冲击力有氧操、骑自行车、跳绳、四轮滑冰、慢跑、走路、游泳、越野滑雪、划船、爬楼梯、徒步旅行等	◇ 大肌肉群锻炼:低冲击力有氧操、骑自行车、跳绳、四轮滑冰、慢跑、走路、游泳、越野滑雪、划船、爬楼梯、徒步旅行、水上有氧运动等

项 目	目 的	
	增强心肺功能	维持生理性体能水平和体重
运动强度	◇ 体能水平低的人：40%～59% HRR*；5～6 MET**（参见第一周） ◇ 体能水平高的人：60%～84% HRR；>6 MET	◇ 体能水平低的人：20%～39% HRR；3～4 MET ◇ 体能水平高的人：40%～59% HRR；5 MET
锻炼的频次及每次锻炼持续的时间	◇ 每次锻炼持续的时间：20～40分钟，可以连续进行，也可以分段进行，每段10分钟 ◇ 锻炼的频次：3次/周，可以锻炼时间长、低强度，也可以锻炼时间短、高强度	◇ 30分钟中等强度运动。每次锻炼可以持续进行，也可以间歇进行 ◇ 最好每周7天，每天都锻炼
运动量	◇ 250～300 kcal/d	◇ 200 kcal/d
热身活动	◇ 锻炼开始时，进行5分钟低强度的活动	◇ 锻炼开始时，进行5～10分钟低强度的活动
放松活动	◇ 锻炼结束后，保持站立，持续进行低强度的活动5分钟，或者行走	◇ 锻炼结束后，保持站立，持续进行低强度的活动5～10分钟，或者行走

* 心率储备（heart rate reserve，HRR）。
** 代谢当量（metabolic equivalent，MET）。

 维持健康的抗阻力锻炼方案是什么

增强肌肉力量和耐力是通过多次重复的肌肉抗阻力动作形成对肌肉的超负荷刺激而达到的。抗阻力是指肌肉提起或举起重物的过程；重复练习是指多次反复提起或举起重物。虽然肌肉的力量和耐力都可以通过重量训练而获得，但是研究表明，较大的抗阻力、较少的重复次数可以增强肌肉力量，而较少的抗阻力、较多的重复次数可以增强肌肉的耐力（表1-28）。

美国运动医学会建议成年人安全、有效提高肌肉力量和耐力的抗阻力训练方法如下。

❖ 主要肌肉群练习8～10组。

❖ 每组重复8～12次。

❖ 以中等速度进行练习，即完成每次重复动作大约6秒。

❖ 每周训练2～3次，隔天进行。

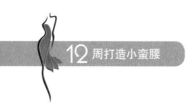
表 1-28　维持健康抗阻力锻炼建议方案

项　目	目　　标	
	增强肌肉力量	维持生理性体能水平和体重
运动类型	器械力量训练： ◇ 仰卧推举（胸部、肩部、上肢） ◇ 肩部推举（肩部、上肢） ◇ 下拉训练或坐姿划船训练（胸部、背部、肩部、上肢） ◇ 仰卧腿举（臀部、大腿前后侧） ◇ 大腿伸展训练（大腿前侧） ◇ 腿弯举训练（大腿后侧） ◇ 背部伸展训练（背部）	
运动量	每个动作重复8～12次（通过尝试选择阻力重量，从低重量起始），2次/周	每个动作重复10～15次（通过尝试选择阻力重量，从低重量起始），2次/周
热身活动	首先伸展，或低强度推举，以增加肌肉的血液循环	首先伸展，或低强度推举，以增加肌肉的血液循环
放松活动	推举时呼气	推举时呼气。年龄大或虚弱者注意阻力重量

　　心脏病患者、身体虚弱者以及60岁以上的人应减小阻力，即减轻重量，增加重复次数至10～15次。最终，所选择的初始重量将很容易被举起来，然后可以逐渐增加重量。

　　注意：每周抗阻力训练不应超过3次，也不应连续几天持续进行训练。否则，不仅不能得到额外的好处，反而会增加受伤的风险。

　　对于初锻炼的人来说，举重器械比自由重物如哑铃等要更加安全。此外，还可以通过弹力带或利用抬手或抬脚等来进行轻度的抗阻力锻炼。

 减腹部脂肪和维持所减轻体重需要的运动量是多少

　　在美国运动医学会《成年人减肥和防止体重反弹体力活动干预策略》中，对运动持续时间提出如下建议。

❖　若要体重出现下降，至少需要达到每周150分钟的运动量。

❖　要达到中等程度的体重下降（每周1.8～3.15 kg），每周的运动量需要达到

150 ～ 250分钟。

❖ 若要每周体重下降超过4.5 kg,则每周的运动量需要225 ～ 420分钟。

当然,减肥所需要的运动量还取决于食物的总摄入量。当能量摄入不过量时,一周消耗2 000 kcal左右的运动量通常会比更低运动量的人减掉更多脂肪。这可以通过每天一小时3.3 MET级别(4.8 km/h)的走路实现;也可选择每周5天、每天一小时健美操锻炼(5 MET);或选择每周3次、每次一小时中等速度的游泳锻炼(约7 MET)。如果这60分钟的运动锻炼分为更短的每次10分钟分组锻炼,也能成功减肥(表1-29)。

表 1-29　减腹部脂肪所需要的运动量及运动方案举例

◇ 当能量摄入不过量时,即能量负平衡的前提下,通过有氧锻炼一周消耗2 000 kcal左右可以十分有效地减掉更多的体脂
◇ 可以设计多种方案达到每周2 000 kcal的消耗

方案1	方案2	方案3
◇ 类型:健步走	◇ 类型:有氧操	◇ 类型:游泳
◇ 频次:每周7天	◇ 频次:每周5天	◇ 频次:每周3天
◇ 持续时间:每次1小时	◇ 持续时间:每次1小时	◇ 持续时间:每次1小时
◇ 强度:3.3 MET(4.8 km/h)	◇ 强度:5.0 MET	◇ 强度:7.0 MET,中等速度

要维持已减轻的体重,则需要消耗更多的能量。根据体重设定值理论,每个人要想维持低于设定值调控的体重都会遇到该机制的强烈抵抗。因此,如果要维持所减轻的体重,而该体重低于生物学设定的体重时,需要消耗的能量则更多。

一项研究发现,男性要将所减轻的12 kg体重维持3年时间,每周至少需要锻炼3次,每周共消耗1 500 kcal。超重的女性要将所减轻的10%体重维持一年,每周要锻炼275分钟,每周消耗约1 500 kcal。另一项研究发现,女性如果要维持住所减轻的体重,需要每天进行80分钟中等强度的运动或每天进行35分钟的剧烈运动。

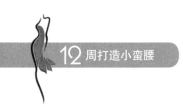

第六节 如何制订适合自己的减肥锻炼计划

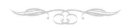

　　大量的研究表明，减轻体重并长期保持住所减轻体重的科学方法就是进行经常性的体力活动，同时摄入平衡膳食。锻炼可以燃烧能量，减少体内脂肪。锻炼还可以降低与肥胖相关疾病的患病风险。无论体重是增长还是减轻，经常性锻炼都能增进健康。

　　那么需要多大的锻炼量呢？研究表明，平时体力活动少的人在开始进行中等强度的锻炼之后，所获得的健康收益最大。这里所说的"经常性"是指锻炼的频次较多，如每周五次以上，使得锻炼成为生活中的一个习惯。能够使锻炼一直坚持下去成为生活习惯，并能够达到减轻体重的目的，最为关键的因素是选择自己喜欢的锻炼项目。

　　研究表明，有氧锻炼项目和肌肉力量锻炼项目都能够达到减轻体重的目的，但是中等强度的有氧锻炼减腹部脂肪的效率最高。最好这两种类型的锻炼都做。如果刚刚开始进行减肥锻炼，最好多做一些有氧锻炼，一段时间之后可以逐渐加入抗阻力锻炼。同时进行这两种类型的锻炼可以使减腹部脂肪的效果更好，提高整体健康水平和体能水平的效果也更好。

 准备开始锻炼

❖ 如果有必要，在开始锻炼之前，应该向专业人员咨询能否进行一定强度的锻炼以及是否要调整药物剂量等问题。

❖ 遵医嘱服药。

❖ 体重变化与否取决于能量摄入与能量消耗之间的关系。只有能量负平衡时，体重才会下降。只通过锻炼消耗能量而不控制饮食中的能量摄入是达不到体重减轻效果的。

❖ 减轻体重的目标要现实。建议每周的体重减轻不要超过 0.5 ～ 1 kg。

- 选择能够成为自己日常生活习惯的锻炼项目,如走路、慢跑、游泳等。
- 选择合适的鞋或运动装备。

 有氧运动项目

美国运动医学会于2013年提出了减轻体重的运动指南,具体如下。

- 体重减轻目标:3 ～ 6个月内体重至少减轻5% ～ 10%。
- 饮食和锻炼同时做出改变。维持饮食和锻炼的改变可以长期减轻体重。
- 将目前每天的能量摄入减少10% ～ 20%。
- 逐渐增加体力活动。每周至少进行150分钟中等强度的有氧运动,以达到维持整体健康的目的。
- 每周至少进行300分钟中等强度的有氧运动,以达到长期减轻体重的目的。

 减肥有氧锻炼计划制订原则

表 1-30　打造小蛮腰有氧锻炼计划制订原则

频　次	◇ 医学上认为"活跃的、积极的生活方式"是指每周进行体力活动的天数至少为3 ～ 4天 ◇ 在制订打造小蛮腰锻炼计划时,应考虑每周进行锻炼的天数至少为5天以上
强　度	◇ 应进行中等强度的锻炼 ◇ 可以用"讲话试验"来判断运动的强度。例如,在进行中等强度的健步走时,心跳和呼吸频率都会有一定程度的增加,但是仍然可以一边走路一边讲话。如果再加快脚步,呼吸会加速,就难以讲话了,此时的运动就属于高强度运动了
锻炼持续 时间	◇ 每天应进行30 ～ 60分钟的锻炼 ◇ 可以一次连续进行,也可以分成至少10分钟一次的多个片段进行
类　型	◇ 应选择有大肌肉群参与的有节奏的有氧运动,如健步走、骑自行车或游泳等 ◇ 选择自己喜欢的运动项目可以使自己乐在其中,很容易经常进行,从而使锻炼变成健康生活方式中的一个良好习惯

有氧锻炼时的注意事项

❖ 如果平时从不锻炼,那么每次锻炼的时间从10～15分钟开始。在2～4周的时间里每天增加5分钟。

❖ 刚开始就进行高强度锻炼未必就有好的效果,因为难以保证每次锻炼有足够的持续时间。也就是说短时间高强度锻炼所消耗的总能量很少,起不到减轻体重的效果。此外,高强度锻炼出现运动损伤的可能性较大。

❖ 超重和肥胖的人进行锻炼对关节是一个挑战。应选择运动损伤可能性最小的运动项目。游泳和其他水上运动项目是较好的选择,高温、高湿天气时也能进行。

❖ 在进行锻炼之前、期间以及锻炼之后应补充充足的水分。但是补水不能过量,过量补水可使体重增加,额外的重量会使身体在运动过程中更容易出现体温过高的情况。

 抗阻力锻炼项目

在减肥过程中,当体重出现下降时,所减轻的体重中既有脂肪的重量,也有丢失肌肉的重量。运动医学的研究表明,中等强度的抗阻力锻炼有助于维持或增加肌肉的数量。抗阻力锻炼还能提高肌肉的体能水平,增进健康(表1-31)。

表 1-31　打造小蛮腰抗阻力锻炼计划制订原则

频　次	◇ 应每周至少有2天进行抗阻力锻炼 ◇ 抗阻力锻炼不能连续2天进行,中间至少应间隔1天,使肌肉得到充分的休息、恢复
强　度	◇ 进行中等强度的抗阻力锻炼 ◇ 如果能够举起某一重量10～15次,即为中等强度 ◇ 如果能够举起某一重量8～10次,即为高强度 ◇ 记住:你不是要成为举重运动员 ◇ 锻炼目标是增强肌肉的力量和耐力,在减肥过程中维持肌肉数量不丢失 ◇ 肌肉力量和耐力的提高有助于轻松地进行日常的体力活动

锻炼持续时间	◇ 取决于锻炼量
类　型	◇ 以锻炼所有的大肌肉群为目标 ◇ 可以使用任意重物或器械,这两种方法的锻炼效果没有任何差别 ◇ 不是健身房的成员?没有问题。完全可以在家、办公室或公园中利用各种重量的重物、弹力带等进行抗阻力锻炼,甚至可以利用自身的体重作为阻力,如俯卧撑

 抗阻力锻炼时的注意事项

❖ 感到力竭时,不要勉强自己继续举重。力竭说明最后几次举重动作的强度已经接近最大强度了。此外,力竭时继续举重会使血压大幅度升高。

❖ 举重时不能憋气。憋气可导致血压大幅波动,增加运动猝死或心率异常的风险。

在制订减肥锻炼计划时,总的原则是获得锻炼的最好效果,同时将运动对健康风险的影响减到最低限度。此外,目标应该实际一点,所设计的锻炼计划应该是安全有效的,而且自己非常享受锻炼的过程。

 重度肥胖的人能进行运动锻炼吗

大多数体重指数(BMI)高达30的人都可以安全而舒适地进行体力活动,包括锻炼。体重指数在40及以上的人若要进行锻炼则困难重重,甚至每天增加一点体力活动都是一种挑战。BMI值在30～40的人体力活动和锻炼的能力则有很大的个体差异。

严重肥胖的人进行锻炼存在以下两个问题。

❖ 自身体重及运动冲击力对关节的影响。严重肥胖的人只能在医生明确告知后才能进行运动,而且一定要缓慢地开始实施运动计划。最初的运动计划可能就是在房间或过道里来回走动,或者每天上下两次楼,然后逐渐增加一些走路的距离。最后,才可能会考虑制订一个冲击力非常低的正式锻炼计划,如水上有氧运动或在游泳池里行走。水可以减少重量对关节的压力,是

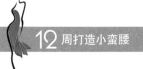

体重过度超重的人理想的锻炼环境。

❖ 体重减轻的效果不佳。这是因为严重肥胖的人锻炼时,虽然移动身体需要消耗较多的能量,但不能持久进行锻炼。因此总能量消耗量较少,不足以实现每日总能量的负平衡。

此外,运动医学专家认为,锻炼减肥对脂肪细胞肥大型肥胖,即脂肪细胞数量正常但体积大的肥胖更有效;对脂肪细胞增生型肥胖,即脂肪细胞数量过多的人效果较差。很不幸,严重肥胖的人属于后者。研究证实,重度肥胖的人,尤其是在生命早期就出现肥胖的人,更容易出现脂肪细胞的增殖、增生。不过严重肥胖者仍然应该进行运动,因为即使是没有明显的体重下降,但运动对体内代谢的改善也是有益的。

 确定自己的锻炼计划

现在可以根据锻炼的四个要素,结合自己的体能水平、个人喜好以及日程等来为自己制订锻炼计划了,也可以参照"第四步"中12周打造小蛮腰锻炼计划进行锻炼。

表1-32　12周打造小蛮腰锻炼计划（第＿＿＿＿周）（工作表）

时　间	有氧锻炼（项目/强度/持续时间）	无氧锻炼（项目/强度/持续时间）
星期一		
星期二		
星期三		
星期四		
星期五		
星期六		
星期天		

第四步 12周打造小蛮腰锻炼和饮食计划

第一节　12周打造小蛮腰锻炼计划

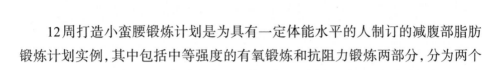

　　12周打造小蛮腰锻炼计划是为具有一定体能水平的人制订的减腹部脂肪锻炼计划实例，其中包括中等强度的有氧锻炼和抗阻力锻炼两部分，分为两个阶段。第1～2周主要进行有氧锻炼，第3～12周加入抗阻力锻炼，计划见表1-33和表1-34。

　　最理想的是隔天交替进行这些锻炼项目，这样身体有充足的时间进行恢复，下次锻炼有更充足的能量。该锻炼计划能够有效地减少腹部脂肪，同时又能保存（或增加）肌肉量及提高基础代谢率。

有氧锻炼计划

❖　每周至少进行5次中等强度的有氧锻炼。每次至少进行60分钟，绝不超过90分钟。

❖　健步走、跑步、骑自行车（健身自行车或室外自行车）、游泳、划船或任何有氧运动都是合适的。重要的是每次锻炼持续的时间至少要达到60分钟，运动强度要达到中等强度。

抗阻力锻炼计划

❖　每周至少进行2次抗阻力锻炼，间隔进行（例如星期一和星期四）。每次锻炼的强度应足够大，应达到肌肉力量衰竭，即每次锻炼的最后一节强度达到最大或感到竭尽全力。

❖　每次抗阻力锻炼应持续40分钟左右。

❖　交替训练上体和下体肌肉群。例如，星期一锻炼上体肌肉群，星期四锻炼下体肌肉群。

❖ 每一肌肉群做6组练习,针对肌肉群选择一到两种锻炼方式。

开始时进行3～5分钟热身运动。在接下来的4分钟里逐渐增加运动强度,直至达到最大的强度。维持1分钟,然后减少强度到中等并维持1分钟。重复这种模式4次,在2～3分钟里逐渐减低运动强度,结束运动。

表1-33　12周打造小蛮腰锻炼计划（第1～2周）

时间	第一周	第二周
星期一	有氧锻炼:中等强度,40～60分钟	有氧锻炼:中等强度,50～70分钟
星期二	有氧锻炼:中等强度,40～60分钟	有氧锻炼:中等强度,50～70分钟
星期三	有氧锻炼:中等强度,40～60分钟	有氧锻炼:中等强度,50～70分钟
星期四	有氧锻炼:中等强度,40～60分钟	有氧锻炼:中等强度,50～70分钟
星期五	有氧锻炼:中等强度,40～60分钟	有氧锻炼:中等强度,50～70分钟
星期六	有氧锻炼:中等强度,40～60分钟	有氧锻炼:中等强度,50～70分钟
星期天	不锻炼	不锻炼

表1-34　12周打造小蛮腰锻炼计划（第3～12周）

时间	第三、五、七、九、十一周	第四、六、八、十、十二周
星期一	上体肌肉:胸、背、臂、上臂,40～50分钟	上体肌肉:胸、背、臂、上臂,40～50分钟
星期二	有氧锻炼:中等强度,60～70分钟	有氧锻炼:中等强度,60～70分钟
星期三	有氧锻炼:中等强度,60～70分钟	有氧锻炼:中等强度,60～70分钟
星期四	下体肌肉:腿、小腿、腹部	下体肌肉:腿、小腿、腹部
星期五	有氧锻炼:中等强度,60～70分钟	有氧锻炼:中等强度,60～70分钟
星期六	有氧锻炼:中等强度,60～70分钟	有氧锻炼:中等强度,60～70分钟
星期天	不锻炼	不锻炼

第二节　12周打造小蛮腰饮食计划

在进行12周打造小蛮腰的过程中，提前计划好减肥饮食的三顿正餐和点心是非常重要的。提前做好准备不仅可以保证你正确地选择食物，而且也可以让你知道需要购买哪些食物。

表1-35至表1-44为各能量摄入水平的减肥饮食计划，你可以在学会计算自己需要摄入多少能量（见"第二步"）时，选择适合自己的饮食计划。然后按照食物交换份法选择自己喜欢的食物，安排丰富多彩的食谱。如果计算出自己的能量摄入量为其他水平，可以参照其他能量摄入水平的推荐计划，选择最接近的能量摄入量，进行食物分量的微调。例如，根据"第二步"中的方法计算出自己每天的能量摄入量为 1 500 kcal，则可以参照 1 600 kcal 计划，将每天的能量摄入减少 100 kcal 即可。

打造小蛮腰第一阶段（1 ～ 2 周）饮食计划（见表1-35至表1-39）

表 1-35　1 400 kcal 运动减肥饮食营养计划

餐　次	谷　类	蛋白质类	乳制品类	蔬菜类	水果类	油脂类
早　餐	1份	1份	1份	—	1份	1份
上午点心	0.5份	—	1份	—	—	—
午　餐	1.5份	2份	—	2.5份	—	1.5份
下午点心	—	—	—	—	1份	—
锻炼后	—	1.5份	1份	—	—	—
晚　餐	1份	2份	—	2.5份	—	1份

表 1-36 1 600 kcal 运动减肥饮食营养计划

餐 次	谷 类	蛋白质类	乳制品类	蔬菜类	水果类	油脂类
早 餐	2份	1.5份	1.5份	0.5份	—	—
上午点心	—	1份	1份	—	1份	—
午 餐	1.5份	2份	—	2.5份	—	1.5份
下午点心	—	—	—	—	1份	—
锻炼后	—	1.5份	1份	—	—	—
晚 餐	1.5份	2份	—	2份	—	1.5份

表 1-37 1 800 kcal 运动减肥饮食营养计划

餐 次	谷 类	蛋白质类	乳制品类	蔬菜类	水果类	油脂类
早 餐	2份	1.5份	1份	—	1份	1
上午点心	—	—	1份	—	—	1份
午 餐	2份	3份	—	2.5份	—	1.5份
下午点心	—	—	1份	—	0.5份	—
锻炼后	—	1.5份	1份	—	0.5份	—
晚 餐	2份	2份	—	2.5份	—	1.5份

表 1-38 2 000 kcal 运动减肥饮食营养计划

餐 次	谷 类	蛋白质类	乳制品类	蔬菜类	水果类	油脂类
早 餐	2份	2份	1份	0.5份	1份	—
上午点心	1份	—	1份	—	—	1份
午 餐	2份	4份	—	2.5份	—	2份
下午点心	—	—	—	—	1份	—
锻炼后	—	0.5份	2份	—	—	—
晚 餐	2份	3份	—	2份	—	2份

表 1-39　2 200 kcal 运动减肥饮食营养计划

餐　次	谷　类	蛋白质类	乳制品类	蔬菜类	水果类	油脂类
早　餐	2份	2份	1份	1份	1份	1份
上午点心	0.5份	—	2份			
午　餐	3份	4份	—	2份	—	2份
下午点心		—			1份	
锻炼后	—	2份	1份			
晚　餐	3份	3份	—	2份	—	2份

打造小蛮腰第二阶段（3 ～ 12周）饮食计划（见表1-40至表1-44）

表 1-40　1 400 kcal 运动减肥饮食营养计划

餐　次	谷　类	蛋白质类	乳制品类	蔬菜类	水果类	油脂类
早　餐	0.5份	1.5份	1份	—	1份	1份
上午点心	0.5份		1.5份			
午　餐	1份	2份	—	2份		1.5份
下午点心	—				1份	
锻炼后	—	1.5份	1份			
晚　餐	1份	2份	—	2.5份	—	1份

表 1-41　1 600 kcal 运动减肥饮食营养计划

餐　次	谷　类	蛋白质类	乳制品类	蔬菜类	水果类	油脂类
早　餐	1份	2份	1份	—	—	—
上午点心	—	1份	1份		1份	
午　餐	1.5份	2份	—	2.5份	—	1.5份
下午点心	—	—	1份		1份	
锻炼后	—	1.5份	1份			
晚　餐	1.5份	2份	—	2份	—	1.5份

表 1-42　1 800 kcal 运动减肥饮食营养计划

餐　次	谷　类	蛋白质类	乳制品类	蔬菜类	水果类	油脂类
早　餐	1.5 份	2 份	1 份	—	1 份	1 份
上午点心	—	—	1 份	—	—	1 份
午　餐	2 份	3 份	—	2 份	—	1 份
下午点心	—	—	1 份	—	0.5 份	—
锻炼后	—	1.5 份	1 份	—	0.5 份	—
晚　餐	2 份	2.5 份	—	2.5 份	—	1 份

表 1-43　2 000 kcal 运动减肥饮食营养计划

餐　次	谷　类	蛋白质类	乳制品类	蔬菜类	水果类	油脂类
早　餐	1.5 份	3 份	1 份	—	1 份	—
上午点心	1 份	—	1 份	—	—	1 份
午　餐	2 份	4 份	—	2.5 份	—	1.5 份
下午点心	—	—	—	—	1 份	—
锻炼后	—	0.5 份	2 份	—	—	—
晚　餐	2 份	3 份	—	2 份	—	2 份

表 1-44　2 200 kcal 运动减肥饮食营养计划

餐　次	谷　类	蛋白质类	乳制品类	蔬菜类	水果类	油脂类
早　餐	1.5 份	3 份	1 份	—	1 份	1 份
上午点心	0.5 份	—	2 份	—	—	—
午　餐	3 份	4 份	—	2 份	—	1.5 份
下午点心	—	—	—	—	1 份	—
锻炼后	—	2 份	1 份	—	—	—
晚　餐	3 份	3 份	—	2.5 份	—	1.5 份

第三节　12周打造小蛮腰饮食计划的特点及效果

 12周打造小蛮腰饮食计划的基本内容

12周打造小蛮腰饮食几乎适合每一个想要减腹部脂肪的成年人。这个计划确保各种营养素之间的平衡,使你在减腹部脂肪的过程中有饱腹感。该计划旨在缓慢、平稳地减小腰围,不仅可以使体重减轻、腹部脂肪减少,而且能长期维持住所减轻的体重。

饮食计划包括两个阶段,帮助你实现减腹部脂肪的目标,具体见下。

❖ 第一阶段:为最初2周,重点是增加膳食纤维和低脂类蛋白质的摄入量,控制食欲,增加饱腹感。提高蛋白质摄入量有助于提高代谢水平,蛋白质提供的能量占总能量的比例仍然在膳食指南推荐的范围之内。

❖ 第二阶段:减少碳水化合物的摄入量,并对血糖进行有效控制,即正餐缩小碳水化合物的分量以避免餐后高血糖的发生,增加加餐以避免低血糖的发生。这并不是低碳水化合物饮食,只是减少了碳水化合物的摄入量,但碳水化合物提供的能量仍然和正常一样,在膳食指南推荐的范围之内,只是接近下限而已。略微减少碳水化合物摄入量同时增加低脂类蛋白质,可提高基础代谢水平。略微减少碳水化合物摄入量也有助于快速排出体内多余的水分,增加能量消耗水平。此外,通过构建平衡膳食,选择营养素密度高的食物以及对一日三顿正餐和点心的精心安排,防止饥饿感的产生,保证营养素的充分摄入,为运动锻炼提供充足的体能。

12周打造小蛮腰饮食计划的重点是可行性强。饮食计划中始终保持着碳水化合物、低脂类蛋白质和健康脂肪类三者间的平衡,使你在减腹部脂肪的过程中始终有饱腹感。

12周打造小蛮腰饮食计划实际上是让你在减肥过程中学会如何构建平衡

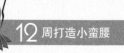

膳食,例如如何选择健康的脂肪、如何增加高钙类食物的摄入、如何根据运动强度来补充营养以及如何从零锻炼基础来逐步达到具备一定的体能水平等。将这些细微的改变逐步转变为终身坚持的良好生活习惯,对长期健康有莫大的益处。

12周打造小蛮腰饮食计划的特点

✤ 安全。能量的摄入量减少10% ~ 20%,且超过静息能量代谢率(RMR),不会使身体产生适应性减低RMR的情况发生。

✤ 稳定、有效地减轻体重,能使每周体重减轻0.3 ~ 0.5 kg。

✤ 配合中等强度的有氧锻炼,可以使所减去体重中95%以上为脂肪,尤其是腹部脂肪。

✤ 配合抗阻力锻炼,可以维持甚至增加肌肉的数量。

✤ 能够维持住所减轻的体重,不会反弹。由于12周打造小蛮腰的方法就是建立健康的生活方式,尤其是在减肥过程中学会吃健康、平衡的膳食,控制能量的摄入,养成锻炼的习惯,从而可以有效地防止体重的反弹。

✤ 减肥期间所建立的健康生活方式对长期健康益处巨大。

12周打造小蛮腰计划最适合的人群

✤ 不经常运动的成年人。

✤ 身材中等或身材高大的人(身材娇小的人群采用更激进的计划见效更快)。

✤ 年龄超过40岁。

✤ 感觉自己的代谢水平随着年龄的增长在下降。

✤ 之前减肥以失败告终。

✤ 绝经前和绝经后的妇女。

该计划不适合的人群

✤ 患有糖尿病、心血管疾病等。

✤ 产妇和哺乳期妇女。

✤ 运动量过大的人(每天进行90分钟或以上的高强度运动)。

12周打造小蛮腰的效果如何

12周打造小蛮腰饮食计划可以帮助你减小腰围、提高能量消耗水平和减轻体重。但是效果也会因人而异,因为每个人在开始实施计划时的基础代谢水平和体力活动水平不同。

 可以从第一阶段中得到什么

在打造小蛮腰计划的最初2周,身体将会发生一些变化。首先,你开始能够感觉到能量消耗水平在增加。其次,体重开始减轻,腹部看上去明显变小了,衣服也宽松多了。在最初2周体重可以减掉0.5～2 kg,腰围可以减小1～2 cm。

有些人在打造小蛮腰计划的最初2周可减掉较多的体重,这可能既有脂肪的减少,也有水分的丢失。如果在这段时间里体重并没有下降太多,也无需担心,因为如果你体内没有多余的水分可排出,那么你减掉的几乎全是脂肪。

最重要的是看到自己的进步,不要和别人比较。只要专注于饮食变得更健康,增加身体的活动水平,你将会看到满意的效果!

但请记住,效果因人而异,某些因素也会影响效果。在最初2周主要的影响因素如下。

❖ 年龄:年轻人的减重速度快于年长者,因为他们的代谢水平处于巅峰状态。

❖ 性别:男性因为瘦体组织较多,其代谢水平天生就高于女性,因此男性腰围的缩小快于女性。

❖ 身高:人越高大,代谢水平也越高。

❖ 体力活动水平:如果按照12周打造小蛮腰提出的运动计划实施,那么你体重减轻的速度肯定快于不运动的人。

❖ 基础体重:需要减掉很多体重的人,其体重减轻速度快于那些体重接近理想值的人。

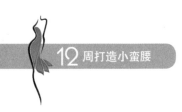
第四节　制订自己喜欢的食谱

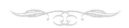

 选择最适合自己的计划

先确定自己的每日能量摄入量，以及本章的表1-35至表1-44选择适合自己的饮食计划，运用碳水化合物交换份法来制订食谱。每一饮食计划均完全符合运动营养学推荐的摄入量标准以及平衡膳食的要求。使用中可以选择最接近你能量需要量的饮食计划，并以此计划为蓝本来制订符合自己喜好的具体食谱，选择自己喜欢的食物、调整食物分量的大小来适应你每日的锻炼项目。例如，在进行低强度锻炼或恢复的日子里，你的能量和碳水化合物的需要量要比进行高强度锻炼时低，因此需要随之调整食物的分量。与此类似，在需要进行更高强度的锻炼或锻炼时间更长时，需要增加食物的分量。也可以参考Part 3列出的1 800 kcal和1 400 kcal两周食谱来制订适合自己的具体食谱。

本书在Part 3列出了每一种食物交换份分量大小的实物图片以及宏量营养素的含量，以方便你在制订食谱时计算每日能量、碳水化合物、蛋白质和脂肪的摄入总量。专业营养师制订营养食谱的过程也是这样的过程。有关碳水化合物交换份法更详细的知识请参阅本书作者的其他书籍。

❖ 谢良民等.糖尿病饮食营养管理手册［M］.上海科学技术文献出版社,2017。

❖ 谢良民等.糖尿病饮食营养治疗：碳水化合物交换法［M］.上海科学技术文献出版社,2009。

❖ 谢良民等.糖尿病饮食控制新方法：碳水化合物计数法［M］.同济大学出版社,2003。

 如何合理制订食谱

我们已经计算出了每天运动减肥所需要的能量摄入量，按此摄入量计划的饮食就是能量负平衡的饮食，能使体重减轻。现在，我们举例说明将 1 400 kcal 的减肥饮食计划转换为一日食谱。

Step 1　确定自己每日能量摄入量

◇ 女性，48 岁，165 cm，50 kg，BMI=30.5。
◇ 锻炼计划：每周 5 次有氧健身操，每次 0.5 小时；另 2 天每天 20 分钟力量锻炼。

◇ RMR：(10×50) + (6.25×165)−(5×48) − 161=1 130 kcal
◇ 体力活动消耗：1 130×1.3=1 469 kcal
◇ 0.5 小时健身操能量消耗：357÷2=186 kcal
◇ 力量锻炼能量消耗：100 kcal
◇ 健身操运动全天能量消耗=1 469+186=1 655 kcal
◇ 力量锻炼全天能量消耗=1 469+100=1 569 kcal
◇ 进行健身操运动减肥饮食能量摄入量=1 655×0.85=1 407 kcal
◇ 进行力量锻炼运动减肥饮食能量摄入量=1 568×0.85=1 333 kcal
◇ 饮食计划可以按照 1 400 kcal 来制订

Step 2　选择 12 周减腹部脂肪饮食计划

表 1-46　1 400 kcal 运动减肥饮食营养计划（示例表）

餐　次	谷　类	蛋白质类	乳制品类	蔬菜类	水果类	油脂类
早　餐	1 份	1 份	1 份	—	0.5 份	—
上午点心	—	—	1 份	—	—	—
午　餐	1 份	2 份	—	2 份	—	2 份
下午点心	—	—	—	—	—	0.5 份
锻炼后	—	0.5 份	—	—	1 份	—
晚　餐	1 份	2 份	—	2.5 份	—	3 份

Step 3

查 Part 3 碳水化合物交换份表中一份食物的重量是多少，将各餐的营养计划转换为每天的食谱。一段时间里，体重变化不大，饮食计划基本是固定的。但是根据食物等量交换的概念，食谱可以丰富多彩。

例如，上述 1 400 kcal 减肥饮食计划中，早餐需要摄入谷类 1 份、蛋白质类 1

份、乳制品类1份以及水果类0.5份。那么，首先确定自己想吃什么食物，然后在食物交换份表中查找这种食物的分量。例如，早餐谷类想要吃切片面包，只能吃1份，1份的重量是1片（25 g）。乳制品类想要喝鲜牛奶，也只能摄入1份，重量为1杯（250 ml）。计划中蛋白质类食物为1份，可以选择蛋白质类中的任何食物，但考虑到早餐的方便性，选择鸡蛋，查表1份蛋类为1个较大的鸡蛋。另外，1 400 kcal早餐中还安排了0.5份水果。你想要吃草莓，查表知道1份草莓为240 g，那么称量120 g即半份。至此，早餐食谱就制订好了。

可以以同样方法安排午餐、晚餐和点心的食谱，选择你想吃的食物，关键是将食物的分量控制在饮食计划范围内。

表 1-47　1 400 kcal 运动减肥饮食食谱（示例表）

餐　　次	食　　物	能量（kcal）	蛋白质（g）
早　餐	切片面包1片（25 g）	70	2
	脱脂牛奶250 ml	80	7
	鸡蛋1个（大）	75	7
	草莓120 g	30	—
上午9：30	酸奶100 g	80	3
午　餐	清蒸带鱼80 g	150	14
	蒜泥芥蓝100 g	25	2
	香葱莴笋丝100 g	25	2
	玉米油10 g	90	0
	米饭60 g	80	2
	蘑菇豆腐汤（豆腐70 g、蘑菇2朵）	27	3
下午3：00	巴旦木14 g（半份、12粒）	75	3
锻炼后	乳清蛋白粉 半勺（14 g）	50	10
	香蕉1根（70 g）	60	—
晚　餐	盐水虾80 g	150	14
	花菜鸡胸肉（花菜100 g、鸡胸肉40 g）	100	8

餐　　次	食　　物	能量（kcal）	蛋白质（g）
晚　餐	炒菠菜100 g	25	—
	米饭60 g	80	2
	番茄葱花汤（番茄50 g）	12	—
	玉米油15 g	135	0
总　　计		1 419	79

现在你来练习：

表1-48　我的_____kcal运动减肥饮食营养计划（工作表）

餐　　次	淀粉类	蛋白质类	乳制品类	蔬菜类	水果类	油脂类
早　餐						
上午点心						
午　餐						
下午点心						
锻炼后						
晚　餐						

表1-49　我的_____kcal/d减肥食谱（工作表）

餐　　次	食　　物	能量（kcal）	蛋白质（g）
早　餐			
上午9：30			
午　餐			
下午3：00			
锻炼后			
晚　餐			
总　　计			

Part 2
见证奇迹

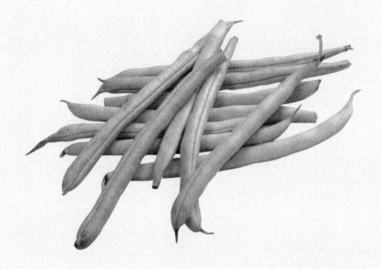

第一周　增加膳食纤维的摄入

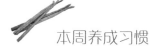

本周养成习惯

12周打造小蛮腰饮食计划中第一阶段第一周饮食计划

饮食习惯：增加膳食纤维的摄入

运动习惯：开始进行适合自己的运动项目，保证运动强度和运动持续时间

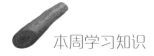

本周学习知识

科学减肥策略：食欲与减肥

饮食营养：如何增加膳食纤维的摄入量

运动锻炼：如何判断运动强度

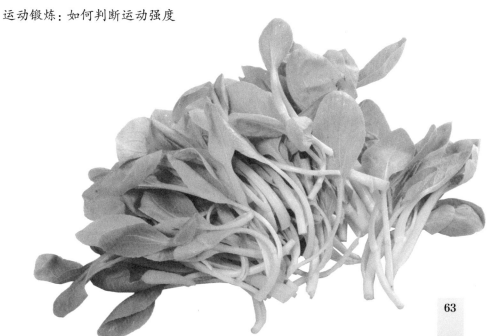

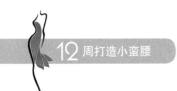

表 2-1　我的运动减肥饮食营养计划_____kcal（第 1 周）（工作表）

餐　次	谷　　类	蛋白质类	乳制品类
早　餐			
上午点心			
午　餐			
下午点心			
锻炼后			
晚　餐			

表 2-2　我的 12 周打造小蛮腰食谱及运动计划（第 1 周）（工作表）

时　间	早　　餐	上午点心	午　　餐
星期一			
星期二			
星期三			
星期四			
星期五			
星期六			
星期天			

蔬菜类	水果类	油脂类

下午点心	锻炼后	晚　餐	有氧/力量

表 2-3　12 周打造小蛮腰锻炼计划（第 1 周）

12周打造小蛮腰零基础锻炼计划（推荐）	第1周 至少运动5次
1. 健步走 ◇ 本周至少进行2次，如果每天锻炼，最多进行4次 ◇ 健步走时长：20～30分钟/次 ◇ 锻炼总时长：22～33分钟/次	正常步速走2～3分钟热身，然后加快步速（4.8～6.4 km/h）行走20～30分钟
2. 急步走 ◇ 本周进行3次 ◇ 急步走时长：4分钟/次 ◇ 锻炼总时长：25分钟/次	正常步速走2～3分钟热身，然后健步走4分钟、急步走1分钟，重复4次。3分钟正常步速放松

科学减肥策略：食欲与减肥

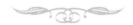

　　如果你没有经历过，至少也听说过，减肥的人要与时常出现的饥饿感和大脑中一直存在的想要大吃一顿的念头作激烈斗争。正是饥饿感令无数的减肥者无法坚持下去。通常来说，想要大吃一顿的念头可能是胰岛素反应在作怪，即在进食后身体会出现胰岛素应答反应，形成胰岛素-血糖循环，尤其是摄入富含碳水化合物的食物之后，胰岛素分泌水平更高。

 抑制饥饿感的膳食措施

　　良好的减肥饮食计划最重要的原则是预防饥饿感的出现。俗话说饥不择食，人在饥饿时是不会管食物有没有营养的。科学减肥方法通过以下三个方法预防饥饿感的出现、抑制过量进食的生理欲望以及平抑以食物奖励自己的心理欲望。

❖　增加膳食纤维的摄入量，以增强饱腹感。

❖　增加蛋白质的摄入量，增强饱腹感，提高机体的代谢水平（参见 第二周）。

❖　将正餐的能量分出一部分作为点心，即少量多餐，以预防正餐之前饥肠辘辘

（参见 第十周）。

在制订减肥饮食计划时，还应遵循三项重要的原则。

❖ 每天至少吃三餐，更好的是吃四餐，最理想的是吃五餐。每餐应选择不同营养素密度的食物。膳食指南建议每顿正餐都要吃五大类食物：蛋白质类食物、谷类、水果、蔬菜和乳制品等。所吃食物的类别越多，所获得的维生素、矿物质和其他营养素也就越多。很多减肥者所吃食物非常单调，如重复吃燕麦、苹果、蔬菜等。减肥饮食计划中应将每周所吃的食物种类设定为35种。

❖ 要特别注意食物分量的大小。减肥饮食并不是要剥夺对食物的享受，而是根据不同类别的食物提供不同的营养素来选择食物，将每日饮食结构计划成平衡的膳食。平衡膳食不仅能提供身体所需要的各种营养素，而且对长期健康有好处。饮食计划的目标是每一餐饮食至少含有85% ～ 90%营养素密度高的食物。

❖ 尽可能吃"干净"的食物。意思是尽可能少吃加工食物。例如，选择完整的橙子而不是橙汁、选择烹饪的土豆而不是薯片。天然的或加工程度低的食物通常营养价值更高、钠和反式脂肪酸的含量更少。

 食欲增加导致节食减肥体重反弹

在节食期间，短期内体重大幅度减轻，体脂肪减少导致瘦素水平减低。正常情况下，体内储存的脂肪释放瘦素进入血液，告诉身体已经有能量储存了，身体会发出停止进食的信号，因此，瘦素让人产生饱腹感。体脂肪减少之后，瘦素水平减低，食欲增加，进食更多的食物。此外，节食期间肌肉数量减少也会使身体保存能量。

研究发现，采用短期节食方法减肥的大多数人在停止节食后的一年内体重反弹30% ～ 65%。更可怕的是，三分之一的节食者最终体重反弹超过节食前的体重。体重反弹完成了"溜溜球节食"向上波动的阶段，会促使节食者开始另一次减轻体重的循环。

饮食营养：如何增加膳食纤维的摄入量

 什么是膳食纤维

膳食纤维是无法被消化的碳水化合物和木质素，是构成植物细胞壁的成分，与水果、蔬菜和全谷物中可消化的碳水化合物结合在一起（表2-4）。膳食纤维可分为可溶性和不可溶性两种。

❖ 可溶性纤维能够溶于水，燕麦麸和豆荚类等食物中富含这种膳食纤维，与降低血液胆固醇水平有关。

❖ 不溶性纤维不能溶于水，麦麸、水果和蔬菜等主要含有这种纤维，与降低肠憩室病、痔疮、结肠癌等患病风险有关。

表 2-4　膳食纤维对健康的作用

预防疾病	膳食纤维可发挥的健康作用
心血管疾病	减低总胆固醇水平 减低低密度脂蛋白胆固醇水平 减低血压
2型糖尿病	促进血糖调控 减低餐后胰岛素分泌
癌　症	减低结肠癌发病风险 可能对其他肿瘤有尚未确定的影响
胃肠道疾病	减低肠憩室病的发病风险 可以辅助治疗肠憩室病和过敏性大肠综合征
肥　胖	能通过减少饥饿感和增加饱腹感来促进体重减轻

 膳食纤维对能量摄入有何影响

由于膳食纤维不易被消化，对健康具有重要的作用，但却不含热量，因此对于制订低能量的减肥饮食特别有帮助。

膳食纤维除了具有减低患某些种类癌症和心脏病的风险作用之外，还具有很强的延缓胃排空过程、减轻饥饿感及延长饱腹感等作用。膳食纤维还使食物具有很硬的质地，需要咀嚼更长时间，这可以减缓进食速度、减少过量进食的机会以及增加饱腹感。

膳食纤维还可延缓碳水化合物的消化和吸收过程，从而使身体稳定、缓慢地吸收能量，使胰岛素水平平稳。血糖水平和胰岛素水平平稳可以促使身体利用食物中的能量，而不是将这些能量转变为体脂肪储存起来。

最具有填充感的是那些每千卡体积较大的食物。膳食纤维具有吸水性，膳食纤维和水含量越高的食物，体积也越大。水果、蔬菜、豆类和全谷类食物饱腹感最大、能量最少。因此应尽可能地选择相对于体积来说能量含量少的食物，而不是吃少量的高能量食物，尽管两者所产生的饱腹感可能是一样的。

 膳食纤维减腹部脂肪的重要作用

由于高纤维食物会增加体积而不增加食物中的能量，因此会在不增加能量的情况下产生饱腹感。

高纤维食物需要更多的咀嚼，因此其代谢速度比高度加工的食物要慢，其从胃部排空的速度也很缓慢，这可增强饱腹感，延缓饥饿的发生。多数研究发现，随着纤维摄入的增加，饥饿感减少，饱腹感增加，可在四个月后使能量摄入减少10%，体重减少2 kg。

 膳食纤维的推荐摄入量是多少

膳食纤维的推荐摄入量是每14 g/1 000 kcal，或成年女性每日25 g、成年男性每日38 g，这个数量比大多数人实际的平均摄入量要高很多。例如1 400 kcal的减腹部脂肪饮食每天需要摄入19.6 g膳食纤维。

 如何增加膳食纤维的摄入量

总原则

逐渐增加膳食纤维的摄入，如果突然大量摄入膳食纤维，会导致腹部痉挛和便秘。

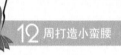

❖ 增加膳食纤维摄入的同时应多喝水,以避免腹部痉挛和便秘的发生。喝水量每天1.2 L。

在安排12周打造小蛮腰饮食食谱时,可以参照表2-5常见食物膳食纤维含量表选择纤维含量高的食物。增加正餐和点心中膳食纤维摄入量的简便方法如下。

1. 早餐

早餐摄入一些膳食纤维有助于维持一上午的饱腹感,减少上午吃点心的冲动。选择全麦或全谷类食物,全麦即食燕麦片、玉米、杂粮粥、粗粮馒头等。全谷类食物在运动减肥饮食中非常重要。吃完整的水果,如完整的橙子,而不是橙汁;如水果连皮吃,苹果、梨等则更好。

2. 午餐和晚餐

蔬菜是膳食纤维的良好来源。午餐和晚餐至少应分别摄入200 g的蔬菜。蔬菜中含有的碳水化合物较少,但是蔬菜含大量的维生素C、β-胡萝卜素(植物形式的维生素A)、钾、镁和很多其他维生素、矿物质以及对健康具有保护作用的植物化学物。总体来讲,蔬菜的营养价值略高于水果,因此,蔬菜的摄入量应多于水果摄入量。膳食指南建议每日至少应摄入400 g以上的蔬菜,事实上很多人每天蔬菜摄入量并没有达到建议的标准。

任何新鲜的蔬菜都是有益的,有颜色的蔬菜由于营养素密度通常要高于白色的蔬菜,因此营养价值更高。要想提高膳食质量,应增加深色蔬菜的摄入,如西兰花、菠菜、青椒、番茄、胡萝卜以及南瓜等。这并不是说淡色的蔬菜如莴笋、黄瓜、西葫芦、洋葱及芹菜等不好,而是说其每千卡提供的维生素和矿物质的数量不如深色蔬菜高。

将精加工的谷类食物如白米饭以及白面粉制作的馒头、面条、烘焙类白面包等换成全谷类食物,如糙米、杂粮饭等,这会使膳食纤维的摄入量翻倍。精加工的谷类去除了米、麦的外胚层和胚芽部分,因此减少了膳食纤维、抗氧化物、矿物质以及维生素E等营养物质,只剩下了淀粉。研究表明,以精加工的谷类食物为基本膳食的人群慢性疾病,如2型糖尿病和心脏病等的发生率似乎更高,而习惯性吃全谷类食物的人群心脏病和中风的风险降低了20% ～ 40%。

表 2-5 常见食物膳食纤维含量 g/100 g

主食类		蔬菜类		蔬菜类	
名 称	膳食纤维含量	名 称	膳食纤维含量	名 称	膳食纤维含量
小麦胚芽	8.9	黄豆芽	3.0	雪里蕻	1.9
全麦面粉	5.7	海 带	3.0	小白菜	1.8
燕麦片	4.7	金针菇	2.9	韭 黄	1.7
糙 米	3.3	菜 豆	2.8	南 瓜	1.7
全麦面包	3.2	草 菇	2.7	芹 菜	1.6
中筋面粉	2.8	莲 藕	2.7	洋 葱	1.6
芋 头	2.8	花 菜	2.7	芥 菜	1.6
红 薯	2.4	韭 菜	2.4	茼 蒿	1.6
土 豆	2.4	菠 菜	2.4	高丽菜	1.3
白面吐司	2.2	竹 笋	2.3	油 菜	1.3
胚芽米	2.2	胡萝卜	2.3	萝 卜	1.3
麦 片	2.1	茄 子	2.3	大白菜	1.3
玉米粒	1.7	苋 菜	2.2	番 茄	1.2
粉 丝	1.4	紫甘蓝	2.2	冬 瓜	1.1
干面条	0.7	茭 白	2.1	西 芹	1.0
白 米	0.4	空心菜	2.1	莴 苣	0.8
蔬菜类		花椰菜	2.2	丝 瓜	0.6
名 称	膳食纤维含量	青 菜	2.1	番茄汁	0.3
牛 蒡	6.7	苜蓿芽	2.0	**黄豆制品、干豆、坚果类**	
木 耳	6.5	芦 笋	1.9	名 称	膳食纤维含量
香 菇	3.9	芥 蓝	1.9	红 豆	12.3
榨 菜	3.5	龙须菜	1.9	绿 豆	11.5
红薯叶	3.1	苦 瓜	1.9	豌 豆	8.6

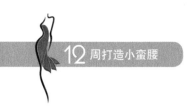

（续表）

黄豆制品、干豆、坚果类		水果类		水果类	
名　称	膳食纤维含量	名　称	膳食纤维含量	名　称	膳食纤维含量
核　桃	5.5	梨	3.0	荔　枝	1.3
御　豆	5.1	释迦果	2.7	葡萄柚	1.2
毛　豆	4.9	桃　子	2.4	枇　杷	1.2
花　生	3.0	奇异果	2.4	阳　桃	1.1
豆　浆	3.0	橙　子	2.3	龙　眼	1.1
干　丝	2.6	草　莓	1.8	白　柚	1.0
冻豆腐	2.2	枣	1.8	莲　雾	1.0
豆腐干	2.2	柑橘	1.7	杧　果	0.8
油豆腐	0.7	木　瓜	1.7	哈密瓜	0.8
豆　腐	0.6	水晶梨	1.6	葡　萄	0.6
豆腐皮	0.6	香　蕉	1.6	香　瓜	0.6
水果类		苹　果	1.6	西　瓜	0.3
名　称	膳食纤维含量	水蜜桃	1.5	甘蔗汁	0.2
柿　子	4.7	李　子	1.5	果菜汁	0.2
番石榴	3.0	菠　萝	1.4	柳橙汁	0

注：动物性食物（蛋类、乳制品、鱼类、肉类、家禽类等）不含膳食纤维。

饮食中加入杂豆类，如红豆等。这类食物不仅价格便宜，而且营养上脂肪含量低，是膳食纤维、蛋白质、维生素和矿物质的良好来源。

3. 点心

点心也要注意选择膳食纤维含量高的食物（参见 第十周）。

 膳食纤维具体应该吃多少呢

每顿正餐应该以碳水化合物类食物为主，以获得足够的碳水化合物为肌肉补充能量。因此，大多数人每餐至少应该摄入200 kcal左右的谷类食物，如1碗（150 g）米饭、2片切片面包。如果运动量及运动强度很大，则谷类食物的摄入数量还要增加。在运动减肥饮食计划中，推荐每日碳水化合物的摄入量应占总能量摄入的45%～55%。

 适合减腹部脂肪的谷类食物有哪些

下面是减肥饮食应优先选择的谷类食物。

❖ 糙米。糙米属于全谷类的健康食物，加工程度比白米低，因此保留了大量的营养素。例如，1碗（150 g）熟糙米饭含有216 kcal能量、44 g碳水化合物、3.5 g膳食纤维、5 g蛋白质、丰富的B族维生素如B_1、烟酸、泛酸和B_6等以及矿物质。而白米饭由于加工程度高，丢失了很多的B族维生素和膳食纤维。

❖ 燕麦片。适合于早餐和点心的良好食物，也是很适宜运动前补充能量的点心。燕麦是全谷类食物，含有的碳水化合物消化吸收缓慢，有助于降低血液胆固醇水平、预防心脏类疾病。

❖ 黑面包。在选择烘焙类食物时，一定要看食物标签，尽可能选择含有全麦、黑麦和燕麦等成分的制品。

❖ 藜麦。藜麦实际上是种子，但是也可以作为谷类食物来食用。目前藜麦被认为是超级谷类食物，因为其蛋白质含量高于其他的谷类食物。例如，65 g生藜麦含有225 kcal能量、8 g蛋白质，而65 g白米和糙米分别含有225 kcal能量、4 g蛋白质和225 kcal能量、5 g蛋白质。食用藜麦时，应注意将藜麦搭配其他的蛋白质类食物如豆腐、干豆类或酸奶等一起吃，以达到每餐摄入20 g～30 g蛋白质的要求。

❖ 杂豆类。杂豆类食物包括红小豆、绿豆、芸豆、黑豆、青豆、蚕豆、豌豆等，100 g杂豆蛋白质的含量在20 g以上，还含有丰富的膳食纤维、钙、铁等。

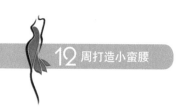

运动锻炼：如何判断运动强度

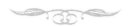

如何确定运动的强度

医学指南认为，每天进行30分钟中等强度的运动可以增进健康，要想减轻体重，则需要进行60分钟中等强度的有氧运动。但是中等强度究竟是怎样判断的呢？运动过程中又如何知道中等强度转变成了高强度呢？

评价运动强度最常见的三个指标是心率、代谢当量和自感用力度等。各种运动都可以根据这些指标对其运动强度进行分类，表2-6列出了以心率储备（HRR）和代谢当量（MET）来评价运动强度。

表 2-6　持续 60 分钟耐力运动的运动强度分类

强　　度	相对运动强度	
	HRR（%）	最大心率（%）
极　轻	< 20	< 35
轻　度	20 ～ 39	35 ～ 54
中　度	40 ～ 59	55 ～ 69
重　度	60 ～ 84	70 ～ 89
很　重	≥ 85	≥ 90
最　大	100	100

资料来源：Borg. G. A. V. (1982). Psychophysical bases of perceived exertion. Medicine and Science in Sports and Exercise, 14, 377–381.

如何根据心率储备确定运动强度

评估运动强度大小的最佳指标是耗氧量，其数值随着运动量的增加而上升，耗氧量达到最高值时即最大摄氧量（VO$_2$max）。然而，只能在实验室中才能

测定 VO_2max，因此，该指标并不适合日常运动强度的判定。心率随运动强度增加而变化的模式与耗氧量的变化相类似，因此一般用心率取代最大摄氧量来评估运动强度。

心率储备（HRR）是最大心率与静息心率之间的差值，其中最大心率可以由公式计算得到近似值，静息心率可以测量脉搏而得到。可以把心率储备看成是想要通过运动去努力达到的指标，计算心率储备百分比来确定适合自己的运动强度。

 如何计算心率储备

使用心率储备这个概念时，需要测量运动时的心率，按下述方法进行计算。示例表2-7为计算运动心率范围示例。

表2-7　心率储备计算方法

1. 估计最大心率公式	A：非肥胖者的最大心率=220 – 年龄 B：肥胖者的最大心率=200 –（0.5 × 年龄）
2. 确定心率储备（HRR）	HRR=最大心率 – 静息心率
3. 确定理想的运动强度	在表2-6中查找，中等强度运动需要达到HRR的40% ～ 59%。HRR的40%为下限，而HRR的59%为上限
4. 确定运动心率	将第3步中得到的心率范围加上静息心率，即得到理想运动强度时的运动心率

表2-8　计算运动心率范围示例（示例表）

李娜，42岁，女性，其静息心率为82次/分，体重指数为30 kg/m²。已有多年静坐式生活习惯，现在希望从低强度开始运动锻炼

1. 最大心率	=200 –（0.5 × 年龄） =200 – 21=179次/分
2. HRR	=最大心率 – 静息心率 =179 – 82=97次/分
3. 低强度范围	=20% ～ 39%HRR（参见表2-6） =0.20 × 97 ～ 0.39 × 97 =19.7（下限）～ 37.83（上限）

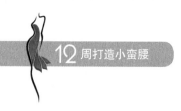

（续表）

4. 运动心率	=低强度范围+静息心率 =（19+82）~（38+82） =101 ~ 120次/分
5. 应用方法	运动过程中监测脉搏次数，超过120次/分钟时需要降低强度，不足101次/分钟时需要提高强度

当用心率作为运动强度的指标时，在锻炼期间就需要戴上心率监测仪，或学会在运动期间定时测定脉搏。锻炼之前，可测量一次10秒的脉搏次数，再乘以6得到每分钟心率。在其后的运动过程中，要监测运动强度只需暂停10秒以测定脉搏次数即可。

 使用运动心率指标的注意事项

✤ 测定心率并不是评估运动强度的一个完美指标。

✤ 对于40岁以上的成年人来说，计算最大心率公式的准确性会下降。

✤ 40岁以上的成年人可试用尚未被广泛采用的修正公式，即最大心率=208 −（0.7 × 年龄）。

✤ 对正服用降低心率药物如 β 受体阻滞剂的患者，不能使用心率作为评估运动强度的指标。

✤ 吸烟可使运动时心率增加的反应减弱，因此如果吸烟者使用心率来提示其运动强度，会掩盖其运动超负荷的程度，显著增加运动中心脏病发作和死亡的风险。对吸烟者应劝其戒烟或降低运动强度。

 如何根据代谢当量确定运动强度

代谢当量（MET）

代谢当量（MET）是另一种表达体力活动强度的方法。1 MET 大约等于一个人的静息代谢率，即每千克体重每分钟消耗3.5 ml氧气，或每千克体重每小时消耗1 kcal的能量（1 kcal/kg体重/h）。

表 2-9　根据代谢当量计算运动能量消耗（示例表）

体重70 kg，进行了一次3MET强度的运动，持续时间30分钟

◇　此次运动的强度是每小时每千克体重消耗3 kcal 的能量
◇　共消耗3 kcal/kg体重/h × 70 kg × 0.5 h = 105 kcal 的能量

虽然代谢当量的概念对于非专业人士来说可能很难理解，但体育活动可以根据其代谢当量值来进行分类，可以很方便地根据代谢当量值来选择适合自己的运动强度。表2-11列出了常见活动的代谢当量值，其运动强度可分为三类：轻度运动（< 3 MET），中度运动（3 ~ 5.9 MET），剧烈运动（≥ 6 MET）等（详细的项目参见附录B）。

注意：这些运动的代谢当量值是针对普通人群的，对肥胖者来说可能不太准确，因为超重的人属于负重运动，其实际运动强度可能比体重正常的人要高。

减肥运动计划应根据代谢当量的分级来制订。从表2-10中可看到，随着人们年龄的增长以及健康状况的下降，对应于"中等强度"的代谢当量值也逐渐减小。例如，在25岁时中等强度运动的代谢当量值为4.8 ~ 7.1，而在75岁时，中等运动强度的代谢当量值仅为3.2 ~ 4.7。这也就是说，一位75岁的健康老人可以继续做自己20多岁时能做的运动，但运动强度需要适当降低。而一位75岁健康状况不良的老人，就应选择低强度的运动。

表 2-10　不同年龄健康成年人的运动强度（代谢当量，MET）

强　度	青年 （20 ~ 39岁）	中年 （40 ~ 64岁）	老年 （65 ~ 79岁）	高龄 （80岁以上）
极　轻	< 2.4	< 2.0	< 1.6	≤ 1.0
轻　度	2.4 ~ 4.7	2.0 ~ 3.9	1.6 ~ 3.1	1.1 ~ 1.9
中　度	4.8 ~ 7.1	4.0 ~ 5.9	3.2 ~ 4.7	2.0 ~ 2.9
重　度	7.2 ~ 10.1	6.0 ~ 8.4	4.8 ~ 6.7	3.0 ~ 4.25
很　重	≥ 10.2	≥ 8.5	≥ 6.8	≥ 4.25
最　大	12.0	10.0	8.0	5.0

1. 资料来源：Borg. G. A. V. (1982). Psychophysical bases of perceived exertion.Medicine and Science in Sports and Exercise, 14, 377-381.
2. 代谢当量（MET）值为男性的近似平均值，女性的平均值比男性要低1 ~ 2MET。

由代谢当量值可以很容易知道一次锻炼能消耗多少能量。例如,体重为70 kg的人每天做30分钟的伸展运动,根据附录B中的表B-3,伸展运动是代谢当量约为2.5 MET的中等强度运动,能量消耗大约是每千克体重每小时2.5 kcal。因此,对体重70 kg的人来说,做30分钟的伸展运动所消耗的能量为2.5×70×0.5=87 kcal。

表2-11　常见活动的代谢当量（MET）

代谢当量		活　　　动
低强度 体力活动 （＜3 MET）	0.9	睡觉
	1.0	静坐、听音乐、听课、趁车
	1.2	安静地站立,如排队等候
	1.3	静坐读书或读报
	1.5	任何坐着进行的工作,如缝纫、记笔记、开会、打牌、进食等
	2.0	开车、洗澡、穿衣、缓慢散步（＜1.6 km/h）
	2.5	做家务、烹饪、洗碗、走路（3.2 km/h）、伸展运动、瑜伽
中等强度 体力活动 （3～5.9 MET）	3.0	重家务、轻度至中等强度的举重
	3.3	走路（4.8 km/h）
	3.5	轻度至中等程度的在家锻炼
	4.0	骑自行车（＜10.6 km/h）、打乒乓球
	5.0	低冲击力有氧操
高强度 体力活动 （≥6MET）	6.0	高强度举重、打双人网球、休闲性游泳
	6.0	重体力劳动、走路上坡（5.6 km/h）
	7.0	慢跑
	8.0	打单人网球、自由泳
	10.0	中等强度跳绳

资料来源：Ainsworth, B.E., Haskell, W.L., Whitt, M.C., Irwin, M.L., Swartz, A.M., Strath, S.J., et al. (2000). Compendium of physical activities: An update of activity codes and MET intensities. Medicine and Science in Sports and Exercise, 32(9 Suppl), S498–S516.

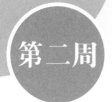

第二周 提高蛋白质的摄入

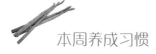

本周养成习惯

12周打造小蛮腰饮食计划中第一阶段第二周饮食计划

饮食习惯：增加蛋白质的摄入

运动习惯：进行适合自己的运动项目，保证运动强度和运动持续时间

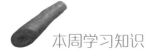

本周学习知识

科学减肥策略：基础代谢与减肥

饮食营养：如何增加蛋白质的摄入量

运动锻炼：运动过程中肌肉会减少吗

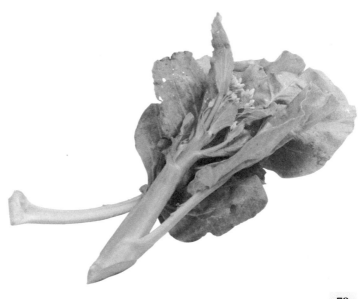

表 2-12　我的运动减肥饮食营养计划_____kcal（第 2 周）（工作表）

餐　次	谷　类	蛋白质类	乳制品类
早　餐			
上午点心			
午　餐			
下午点心			
锻炼后			
晚　餐			

表 2-13　我的 12 周打造小蛮腰食谱及运动计划（第 2 周）（工作表）

时　间	早　餐	上午点心	午　餐
星期一			
星期二			
星期三			
星期四			
星期五			
星期六			
星期天			

蔬菜类	水果类	油脂类

下午点心	锻炼后	晚　餐	有氧/力量

表 2-14　12 周打造小蛮腰锻炼计划（第 2 周）

12周打造小蛮腰零基础锻炼计划（推荐）	第2周 至少运动5次
1. 健步走 ◇ 本周至少进行2次,如果每天锻炼,最多进行4次 ◇ 健步走时长: 20 ～ 30分钟/次 ◇ 锻炼总时长: 22 ～ 33分钟/次	正常步速走2 ～ 3分钟热身,然后加快步速(为4.8 ～ 6.4 km/h)行走20 ～ 30分钟
2. 急步走 ◇ 本周进行3次 ◇ 急步走时长: 5分钟/次 ◇ 锻炼总时长: 25分钟/次	正常步速走2分钟热身,然后健步走3分钟,急步走1分钟,重复5次。3分钟正常步速放松

科学减肥策略：基础代谢与减肥

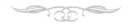

 什么是代谢

代谢是体内所有生物化学反应过程的总称。人体内的代谢可以分为两类：合成代谢和分解代谢。合成代谢是形成较大分子的过程；分解代谢是将较大分子分解为较小分子的过程。也可分为有氧代谢和无氧代谢两种，有氧代谢是指代谢过程中需要氧气的参与；无氧代谢是指代谢过程中不需要氧气的参与。

 什么是基础代谢率（BMR）和静息代谢率（RMR）

身体消耗能量的速率被称为代谢率。基础代谢率（BMR）是指睡眠时身体维持最基本的功能如呼吸、心跳、维持体温以及器官功能等所消耗的能量值。

如果一个人最近没有吃东西或锻炼身体，仅仅就是躺在沙发上，手里拿着遥控器，那么此时消耗的能量基本上就是他的基础代谢活动水平。尽管没有明显的体力活动，但是体内的细胞活动都仍在悄然进行，例如心跳、能量的合成和酶反应等。基础代谢率占全天总能量消耗的70%左右。

静息代谢率（RMR）是指24小时休息状态下身体消耗的能量值。BMR通常略低于RMR。本书采用目前普遍使用的米芾林公式计算静息代谢率。

 哪些因素会影响RMR

体形大小对新陈代谢率的影响占到80%。新陈代谢主要由大脑、肝脏、心脏和肾脏等驱动，这四个器官约占体重的6%，但却占身体全部新陈代谢率的60%。除了其他的因素之外，个体之间存在的代谢率差异主要是由这些器官的重量所决定的。总体来讲，影响代谢率的因素有体形大小、甲状腺激素水平、营养状况、遗传、性别、年龄和种族等。

1. 体形和体成分是RMR的重要决定因素

RMR的计算公式中包括了体重和身高，这是因为体形是代谢率最重要的决定因素。体形较大的人RMR越大，无论是肥胖者还是肌肉健硕者，肌肉块、心脏和肝脏都更大，血液容量更多，肥胖者的脂肪块也更大。身体的瘦体组织是由器官和肌肉组成，其代谢特别活跃。骨骼肌代谢率约占RMR的四分之一，这至少在一定程度上解释了为何男性的RMR更高。体重减轻会引起RMR值下降，减肥时RMR就会下降。

2. 甲状腺激素水平对RMR的影响

甲状腺功能对RMR有显著影响。甲状腺既具有丰富的血液供应，使高水平的甲状腺激素迅速循环，又具有丰富的交感神经支配，能快速改变激素的分泌速度。甲状腺激素的分泌几乎影响到身体每一个组织、器官和生理功能，导致氧气和能量消耗的增加。

甲状腺激素分泌过多会导致甲状腺功能亢进，患者食欲增加，但由于代谢率大大加快，仍然引起体重减轻。当甲状腺分泌的激素过少时，会导致甲状腺机能减退，表现为RMR减小。如果体力活动水平降低，甲状腺机能减退可能会出现体重增加和肥胖。

3. 营养状况对RMR的影响

由饥饿、禁食或低能量饮食引起的营养不良会使静息能量消耗值降低。其原因有两个：一是由于营养不良导致体重下降和肌肉组织减少，从而使RMR下降；二是大脑对能量摄入不足时的反应是尽量保存能量。运动并不一定能抵消

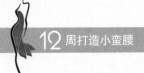

食物限制带来的新陈代谢效应。相反，暴饮暴食，尤其是大量摄入碳水化合物，也会提高新陈代谢率，即使没有出现体重增加的结果。

4. 其他

遗传对代谢率的影响占 1/4 ～ 1/2。RMR 较低的肥胖父母会把这种倾向遗传给孩子。在某些家庭中，低 RMR 可能是导致肥胖的基因特征之一。性别、年龄和种族等因素也会影响新陈代谢率。男性的 RMR 值略高于女性。男性每天的能量消耗比女性多大约 50 kcal。儿童每千克体重的 RMR 值高于成人，原因尚不完全清楚。老年人 RMR 通常比年轻人低，部分原因是随着年龄的增长身体活动量减少，从而引起肌肉量的减少。此外，衰老可导致人体在 20 岁以后每 10 年 RMR 降低 1% ～ 3%，其影响超过肌肉数量的丢失。

 锻炼能提高 RMR 吗

锻炼时能量消耗会增加。运动之后能量消耗也会增加，而且有时会持续数小时，这是由于运动后氧过度消耗（EPOC）所致。

运动后氧过度消耗又称为"氧债"，指在运动后的恢复期身体补充运动过程中过量消耗的氧气而消耗能量，此时通常消耗的是来自体内储存脂肪的能量。

产生运动后氧过度消耗的原因有两个：一是运动后体温和心肺功能升高，增加了耗氧量；二是需要额外的能量使身体系统恢复到运动前的状态，例如恢复肌肉中所消耗的能量、清除肌肉中堆积的乳酸以及血液中的激素等。剧烈的无氧运动如高强度的举重训练引起的运动后氧过度消耗增加要比中等强度的有氧运动更多。

有研究认为，高强度运动后 RMR 的升高可维持 48 小时，导致能量消耗每天增加 100 ～ 200 kcal。对久坐不动的老年人进行举重训练或有氧运动的研究也表明，锻炼后 RMR 增加了 7% ～ 10%。RMR 的增加不会引起肌肉数量增加，这可能是由于肌肉中蛋白质的转化效率更高和去甲肾上腺素分泌增加所引起的。但是，在很多情况下，RMR 在运动后的 2 ～ 3 天里又恢复如初。

 RMR 和肥胖的关系是什么

身体的代谢率低意味着减肥很困难。一项针对长期节食的肥胖女性进行的研究发现，BMR最低的女性成功减肥的可能性最小。

反复节食会严重减低RMR。"溜溜球节食"这个词用来形容反复周期性的节食减肥过程，即节食—体重减轻—恢复饮食—体重反弹—再次节食。研究发现，采用"溜溜球节食"的人比不节食的人RMR值更低。研究还发现，体重反弹之后再次减肥的难度更大，推测是由于节食降低了人体RMR所消耗的能量。

 膳食蛋白质在减腹部脂肪中的作用有哪些

蛋白质是身体所必需的营养素。事实上，蛋白质帮助机体所有的细胞发挥作用，其有利于肌肉组织的形成、细胞的形成和修复以及化学反应的进行等。免疫抗体就是蛋白质，具有防疾病和防感染的作用。

蛋白质对于减腹部脂肪及之后的体重维持也具有重要作用。蛋白质通过维持和增加瘦体组织以及在消化过程中增加能量的消耗，有助于增加每天的能量消耗，促使体重减轻。蛋白质也具有极强的饱腹感，如果蛋白质的摄入量不充足，那么减腹部脂肪也会变得更加困难。

1. 蛋白质可增加饱腹感

在减腹部脂肪或维持健康体重时，需要摄入充足的蛋白质，其主要原因就是蛋白质有助于战胜饥饿感。与消化吸收迅速的碳水化合物不同，蛋白质的消化吸收过程较为缓慢，这有助于在较长的时间内维持饱腹感。一碗白面条维持饱腹感的时间可能只有1～2小时，同等量的面条中如果有肉片，就会在4小时或更长时间内不产生饥饿感。这表明，能量相同时，蛋白质可以在较长时间内维持饱腹感。这一优点可以防止摄入大量的其他食物，导致体重增加。因此每一餐都应该摄入蛋白质，以避免两顿正餐之间的饥饿。

如果吃素食，也不要担心。植物性蛋白质也能很好地控制食欲。因此如果不吃动物性食物，那么每餐中加一些大豆、扁豆或豆腐等是很重要的。

2. 蛋白质能提高机体代谢水平

摄入蛋白质最令人惊喜的优点是提高机体代谢水平，可以使身体消耗更多的体脂。蛋白质的食物热效应最高，可使机体消耗更多的能量用于消化吸收。食物热效应是指机体用于分解、消化吸收和代谢食物所消耗的能量。

食物热效应高并不是蛋白质能够提高机体代谢水平的唯一原因。肌肉组织

的绝大部分是由蛋白质组成,是机体代谢最活跃的组织。因此,肌肉组织与脂肪细胞和其他组织相比可消耗更多的能量。

当体重开始减轻时减少的不仅是脂肪组织,也包括肌肉组织。如果肌肉组织减少过多,机体的代谢水平就会下降。因为肌肉可以消耗大量的能量,肌肉组织减少意味着全天总能量的消耗下降,从而使机体的代谢水平下降,这使得要进一步减轻体重甚至是维持体重都会变得很困难。因此,在减肥时一定要摄入充足的蛋白质。

 身体的肌肉蛋白质何时被用作能量

蛋白质不是能量的主要来源。但是,在时间非常长或强度非常大的锻炼后阶段,糖原储存耗竭,蛋白质就要发挥更加重要的作用了。例如,在马拉松或长距离骑自行车的后阶段,当糖原开始耗竭时,肌肉及器官中的蛋白质占体内燃料混合物的10%左右。

在半饥饿时,或吃低碳水化合物饮食的人,体内的糖原会出现短缺,因此更多的蛋白质会被分解以提供机体能量。研究表明,吃低能量或低碳水化合物饮食毫无疑问会使体重减轻,但是其所减轻的体重中,有一半是身体肌肉的蛋白质分解,即肌肉数量减少。

有些人认为,如果通过低碳水化合物饮食使体内的糖原储存耗竭,就会迫使身体分解更多的体脂肪,从而减轻体重。然而事实并非如此,在这种情况下,减少体脂肪的同时,肌肉数量也会减少,而且还存在着很多其他的弊端。

饮食营养：如何增加蛋白质的摄入量

 为什么蛋白质极其重要

蛋白质是身体组织的构建者和维护者。蛋白质是由氨基酸构成的,包括必需氨基酸和非必需氨基酸。常见的氨基酸有20种,其中的9种为必需氨基酸,不能在体内合成或合成的数量不能满足身体的需要,必须通过食物获得;11种非必需氨基酸既可以从食物获得,也可以在体内合成。蛋白质见表2-15。

表 2-15　蛋白质

蛋白由的组成	必需氨基酸: 组氨酸、异亮氨酸、亮氨酸、赖氨酸、蛋氨酸、苯丙氨酸、苏氨酸、色氨酸、缬氨酸
	非必需氨基酸: 丙氨酸、精氨酸*、天冬氨酸、谷氨酸、半胱氨酸*、天冬酰胺、谷氨酰胺*、甘氨酸*、脯氨酸*、丝氨酸、酪氨酸*
热价比	4 kcal/g
生理功能	◇ 促进生长发育、维护组织结构 ◇ 参与体内酶、激素、抗体及其他重要成分的合成 ◇ 维护体内液体及电解质平衡 ◇ 维护体内酸碱平衡 ◇ 提供能量
食物来源	◇ 肉类、家禽类、鱼类、蛋类 ◇ 牛奶、奶酪、乳制品 ◇ 豆制品、坚果类 ◇ 面包、谷类食品、谷物类 ◇ 蔬菜
推荐摄入量	◇ 总能量的10%～35% ◇ 成年人: 每天每千克体重1.2 g ◇ 运动员: 每天每千克体重1.2～1.7 g ◇ 素食运动员: 每天每千克体重1.3～1.8 g

* 这些氨基酸有时也称为"条件非必需氨基酸",当体内合成不足以满足机体需求时则需从食物获得。

 蛋白质有哪些作用

　　虽然蛋白质也像碳水化合物一样可以提供每克4 kcal的能量,但其主要功能是支持儿童的生长发育、妊娠和哺乳期女性的营养供给,促进身体组织的生长愈合、构建肌肉等,并在整个生命周期内维持体内各种组织的更新。另外,体内激素、酶和神经化学物质的合成也需要氨基酸的参与。

　　如果食物中的碳水化合物和脂肪不能提供足够的能量,则蛋白质也将用作燃料为机体提供能量,这种情况的结果是导致肌肉萎缩和体重下降。

动物性和植物性食物中都含有蛋白质。但是动物性蛋白质是所有必需氨基酸的优良来源,被称为完全蛋白质;植物性蛋白质被称为不完全蛋白质,因为它们都缺少一种或多种必需氨基酸。

 蛋白质的需要量是多少

成年人若要维持健康,每日每千克体重至少需要摄入1.2 g的蛋白质,而婴儿、儿童和青少年的需要量则更高,为每千克体重1 ~ 2 g。例如,体重为70 kg的人,其蛋白质的每日摄入量应为84 g。

进行经常性锻炼的人每天蛋白质的需要量为每千克体重1.3 ~ 1.8 g,具体取决于运动类型、运动强度以及运动持续的时间。这一摄入量要高于体力活动少的人,比一般人群的膳食指南推荐量多50% ~ 100%,这是因为修复高强度锻炼后受损的肌肉细胞以及制造新的肌肉细胞所需。

在进行12周打造小蛮腰锻炼计划时,如果你主要进行的是耐力运动如跑步,那么每天每千克体重的蛋白质摄入量应为1.2 ~ 1.4 g。体重为70 kg的人其每天蛋白质的摄入量应为84 ~ 98 g。如果你的锻炼计划中包括力量训练如举重,那么每天的蛋白质摄入量应为每千克体重1.4 ~ 1.8 g。体重为70 kg的人其每天蛋白质的摄入量应为98 ~ 126 g。

 蛋白质摄入过少或过多会怎么样

偶尔蛋白质摄入量过少不会有太大问题,身体会在短期内适应低蛋白质的摄入,因为身体可以循环利用氨基酸,而不是将氨基酸排出体外。但如果长期蛋白质摄入过少,则会引起疲劳,运动后身体的恢复速度减慢,同时也会导致肌肉组织的流失,身体会感到虚弱无力。

如果蛋白质的摄入量超过了需要量,但没有超过日常摄入量的上限,则不会有问题。过多的蛋白质被机体分解后,一部分以尿素的形式排出体外,另一部分则被用来产生能量。以前的观点是,摄入过多的蛋白质会加重肾脏负担以及导致骨钙的流失。但是目前美国运动医学会的指南认为,摄入过多的蛋白质不会导致健康人群的肝脏或肾脏受损,也不会引起脱水或骨质流失;另一方面,摄入过多的蛋白质也不会提高运动表现。很多研究已经证实,摄入量超过用于日常肌肉组织的修复所需要的数量并不会使肌肉数量增加、肌肉力量变大、精力格外充沛或提升速度等。

 蛋白质有助于控制食欲吗

蛋白质对控制食欲具有重要的作用,其产生的饱腹感比碳水化合物和脂肪更强,因此对于那些渴望减腹部脂肪或维持体重,但又不想减少肌肉数量的人来说特别重要。当摄入蛋白质后,肠道释放出的激素会向大脑的食欲控制中枢发送已经吃饱了的信号,于是你会停止进食。蛋白质分解后产生的亮氨酸可作用于大脑的下丘脑区域,从而减轻饥饿感。

摄入高蛋白的早餐有助于控制食欲,可抑制一整天的进食欲望。一项英国的研究发现,早餐吃鸡蛋的人,其饱腹感比早餐吃高碳水化合物含量的谷类或羊角面包的人要强,一整天的能量摄入量也比后者少。

在日常生活中,你每顿应摄入20 g蛋白质,相当于85 ~ 100 g肉类、鱼类或600 ml牛奶。摄入一顿高碳水化合物低蛋白的饮食(如果酱三明治)会使你在吃完后不久就又感觉到饥饿,预防措施是增加一些蛋白质(如鸡蛋、肉类或奶酪)和减少碳水化合物的摄入量(如面包)。

 如何能够达到每日的蛋白质需求量

蛋白质以两种形式存在于食物中,具体如下。

- 动物性蛋白质:肉类、家禽类、鱼类、蛋类和乳制品类。
- 植物性蛋白质:大豆类制品如豆腐以及豆类如豆荚和扁豆等。

各种蛋白质来源的食物中都包含其他的营养素(如牛奶中含有钙,油性鱼类中含有 ω-3脂肪酸),因此将各种高蛋白的食物搭配在一起食用是个好主意。这样的话就能够获得各种氨基酸以及各种其他的营养素如膳食纤维、维生素、矿物质和碳水化合物。表2-16列出了各种食物的蛋白质含量,也可以通过阅读食物标签或网络获得各种食物蛋白质含量的信息。

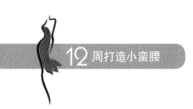

表 2-16 各种食物的蛋白质含量

食　物	蛋白质（g）	食　物	蛋白质（g）
肉类和鱼类		干豆类和小扁豆	
西冷牛排（85 g）	21	烘豆（200 g）	10
鸡胸肉（125 g）	36	扁豆（150 g，熟）	13
鱼类如三文鱼、鳕鱼片（150 g）	30	红芸豆（150 g，熟）	10
罐装金枪鱼（100 g）	24	鹰嘴豆（150 g，熟）	11
乳制品类		大豆类	
奶酪（1 片，40 g）	10	豆奶（600 ml）	20
牛奶（600 ml）	21	豆腐（60 g）	5
低脂原味酸奶（150 g）	7	豆浆（100 g）	4.5
原味酸奶（150 g）	10	豆腐干（100 g）	16.2
蛋　类		粮谷类	
鸡蛋（3 个）	21	全麦面包（2 片，80 g）	7
坚果类和种子类		糙米饭（180 g）	5
花生（50 g）	12	全麦面条（180 g，熟）	9
腰果（50 g）	9	藜麦（180 g，生）	8
扁桃仁（50 g）	11	蛋白质补充剂	
花生酱（20 g）	5	乳清蛋白粉（25 g）	20
南瓜子（25 g）	6	营养（运动）棒（1 根，60 g）	21

 应该什么时候摄入蛋白质

应该将蛋白质分配在全天食用，每顿摄入 20 g 左右。由于身体每次利用蛋白质的数量有限，因此可将蛋白质均匀地分配到全天的正餐和点心中。每次蛋白质的摄入量超过 20 g 不会有问题（仍然会被身体吸收），但不会增加肌肉的合成量。

研究表明，锻炼后立即摄入 20 g 蛋白质将会最大限度地全面修复肌肉细胞,并会促使与合成代谢相关的激素。锻炼后蛋白质的摄入种类非常重要——优质蛋白质,尤其是可被快速吸收的蛋白质(如乳清蛋白)是身体恢复的最佳选择。

必须为机体提供9种必需氨基酸才能更有效地利用食物蛋白质。动物性蛋白质和大豆中包含这9种必需氨基酸并且比例适宜。但并不是所有蛋白质中必需氨基酸的含量都一样——有些蛋白质中必需氨基酸含量不足,无法满足身体的需要,包括植物性蛋白如干豆类、扁豆、谷类和坚果类。一般遵循蛋白质互外的原则(如吐司上撒些干豆类、扁豆搭配米饭食用、面包上涂些花生酱)。

 减肥饮食要调整蛋白质摄入量吗

高蛋白饮食既不能使体重减轻的速度加快,也不能保持所减轻的体重。然而,在减肥时能量的摄入与消耗一定要形成负平衡才能使体重减轻。研究发现,在限制能量摄入一段时间后,身体会逐渐降低代谢率来适应低能量摄入,使得体重难以下降,即所谓的减肥平台期。因此,减肥饮食中应保持蛋白质的摄入至少达到总能量的15%,以预防或最大限度地减少上述情况的发生。

 如何选择蛋白质类食物

动物来源(肉类、海产品、蛋类和家禽等)和植物来源(大豆、干豆类和坚果类等)的蛋白质在每日饮食中极其重要,但是蛋白质类食物应该与水果、蔬菜和谷类等来源的碳水化合物一起搭配进食。

对于经常进行中等强度运动的人来说,如果富含蛋白质的食物占餐盘的1/4 ～ 1/3,那么就能获得构建和修复肌肉所需的足够数量的氨基酸。颜色较深的肉如瘦牛腿肉、鸡腿等含有较多数量的铁和锌,选择这些肉类可以降低缺铁性贫血的风险。

每天应该吃多少蛋白质类食物?对于大多数人包括运动减肥者来说,每天应该摄入150 g ～ 200 g蛋白质类食物,加上2 ～ 3份乳制品(牛奶、酸奶或奶酪等高钙类食物)就可以获得充足的蛋白质。所有蛋白质丰富的食物都含有宝贵的氨基酸。表2-17比较了一些常见食物的蛋白质含量。

表 2-17　常见食物蛋白质含量比较

食物来源	分　量	蛋白质含量（g）
动物性食物		
鸡蛋白	1个	3
金枪鱼	140 g	22～26
鸡胸肉	150 g	30
牛　肉	150 g	30
植物性食物		
坚　果	30 g	6
豆　奶	240 ml	7
鹰嘴豆	125 g	8
毛　豆	75 g	8
花生酱	2小勺（32 g）	9
豆　腐	120 g	11
乳制品		
酸　奶	170 g	6～7
奶　酪	30 g	7
牛　奶	240 ml	8
酸　奶	170 g	18
奶　酪	113 g	15
面包、早餐谷物和谷类		
切片面包	1片	2
早餐谷物	30 g	2
米　饭	1碗（150 g）	4
燕麦片	1袋（40 g）	5
淀粉类蔬菜*		
豌豆粒	半碗（75 g）	2

食物来源	分　　量	蛋白质含量（g）
淀粉类蔬菜*		
胡萝卜	半碗(75 g)	2
玉米粒	半碗(75 g)	2
糖萝卜	半碗(75 g)	2
土　豆	1个(小)	2

* 淀粉类蔬菜含少量的蛋白质,大多数水分多的蔬菜和水果中的蛋白质可忽略不计。这类食物每日提供
　5 ～ 10 g蛋白质,主要取决于摄入数量。

 适合减肥饮食的蛋白质类食物有哪些

　　减肥饮食应优先选择的蛋白质类食物如下。

❖ 鸡肉。一般来说,鸡肉中饱和脂肪的含量低于红肉,因此对心脏更加健康。
但是应去皮及皮下脂肪,家禽皮的能量密度非常高。

❖ 鱼类。鱼类不但能提供大量的优质蛋白质,而且还含有对健康非常重要
的ω-3多不饱和脂肪酸。美国心脏病协会建议成年人每周至少应该摄入
200 g新鲜或冷冻的鱼类。最佳选择是生活在深海冷水中脂肪含量较高的
鱼类,如鲑鱼、鲭鱼、金枪鱼、沙丁鱼、黑鲔鱼和鲱鱼等,但是淡水鱼类及其他
鱼类也是好的,吃总比不吃要好。

❖ 瘦牛肉。瘦牛肉搭配全谷类食物不仅能够提供优质的蛋白质,还能够提供预
防贫血的铁、肌肉生长和修复所需要的锌以及帮助能量代谢的B族维生素。

❖ 花生酱。几小匙花生酱涂抹在全谷类面包上,再加上一个苹果或香蕉是运
动减肥者较为理想的方便点心,可以提供蛋白质、维生素和膳食纤维等。花
生酱是对健康有益的多不饱和脂肪酸的良好来源。研究表明,每周至少吃
64 g花生酱或花生的人群罹患心脏病的风险更低。

❖ 鲜豆类。毛豆、鹰嘴豆及红芸豆等是增加植物性蛋白质摄入量的简便方法,
同时也能获得碳水化合物。

❖ 豆腐。

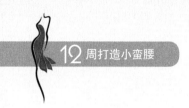

运动锻炼：运动过程中肌肉会减少吗

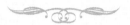

 锻炼会影响食欲吗

有些人担心如果运动多了，就会吃得更多，这样一来由运动带来的能量消耗效应就被抵消了。这种担心是有一定科学依据的，"体重设定值理论"表明，包括锻炼在内的各种使体重下降的措施都会激发体内的"设定值"调控机制来对抗体重的下降。其中最主要的调控方式就是刺激人的食欲，促使人吃得更多来增加能量的摄入，或者使机体降低基础代谢率以减少能量的消耗。

研究表明，锻炼与食物摄入之间的关系如下。

❖ 体力活动量大的人往往比久坐的人更瘦，但有时进食量却比后者更大。

❖ 运动的人更偏向于吃膳食碳水化合物，而不运动的人更偏向于吃膳食脂肪。

❖ 运动可在短期内抑制饥饿感。长期进行规律性锻炼可使每次的能量摄入减少一点，但长期积累下来，总能量摄入的减少量却很显著。

❖ 高强度的锻炼比低强度的体力活动更能抑制食物的摄入。

❖ 锻炼对食欲的影响有很大的个体差异。

体内存在着调控饥饿感和饱腹感的激素。毫无疑问，这些激素也会影响身体在运动后的饥饿与食欲反应。生长素是一种促进食欲的激素，在两餐之间以及限制食物摄入时，血液中的生长素水平会升高，在进食之后会下降。研究发现，当锻炼持续12周至一年后，血液中的生长素水平会随着体重的下降而增高。

运动后的激素反应可能存在着性别差异，这就是为什么男性和女性在运动后体重的减少量往往会不同的原因。在一项研究中，超重和肥胖的女性在锻炼后的血生长素水平要高于同样锻炼量的超重和肥胖的男性。因此，女性在运动后更容易增加食物的摄入，而男性则不会。科学家认为，这也许和女性体重设定值调控机制努力对抗体重下降来保护生育所需的脂肪储备有关，这也就是说，女性减脂的难度要高于男性。

即使锻炼确实会使一部分人的食欲增加，但只要保持能量平衡，体重也不会增加。如果能够维持能量负平衡，体重仍然会下降。对进行锻炼减肥的人来说，需强调以下两个重要因素。

❖ 能量的摄入量不能低于每天1 200 kcal。

❖ 减肥时，既要保持足够的锻炼强度和锻炼量，同时也要控制饮食，形成能量负平衡。

 为什么减肥过程中要维持瘦体组织的量

肌肉组织的多少是决定静息代谢率的主要因素，且决定着肌肉力量、耐力和机体功能的强弱，因此保持或增加瘦体组织的重量对于维持整体健康是非常重要的。

衰老、久坐不动等都会导致肌肉组织的流失。研究表明，只通过限制能量摄入减体重，即只控制饮食而不增加运动量来减肥，体内肌肉组织的流失会更快。一般来说，限制饮食中能量的摄入后，一定会发生肌肉组织的流失，其流失的速度和程度取决于能量限制的程度以及节食时间的长短，而通过体育锻炼产生的体重减轻则主要是体内脂肪数量的减少。

承重运动是一类以双腿支撑体重的运动，如步行、跑步等。承重运动是维持体内肌肉数量所必需的，而抗阻力训练如力量训练等则可以促使肌肉量增多。

运动可以增加或维持肌肉组织的数量，因此锻炼后的体重减轻往往不及节食减轻体重的幅度大。但是记住，肌肉组织中的水分含量比脂肪组织更高，运动可以减掉更多的体脂肪。更重要的是，与节食减肥相比，以运动方式减肥在体重减轻后能够保持较高的肌肉组织比例，因而更容易保持住所减轻的体重，使体重不易反弹。

不同类型的运动对肌肉组织产生的影响不同。一项研究对两组超重的女性进行了为期12周的研究。两组受试者每周均进行跑步机锻炼4次，一组进行中等强度的有氧锻炼，另一组则进行高强度的无氧锻炼，但是两组都消耗300 kcal的能量。虽然锻炼的结果是两组超重的女性都减去了2.25 kg脂肪，但是高强度无氧锻炼组女性还增加了1.9 kg的肌肉组织，所以她们的实际体重只减轻了0.35 kg。虽然运动后体重减轻的幅度小于预期，但她们身体的健康状况和体能水平都有所改善。

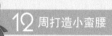

这一研究结果表明,在减肥过程中不应仅仅关注体重的变化,而是要关注体成分的改变,在减少体脂肪比例的同时,应维持甚至增加肌肉组织的量。由于肌肉组织比脂肪更为致密,即使没有明显的体重减轻,腰围也有所减少。腰围减少能使健康风险下降。

 如何在减腹部脂肪的同时维持肌肉的数量

在减肥过程中,当体重出现下降时,所减轻的体重中,既有脂肪的重量,也有丢失肌肉的重量。12周打造小蛮腰计划中采取两项措施来最大限度地防止肌肉的丢失。

❖ 运动医学研究表明,中等强度的抗阻力锻炼有助于增加或维持肌肉的数量。抗阻力锻炼还能提高肌肉的体能水平,增进健康。

❖ 增加蛋白质的摄入量,每顿正餐蛋白质摄入目标为20 g左右,全天均匀摄入。运动后的营养餐摄入蛋白质20 g。

第三周 减少碳水化合物的摄入分量

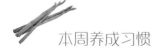

本周养成习惯 ·····························

12周打造小蛮腰饮食计划中第二阶段第三周饮食计划

饮食习惯：减少碳水化合物的摄入分量；吃点心；增加全谷类食物、避免精致碳水化合物类食物

运动习惯：进行适合自己的运动项目，保证运动强度和运动持续时间

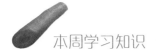

本周学习知识 ·····························

科学减肥策略：碳水化合物与腹部脂肪

饮食营养：如何减少碳水化合物的摄入分量

运动锻炼：如何将碳水化合物的摄入量与锻炼相匹配

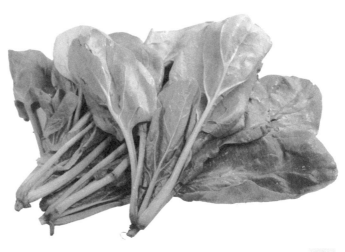

表 2-18　我的运动减肥饮食营养计划_____kcal（第 3 周）（工作表）

餐　次	谷　类	蛋白质类	乳制品类
早　餐			
上午点心			
午　餐			
下午点心			
锻炼后			
晚　餐			

表 2-19　我的 12 周打造小蛮腰食谱及运动计划（第 3 周）（工作表）

时　间	早　餐	上午点心	午　餐
星期一			
星期二			
星期三			
星期四			
星期五			
星期六			
星期天			

蔬菜类	水果类	油脂类

下午点心	锻炼后	晚　　餐	有氧/力量

表 2-20　12 周打造小蛮腰锻炼计划（第 3 周）

12 周打造小蛮腰零基础锻炼计划（推荐）	第 3 周 至少运动 5 次
1. 健步走 ◇ 本周至少进行 2 次，如果每天锻炼，最多进行 4 次 ◇ 健步走时长：20 ～ 30 分钟/次 ◇ 锻炼总时长：22 ～ 33 分钟/次	正常步速走 2 ～ 3 分钟热身，然后加快步速（为 4.8 ～ 6.4 km/h）行走 20 ～ 30 分钟
2. 急步走 ◇ 本周进行 3 次 ◇ 急步走时长：7 分钟/次 ◇ 锻炼总时长：26 分钟/次	正常步速走 2 分钟热身，然后健步走 2 分钟、急步走 1 分钟，重复 7 次。3 分钟正常步速放松

科学减肥策略：碳水化合物与腹部脂肪

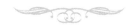

碳水化合物（糖原）是肌肉收缩运动的主要能量来源。此外，碳水化合物（葡萄糖）是大脑唯一的能量来源。

要造成 15% 的能量负平衡，需要整体减少碳水化合物的摄入量。这并不意味着开始吃低碳水化合物饮食，而是将碳水化合物的摄入量减少到既能使你达到一定强度的锻炼，但同时又不会因为太低而导致肌肉产生疲劳或体能下降的水平。长期吃低碳水化合物的饮食，同时进行高强度的锻炼可导致肌肉疲劳症状的出现、免疫力降低以及体能下降。

最好的办法是使碳水化合物的摄入量与锻炼量相匹配。如何做呢？当碳水化合物需要量比较高的时候，如进行高强度耐力锻炼时，在锻炼前的 2 ～ 4 小时及锻炼后的 2 ～ 4 小时摄入一天计划摄入碳水化合物的大部分，这样锻炼不会出现任何问题，有足够的能量应对高强度的锻炼。

记住，在进行高强度锻炼时，即最大有氧代谢能力 >70% 时，身体并不能单独利用脂肪提供能量。

碳水化合物在减腹部脂肪中的作用

对于减腹部脂肪来说,膳食碳水化合物极为重要。一方面过量摄入碳水化合物能够增加腹部脂肪的堆积,另一方面运动锻炼时碳水化合物又有助于燃烧腹部脂肪。因此,为了成功地达到减腹部脂肪和减轻体重的目的,你不仅需要知道哪些类别的食物含有碳水化合物,还必须清楚地知道何时吃、吃多少以及吃什么样的碳水化合物。

 碳水化合物是否增加腹部脂肪的堆积

当进食后,特别是摄入大量碳水化合物的食物后,血液中的血糖水平迅速飙升,触发机体启动胰岛素应答反应机制,胰腺分泌大量的胰岛素进入血液,将过多的血糖转变为脂肪(甘油三酯)储存于内脏,从而增加有害健康的内脏脂肪堆积。很多BMI正常但腰围超标的人,全天的能量摄入量可能并不超标,但单餐主食的摄入量过大,血糖飙升之后,胰岛素将过多的血糖转变为脂肪堆积于腹部,久而久之,腰围就变大了。因此不能单次进食大量的碳水化合物。12周打造小蛮腰饮食中,缩小了正餐的碳水化合物分量,可以保持餐后血糖水平的平稳。

碳水化合物的种类对腹部脂肪的堆积也有重要的影响。胃肠道对简单碳水化合物的吸收非常快。进食精致的碳水化合物之后,血糖很快飙升。因此,饮食中应增加全谷类食物、避免精致碳水化合物类食物。

12周打造小蛮腰饮食中几乎没有简单糖,大多是全谷类或复杂的碳水化合物(淀粉类)、新鲜的蔬菜水果、蛋白质类和健康的脂肪等。这种饮食习惯的改变有助于维持胰岛素水平的稳定,终止"胰岛素-血糖"恶性循环。

 减腹部脂肪的碳水化合物摄入策略

❖ 控制血糖:缩小碳水化合物食物的分量,两餐之间吃点心,选择复杂的碳水化合物、避免简单糖。

❖ 不要单餐只吃碳水化合物。也就是说,吃碳水化合物类食物的同时,也摄入蛋白质、脂肪或可溶性膳食纤维等食物,以延缓碳水化合物的吸收速度,从而使血糖升高的速度较为平缓。在制订具体的饮食计划时很容易做到这一点,如计划吃土豆(碳水化合物)时,同时吃一点鱼(高蛋白质)、蔬菜(膳食纤维)和鲜豆类等。

❖ 吃复杂碳水化合物、蛋白质和脂肪平衡组合的食物。重点关注高纤维类食物如全谷、水果和蔬菜等,这种饮食有助于食欲调控、增加饱腹感及延长两餐之间饥饿感的出现。

❖ 使碳水化合物的摄入量与锻炼量相匹配。

12周减腹部脂肪饮食如何调节血糖水平

当血糖水平波动剧烈时,就会有强烈的饥饿感并且食欲大增。研究发现,当人感到极度饥饿时,会特别想吃精制的碳水化合物如甜点,或者脂肪含量高的油炸食物等。

12周打造小蛮腰饮食中推荐的都是能长时间维持饱腹感的食物。这些食物产生的血糖反应极低,防止血糖和胰岛素水平出现波动,从而控制食欲。采用12周打造小蛮腰饮食可培养你吃健康正餐和点心的好习惯。这样做不仅能持续保持血糖水平的平稳,而且可提高机体的代谢水平。

低碳水化合物饮食更有利于减轻体重吗

低碳水化合物饮食宣称,当体内胰岛素水平尽可能保持低时,减体重的效率更高。根据"胰岛素理论",进食碳水化合物可导致血液胰岛素水平增高,进而促使身体储存脂肪。长期如此,身体的细胞对胰岛素的作用没有应答反应,即胰岛素抵抗,其结果就是胰腺产生更多的胰岛素,促使身体进入储存脂肪的模式。低碳水化合物饮食认为解决的方法就是大幅度减少碳水化合物的摄入量,强迫身体进入酮症状态,即脂肪以一种不完全氧化燃烧的方式分解产生能量,在此过程中产生代谢副产物——酮体。

然而低碳水化合物饮食已经被很多权威的医学机构以及著名科学研究人

员所批评。低碳水化合物饮食可以在短期内产生体重减轻的效果,部分是因为储存的糖原耗竭,且同时伴有水分的丢失,部分是因为能量摄入量减少。如果去除饮食中所有的碳水化合物,那么基本上限制了大多数能吃的食物。在这种食物选择余地十分小的情况下,要过量摄入高蛋白质类食物如肉类和蛋类等是极困难的,其结果就是摄入的能量更少。此外,蛋白质和脂肪比碳水化合物更有饱腹感,因此,饥饿感减少,自然吃得就少了。简单地说,低碳水化合物饮食造成极度的能量负平衡,从而减轻体重。但是,采取这种方法所减轻的体重中,主要是丢失的瘦体组织肌肉的重量以及伴随糖原耗竭而丢失的水分的重量。更为糟糕的是,低碳水化合物饮食会造成危及生命的酮症状态。

　　有数项研究将低碳水化合物饮食与其他类别的饮食进行了对比,发现并没有足够的证据支持低碳水化合物饮食减肥这种方法。

饮食营养:如何减少碳水化合物的摄入分量

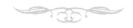

　　营养学指南认为,每天饮食中大部分的能量应该由碳水化合物提供。碳水化合物可分为单糖、双糖和多糖三类。单糖是最简单的碳水化合物,包括葡萄糖、果糖和半乳糖。双糖由两分子单糖结合而构成,包括蔗糖、乳糖和麦芽糖。多糖则是由很多单糖重复链接形成的复杂碳水化合物,包括淀粉、膳食纤维和糖原。除了膳食纤维外,所有碳水化合物在体内均能提供每克4 kcal的能量。

　　饮食中的绝大部分碳水化合物是双糖和多糖。食物中单糖的含量很少,只有蜂蜜和添加了果糖类甜味剂的食品中单糖含量很高。单糖中的葡萄糖最具有营养意义,因为它是所有双糖和多糖的结构单元。血糖即葡萄糖,是几乎所有细胞都需要的能量来源,是脑细胞唯一的能量来源。

 膳食碳水化合物是身体最主要的能量来源

　　进食含有碳水化合物的食物后,血糖水平会逐渐上升,胰岛素从胰腺的 β

细胞释放出来,刺激体内组织细胞的胰岛素受体做出反应,允许葡萄糖进入细胞。如果体内胰岛素缺乏或胰岛素受体功能受损,那么血液中葡萄糖的清除和细胞对葡萄糖的利用都会受到严重损害。

体内不需要立即使用的葡萄糖被转变为糖原形式储存在肝脏和肌肉细胞中。肝脏可以储存100 g左右的糖原,骨骼肌中可储存300 ~ 400 g,每克糖原含有大约3 g的水。在机体将葡萄糖转变为糖原储存起来的过程中,大约会损失5%的能量。由于每克碳水化合物在体内能产生4 kcal的能量,因此,500 g葡萄糖其实相当于1 900 kcal的储存糖原。

在进行无氧锻炼活动中,体内的脂肪无法进行足够迅速的氧化燃烧以满足能量需求,储存的碳水化合物就变得非常重要了。但是,营养学的研究表明,摄入过量的碳水化合物可转变为脂肪堆积在腹部。

进餐两小时后,血糖水平即开始下降。胰腺的 α 细胞会释放胰高血糖素,刺激储存在肝脏的糖原从肝细胞中释放到血液,以维持正常的血糖水平。血糖水平下降会使食欲增加,很少有人的糖原储存量能超过一天的需要量。

 含有碳水化合物的食物主要有哪些

✤ 谷类主食。
✤ 水果类。
✤ 淀粉性蔬菜。
✤ 乳制品类。

 如何选择全谷类和淀粉类食物

全谷类食物在运动减肥饮食中非常重要。未加工或粗加工的谷类食物是碳水化合物、膳食纤维和B族维生素的良好来源,能够为肌肉提供能量(肌糖原)、预防肌肉疲劳以及缓解便秘。

原则上应减少精加工的谷类食物摄入,如白米饭以及白面粉制作的馒头、面条、烘焙类白面包等。精加工的谷类去除了米、麦的外胚层和胚芽部分,因此减少了膳食纤维、抗氧化物、矿物质以及维生素E等营养物质,只剩下淀粉。研究表明,以精加工谷类食物为基本膳食的人群慢性疾病如2型糖尿病和心脏病等的发生率似乎更高,而习惯性吃全谷类食物的人群心脏病和中风的风险降低了20% ~ 40%。

应该吃多少呢? 每顿正餐应该以碳水化合物类食物为主,以获得足够的碳水化合物为肌肉补充能量。因此,大多数人每餐至少应该摄入200 kcal左右的谷类食物,如1碗(150 g)米饭、2片切片面包。如果运动量及运动强度很大,则谷类食物的摄入数量还要增加。在打造小蛮腰饮食计划中,推荐每日碳水化合物的摄入量应占总摄入量的45% ~ 55%。

 适合减肥饮食的谷类食物有哪些

下面是减肥饮食应优先选择的谷类食物。

❖ 糙米。糙米属于全谷类的健康食物,加工程度比白米低,因此保留了大量的营养素。例如,1碗(150 g)熟糙米饭含有216 kcal能量、44 g碳水化合物、3.5 g膳食纤维、5 g蛋白质、丰富的B族维生素(如B_1、烟酸、泛酸和B_6等)以及矿物质。而白米饭由于加工程度高,丢失了很多B族维生素和膳食纤维。

❖ 燕麦片。适合于早餐和点心的良好食物,也是适宜运动前补充能量的点心。燕麦是全谷类食物,含有的碳水化合物消化吸收缓慢,有助于降低血液胆固醇水平、预防心脏病。

❖ 黑面包。在选择烘焙类食物时,一定要看食物标签,尽可能选择含有全麦、黑麦和燕麦等成分的制品。

❖ 藜麦。藜麦实际上是种子,但是也可以作为谷类食物来吃。目前藜麦被认为是超级谷类食物,因为其蛋白质含量高于其他的谷类食物。例如,65 g生藜麦含有225 kcal能量、8 g蛋白质,而65 g白米和糙米分别含有225 kcal能量、4 g蛋白质和225 kcal能量、5 g蛋白质。食用藜麦时,应注意要将藜麦搭配其他的蛋白质类食物如豆腐、干豆类或酸奶等一起吃,以达到每餐摄入20 g ~ 30 g蛋白质的要求。

❖ 杂豆类。杂豆类食物包括红小豆、绿豆、芸豆、黑豆、蚕豆、豌豆等,100 g杂豆蛋白质的含量在20 g以上,还含有丰富的膳食纤维、钙、铁等。

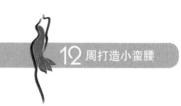
 糖会危害健康、导致肥胖吗

人类喜欢糖的甜味,这是食品工业早就充分注意到的事实。无论是单糖还是双糖,都被称为糖,与我们吃的许多食物中其他营养物质紧密存在于一起,如水果和牛奶。"添加糖"是指在食品加工过程中额外添加的糖分,常存在于营养价值较低的食品中。添加糖的种类有蔗糖、果糖、乳糖、麦芽糖、葡萄糖(右旋糖)、糖浆、蜂蜜、糖蜜、浓缩果汁等。目前加工食品中最常见的添加糖是蔗糖或高果糖玉米糖浆。

蔗糖

蔗糖是一种常见的甜味剂,经常被抨击可导致肥胖和糖尿病。研究人员认为,蔗糖与肥胖存在关联,因为在人群中常可观察到肥胖率与蔗糖消费量同时增长的现象。当吃得过多时,无论吃的是面条、鸡肉还是果冻等,都可能导致肥胖。但是,由于甜食通常都体积小、便于携带,并且一般含糖高的食品中脂肪含量也高,因此很容易过量摄入含糖的食品,这也就意味着额外摄入了大量的能量。

蔗糖与糖尿病之间的关系与血糖升高对胰岛素分泌的影响有关。摄入过量的糖会导致胰腺 β 细胞大量分泌胰岛素。其实,摄入任何碳水化合物都能增加血糖水平、刺激胰岛素分泌。对糖尿病或者糖尿病前期的患者而言,碳水化合物的数量在决定胰岛素反应和血糖控制方面,比碳水化合物的种类影响更加重要。糖尿病患者的血糖控制并不需要刻意避免进食蔗糖,但食用应适量。

果糖

果糖是广泛使用的高果糖玉米糖浆成分之一。高果糖玉米糖浆来自天然食物玉米,但经过了高度的加工提炼,大大提升了其果糖浓度,然后再与纯玉米糖浆进行混合。含糖饮料几乎全部使用了高果糖玉米糖浆。

高果糖玉米糖浆的化学结构类似于蔗糖。科学研究已经证实了高果糖玉米糖浆与多种严重的健康问题如高血压、高血脂和2型糖尿病等有关。

动物实验表明,果糖可增加体内脂肪的储存。在人体,无论是儿童还是成年人,摄入大量含糖饮料的人更容易出现体重增长和肥胖。相反,超重的人如果减少含糖饮料的摄入,则会出现体重下降。

过量摄入的果糖对健康有何危害

为什么高果糖玉米糖浆会有健康危害呢？有研究认为，蔗糖中的果糖能提高血尿酸水平，从而增加患心血管疾病的风险。果糖还促进血脂升高，并增加脂肪在体内的储存。

过量摄入的果糖要比葡萄糖在体内更容易被转化为甘油三酯而储存起来，这是因为果糖的代谢与葡萄糖不同。葡萄糖的分解由磷酸果糖激酶进行调控，葡萄糖被分解后可以产生含有三个碳的化学物。这种含有三个碳的化学物既可以继续代谢而产生能量，也可以被转变为甘油三酯。在大量摄入碳水化合物情况下，血液中的葡萄糖就被转变为甘油三酯的形式合成脂肪，但是限速酶磷酸果糖激酶可以阻止葡萄糖分解的发生。果糖的代谢途径虽然与葡萄糖相同，但果糖分解是在磷酸果糖激酶调控点的"下游"，因此果糖的分解并不受磷酸果糖激酶的紧密调控，导致果糖的代谢速度非常快。其结果是，过量摄入的果糖被迅速转变为甘油三酯而储存起来。

 糖的推荐摄入量是多少

与淀粉一样，每克糖可提供4 kcal能量。如果只考虑能量，吃全麦面包还是糖并不重要，因为每克重量产生的能量值是一样的。然而，相同能量的添加糖几乎没有任何其他的营养价值。

目前的膳食指南建议"应选择和烹饪几乎不含添加糖和能量甜味剂的食物和饮料"。虽然糖推荐摄入量目前尚未得到统一，但是许多医学机构提出了糖摄入量的具体指南。

❖ 美国医学研究所建议添加糖摄入量最多不超过总能量的25%。

❖ 世界卫生组织建议从添加糖和食品、乳制品中天然存在的糖供能不超过总能量的10%。

❖ 美国心脏病学会建议添加糖摄入量不超过总能量的5%。

❖ 对于超重的人，美国心脏病协会建议糖的摄入量女性不超过100 kcal、男性不超过150 kcal。这相当于480～720 ml的运动饮料。

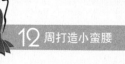

例如一个人每天摄入1 800 kcal的能量,如果把添加糖摄入量限制在总能量的10%,即每天可进食180 kcal(即45 g)的添加糖。事实上,在日常生活中,这是非常难以做到的。

表 2-21　碳水化合物

项　目	碳　水　化　合　物
分　类	◇ 单糖(葡萄糖、果糖、半乳糖);双糖(蔗糖、乳糖、麦芽糖);多糖(糖原、淀粉、纤维)
产能比	◇ 4 kcal/g
生理功能	◇ 提供能量;维持正常的血糖水平;帮助维持正常的胃肠道功能(膳食纤维);降低血脂(膳食纤维)
食物来源	◇ 蔬菜和水果;面包、麦片和谷物;牛奶及乳制品;豆类和坚果;糖果和甜味剂
膳食纤维的食物来源	◇ 麦麸、燕麦、燕麦麦麸、大麦、水果和蔬菜、豆类、种子类
推荐摄入量	◇ 摄入总能量的45%～65% ◇ 添加糖:推荐量范围较广,为摄入总能量的5%～25% ◇ 膳食纤维:每天25～38 g(成年人)

 如何减少简单糖的摄入

❖ 习惯低甜度。先让味觉有时间适应,不要突然完全禁止摄入糖,可以逐渐减少食物中糖的量,味觉会逐渐适应少糖或无糖的食物。

❖ 限制含糖饮料包括水果汁和运动饮料的摄入。含糖饮料不仅是一种空能量,而且与龋齿、肥胖和2型糖尿病等有极强的相关性。吃液体食物要比吃固体食物更容易摄入过量能量。尽管水果汁中所含的是天然糖(果糖),但是榨汁的过程破坏了植物的细胞壁而使糖以"自由糖"的形式被释放,从而损害牙齿、快速升高血糖以及提供额外的能量。应尽量以水、低脂牛奶或未加甜味剂的茶或咖啡来替代软饮料、水果汁和能量饮料等。

✤ 尽量避免高度加工的食物。尽量以水果类和蔬菜类等天然食物来替代高度加工的含糖类食物,如糖果、巧克力、饼、饼干、糕点等,天然食物对血糖水平的影响程度相对较小。加工食物还刺激饥饿感的产生,使你更难控制食欲。

✤ 不要禁止水果。水果中含有的果糖是以天然形式与膳食纤维一起存在的。吃完整水果时,膳食纤维有助于延缓果糖的吸收。水果还是维生素、矿物质和植物化学物等的重要来源。

✤ 阅读食物标签。有很多类型的简单糖,如蔗糖、葡萄糖浆、果葡糖、果糖、麦芽糊精、水果糖浆、粗糖、葡萄糖等,即使是健康食物也有可能添加了花蜜、有机蔗糖和枫糖浆等,这些也都属于简单糖。

✤ 可以用天然的甜味剂来增加甜度。以新鲜的水果替代甜味剂、饼、饼干和糕点等。如在原味酸奶或粥、早餐谷物中加入水果而不是糖。避免食用干果,因为干果含有浓缩的糖,且容易过量摄入。

✤ 警惕"低脂肪"加工食品。通常"低脂肪"加工食品中含有更多的糖,因为制造商以其他成分包括糖来替代脂肪以改善食物的口味。这些食品通常不能满足口味,而使人不知不觉吃得更多。

✤ 重新考虑早餐。很多早餐谷物、烘焙类食品等含有大量的糖。可以选择粥或烤面包的同时选择鸡蛋,或选择酸奶时搭配新鲜水果和坚果等,因为早餐蛋白质摄入量高有助于使饱腹感持续时间更长。

总体来讲,应尽可能最大限度地减少精制糖和高度精加工食物的摄入,因为这些食物提供的能量多,但营养素含量却相对较少。

 甜味剂对健康和减肥有影响吗

甜味剂又称为非营养性甜味剂、糖替代品,不产生能量或仅含有很少的能量。正因为如此,甜味剂对于想满足吃甜食欲望,同时又需要限制糖摄入的人很有用。

研究只发现了糖醇对健康有一些直接的益处。其有助于降低龋齿风险,血糖反应比蔗糖低,因此对糖尿病患者有益。然而,当摄入过量(每天超过

50 g的山梨糖醇或20 g的甘露醇)时可能会导致腹泻,因为糖醇无法被消化道吸收。

甜味剂在减肥饮食中具有一定的作用。当用甜味剂代替蔗糖时,有些人每天的能量摄入减少5%～15%。有营养学家认为,使用甜味剂既能增加食欲,又能满足人们对甜食和饮料的偏好,这可能会导致摄入更多的能量。不过,目前并没有足够的证据支持这种论断。

常见的甜味剂有哪些

美国食品和药品管理局批准的甜味剂是阿斯巴甜、安赛蜜和纽特糖,均为糖醇或多元醇化合物。

糖醇类包括山梨糖醇、甘露醇、木糖醇、麦芽糖醇等,吸收率很低,因此热价低于4 kcal/g,仅为1.5～3 kcal/g。这些不像蔗糖那样甜,常用在无糖糖果、口香糖、冰淇淋和烘焙食品中。

安赛蜜的甜度是蔗糖的200倍。阿斯巴甜的甜度是蔗糖的160～220倍,有70%都用在软饮料中。阿斯巴甜由氨基酸苯丙氨酸衍生而来,不能被苯丙酮尿症(phenylketonuria,PKU)患者代谢。

纽特糖比蔗糖甜7 000～13 000倍,因此在食品和饮料中的使用量比其他甜味剂要少很多。纽特糖由苯丙氨酸和天冬氨酸两个氨基酸衍生而成。与阿斯巴甜不同,纽特糖并不释放苯丙氨酸,对苯丙酮尿症患者风险小。

运动锻炼：如何将碳水化合物的摄入量与锻炼相匹配

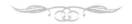

身体如何储存碳水化合物

从食物中摄入的碳水化合物在消化道经过消化、吸收过程后,以葡萄糖形式进入血液,然后再以糖原形式储存在肌肉和肝脏中。糖原储存时需要水的帮助,一般水的需要量是糖原的3倍。

肌肉中的糖原储存量是肝脏中糖原的3倍。糖原是大分子,与淀粉相似,由许多葡萄糖单位连接在一起。身体只能储存相对较少量的糖原。因此,身体不能无限制地供应糖原。

人体内总的糖原储存量平均为500 g左右,大约有400 g储存在肌肉,100 g储存在肝脏,这些储存量相当于2 000 kcal的能量。如果一天不进食,这些能量足可以维持一天,这正是为什么吃低碳水化合物饮食可以使人在头几天减去很多体重的原因。这种体重的减轻几乎全部是糖原和水分的丢失,因为储存1 g糖原需要3 g水。更不幸的是,一旦恢复饮食与补充水分,体重又会恢复如初。与平时活动量很小的人群相比,耐力运动员肌肉中的糖原浓度更高,肌肉数量增加可以使身体储存糖原的能力提高。

身体储存肝糖原的目的是维持静息状态和长时间锻炼时的血糖水平。血液中存在少量的葡萄糖,大约为15 g,相当于60 kcal的能量,大脑中大约有2 g或8 g的葡萄糖。无论是静息时,还是在锻炼期间,身体都会将这两个部位的葡萄糖浓度严格维持在较窄的范围内,从而使机体能够持续地发挥正常的生理功能。

 哪一种燃料对锻炼最重要

碳水化合物、脂肪和蛋白质都能为锻炼提供能量,也都能被转运到肌肉细胞分解而产生能量。蛋白质占能量混合物的比例较少,只是在锻炼时间非常长或强度非常大的情况下,才在供给机体能量中起更重要的作用。

在大多数类型的锻炼中,ATP的产生主要来自碳水化合物和脂肪。表2-22是体内贮存的不同形式的潜在可利用能量。

表2-22　70 kg体重的人体内的能量储存

能量贮存	潜在的可利用能量(kcal)		
	糖　原	脂　肪	蛋白质
肝　脏	400	450	400
脂肪组织	0	13 500	0
肌　肉	1 600	350	24 000

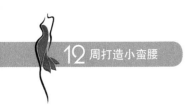

 肌肉蛋白质何时被用作能量

蛋白质不是能量的主要来源。但是,在时间非常长或强度非常大的锻炼后阶段,糖原储存耗竭,蛋白质就要发挥更加重要的作用了。例如,在马拉松或长距离自行车赛的后阶段,当糖原耗竭时,肌肉及器官中的蛋白质占体内燃料混合物的10%左右。

在半饥饿时,或吃低碳水化合物饮食的人,体内的糖原会出现短缺,因此更多的蛋白质会被分解以提供机体能量。研究表明,吃低能量或低碳水化合物饮食毫无疑问会使体重减轻,但是其所减轻的体重中,有一半是身体蛋白质即肌肉的流失。

有些人认为,如果通过低碳水化合物饮食使体内的糖原储存耗竭,就会迫使身体分解更多的体脂肪,从而减轻体重。然而事实并非如此,在这种情况下,减少体脂肪的同时,也冒着减少肌肉的风险,而且还存在着很多其他的弊端。

 如何将碳水化合物的摄入量与锻炼相匹配

根据锻炼情况摄入碳水化合物,具体如下。

❖ 锻炼前应摄入一些含碳水化合物的食物,以预防运动中出现低血糖。摄入量取决于主餐与锻炼的间隔时间,以及计划要进行的锻炼所持续的时间及强度。

❖ 在锻炼之后,每千克体重应摄入1 ～ 1.2 g的碳水化合物,相当于70 kg的人吃70 ～ 84 g碳水化合物,以补充肌肉消耗的肌糖原。应根据锻炼持续时间及强度调整摄入量。

❖ 如果高强度锻炼持续2小时以上,应增加碳水化合物的摄入量,因为糖原贮存会被耗竭。如果锻炼持续时间少于1小时,则应相应减少碳水化合物的摄入量。

❖ 在进行高强度锻炼之后,在饮食和恢复性饮料中加入15 ～ 25 g蛋白质会有助于促进肌肉的恢复。

❖ 在进行低强度锻炼时,碳水化合物的需要量也相对较低。即使肌肉中糖原储存量少也不会影响锻炼表现。进行低强度锻炼时，碳水化合物摄入量低不仅有助于减少腹部脂肪，还能促进身体对耐力锻炼的适应性，增加脂肪的氧化反应等。

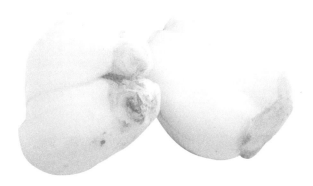

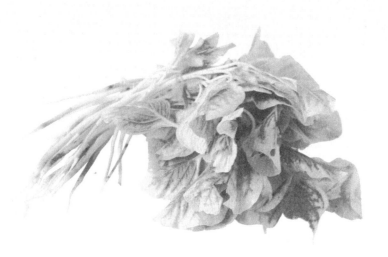

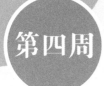

第四周 不可忽略早餐

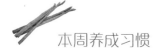

本周养成习惯 ···

12周打造小蛮腰计划中第二阶段第四周饮食计划

饮食习惯：坚持吃高质量的早餐

运动习惯：继续进行适合自己的运动项目，保证运动强度和运动持续时间

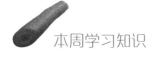

本周学习知识 ···

科学减肥策略：早餐与减肥的关系

饮食营养：如何安排高质量的早餐

运动锻炼：锻炼与健康

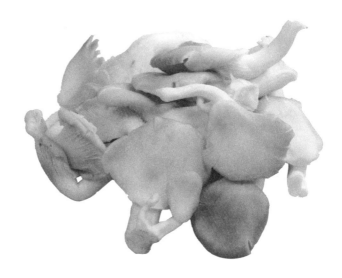

表 2-23　我的运动减肥饮食营养计划 _____ kcal（第 4 周）（工作表）

餐　次	谷　类	蛋白质类	乳制品类
早　餐			
上午点心			
午　餐			
下午点心			
锻炼后			
晚　餐			

表 2-24　我的 12 周打造小蛮腰食谱及运动计划（第 4 周）（工作表）

时　间	早　餐	上午点心	午　餐
星期一			
星期二			
星期三			
星期四			
星期五			
星期六			
星期天			

蔬菜类	水果类	油脂类

下午点心	锻炼后	晚　　餐	有氧/力量

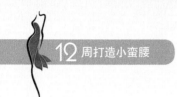
表 2-25　12 周打造小蛮腰锻炼计划（第 4 周）

12周打造小蛮腰零基础锻炼计划（推荐）	第4周 至少运动5次 力量训练：2～3次/周（参见part 4），步行结束后进行
1. 健步走 ◇ 本周至少进行2次，如果每天锻炼，最多进行4次 ◇ 健步走时长：20～30分钟/次 ◇ 锻炼总时长：22～33分钟/次	正常步速走2～3分钟热身，然后加快步速（为4.8～6.4 km/h）行走20～30分钟
2. 急步走 ◇ 本周进行3次 ◇ 急步走时长：10分钟/次 ◇ 锻炼总时长：25分钟/次	正常步速走2分钟热身，然后健步走1分钟，急步走1分钟，重复10次。3分钟正常步速放松

科学减肥策略：早餐与减肥的关系

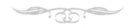

 为什么早餐是一天中最重要的一餐

也许你早就知道"早餐是一天中最重要的一餐"。的确如此，早餐具有将自晚餐开始的禁食过程中断、提供能量以及奠定一天中其余营养素摄入的作用。营养学认为，早餐是一天中的第一餐，应该在开始进行日常活动之前或醒来之后的2小时内吃，不应迟于上午10点。早餐能量摄入水平应占全天总能量的20%～35%。

吃早餐可以增强机体的代谢，有助于全天消耗更多的能量。吃早餐这一行为实际上是向身体发出"今天会得到充足能量"的信号。而不吃早餐时，身体感觉到能量有可能短缺，需要保存体内的能量，而不是消耗摄入的能量。研究也证实了尽管不吃早餐者全天能量摄入量略有减少，但其BMI更高。

早餐对于儿童和成年人都非常重要。大量的研究表明，进食健康的早餐具有以下的优点。

❖ 减低超重和肥胖症的发生率。

- 进行体力活动时更有力量和耐力。
- 降低血胆固醇水平。
- 一天中脂肪摄入量较少。
- 蔬菜和水果的摄入量能够达到推荐的摄入标准。
- 全天钙的摄入量较高。
- 全天膳食纤维的摄入量较高。
- 改善注意力和记忆力、提高学习和工作成绩。

 早餐与体重控制的关系

不健康的饮食习惯是发生肥胖的主要因素，不吃早餐是极其不好的饮食习惯。研究证实不吃早餐与进食过量、超重和肥胖症等高度相关。年轻人要比中年人和老年人更可能不吃早餐。大量的研究发现，不吃早餐的人一天中会更可能摄入不健康的食物和饮料，也更可能过量进食。

对成年人和儿童进行的数项研究表明，吃早餐者体重低于不吃早餐者，这可能是因为吃健康的早餐能够降低一天中的饥饿感水平。研究人员认为，吃健康的早餐可以减低一天中饥饿感的出现，有助于在进食其他餐食时正确地选择食物。不吃早餐者在随后出现饥饿感时，一方面想要快速吃东西，常选择错误的食物，另一方面人在饥饿难耐时更倾向于吃甜食和高脂肪类食物。

虽然不吃早餐能够减少能量的摄入，但是这并不是有效的减肥策略。不吃早餐后产生强烈的饥饿感，使得在午餐和其他时间吃得更多。研究人员还认为，吃早餐有助于控制体重的原因是吃早餐、正确选择食物以及通过锻炼来平衡能量的摄入与消耗等是健康生活方式的重要部分。著名的美国"全国体重控制注册"研究项目也表明，体重至少减轻13 kg并成功保持一年的减肥者中，80%的人吃早餐（控制能量的低脂肪饮食）。值得注意的是，大多数关于早餐与体重控制的研究中，所吃早餐为含有蛋白质和全谷类的健康早餐，而不是富含脂肪和能量的早餐。

 不吃早餐会使体重减得更多吗

研究表明，不吃早餐的人在稍后会更倾向于吃更美味的高能量食物，而且

在午餐时会吃得更多。但是，尽管如此，在其他时间里所摄入的能量并不能完全补偿早餐未摄入的能量。他们在全天的时间里所摄入的能量仍然是低的。

英国巴斯大学的一项研究发现，吃早餐且在早餐之后增加活动量的人要比不吃早餐者多燃烧442 kcal能量。研究人员表示，不吃早餐者消耗的能量更少，因为他们自发的体力活动量更少。

显然偶尔不吃早餐有助于减少一日的能量摄入，但是如果在这一天要进行锻炼的话，则不吃早餐就不是一个好的减体重策略。

 不吃早餐会有哪些问题

身体和大脑只有获得了充足的能量才能良好地运转。然而，很多人不吃早餐，拖着能量不足的身体就开始了忙碌的一天。其结果就是，身体始终处于低能量状态，特别想吃含糖的食物，甜食和点心的摄入量高，因此体重增加。毫无疑问，早餐也是一天中重要的一餐！

不吃早餐是最大的营养误区。不吃早餐会出现下列问题。

❖ 身体从前一天晚餐开始到第二天早晨起床，十几个小时处于禁食状态。如果不通过早餐补充能量，特别是补充适的碳水化合物，则上午发生低血糖的风险非常高。低血糖的症状有头晕、心慌、手心出汗、颤抖等。

❖ 不吃早餐对身体状态的影响会持续一整天。与此相反，高质量的早餐会使身体全天充满活力。

❖ 无论是成年人还是儿童，如果不吃早餐，上午会出现注意力不集中的现象，工作或学习的效率下降、容易发脾气等。

❖ 研究还表明，父母不吃早餐，孩子也更加可能有样学样不吃早餐，因此吃更多的零食和点心，逐渐形成不规律的进食模式及低质量的饮食，这些都会对孩子的能量摄入和体重产生负面的影响。

 吃早餐的理由更多

调查研究发现，很多人不吃早餐的借口主要是"我早晨不饿""我没有时间""早餐的食物我不喜欢""我在控制饮食"，或者"如果我吃早餐，一天都觉得更饿"等。但是,相比这些不吃早餐的借口,吃早餐的理由更多。

我早晨不饿

早餐时间不感到饥饿的原因可能是前一天晚餐吃得太晚或太多,或者睡前吃了很多的零食或点心。这是饮食没有计划的典型现象,应该制订科学的饮食计划,重新建立饮食习惯。事实上,早餐和午餐摄入全天应吃食物的主要部分,晚餐少吃,才更符合人体生物钟规律。

有些起床后就锻炼的人早餐时也没有食欲,而到了上午10点左右开始有强烈的饥饿感,但因为工作原因必须坚持到午餐时间才能进食。这时通常会吃一些零食,零食替代了一顿重要的正餐——早餐,使得摄取营养素的机会减少了。对于早餐前锻炼的人来说,高质量的早餐应该包括碳水化合物和优质蛋白质,如牛奶冲泡燕麦片,切片面包涂抹花生酱加一根香蕉,或燕麦、坚果、干果等混合麦片加酸奶等,可以迅速补充肌肉中耗竭的糖原,促进肌肉恢复,使得下一次锻炼能够顺利进行。

我没有时间

每个人都有吃早餐的时间。很多人早晨非常匆忙,没有做早饭、吃早饭的时间。其实这是生活计划的问题,提前做好规划,吃早餐的时间总是有的。最起码可以前一天晚上准备好第二天早晨可以带走吃的简便早餐。例如切片面包涂抹花生酱,加一个水煮蛋和一瓶葡萄汁,就可以使身体和大脑在上午的工作或学习中集中注意力、提高效率,避免10点左右出现饥肠辘辘的情况。

我在控制饮食

不吃早餐能减肥吗?很多节食减肥的人不吃早餐,想通过不吃早餐来减少能量的摄入以达到减轻体重的目的。然而科学研究表明,结果恰恰相反,不吃早餐的节食者一段时间之后体重反而增加。原因是不吃早餐者,到下午之后尤其到晚上觉得特别饿,导致晚餐过量进食。

一项对3 000名左右的节食者进行的调查发现,这些节食者体重减轻14 kg以上,且至少维持一年的时间,其中78%的人每天吃早餐,88%的人一周吃5次以上的早餐,仅仅只有4%的人从不吃早餐。吃早餐的人觉得一整天里更加有活力。这项研究表明,早餐是减肥计划的重要部分。

如果我吃早餐,一整天都觉得更饿

很多减肥的人对早餐有恐惧感,觉得"如果我吃早餐,一整天都觉得更饿"。

有的人象征性的喝点粥或吃块糕点,所吃食物可能还不够刺激消化液的分泌,更不要说满足身体所需要的营养了,有的人干脆就不吃了,其结果往往是下午之后进食过量。如果早餐摄入足够的能量,尤其是早餐摄入20～30 g优质蛋白质如鸡蛋加乳制品,白天的饥饿感会大大减轻。

饮食营养：如何安排高质量的早餐

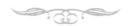

高质量早餐的标准如下。
✤ 至少包含四种食物类别：谷类、低脂乳制品类、优质蛋白质类及水果类,其中谷类最好为全谷类食物。
✤ 摄入适量的碳水化合物。
✤ 摄入足量的优质蛋白质（20～30 g）。
✤ 适量的膳食纤维。
✤ 选择健康的脂肪。
✤ 一般建议运动减肥者早餐应摄入500 kcal营养素密度高的食物。

 制作简便早餐的思路

如果缺少制作简便早餐的思路,不妨考虑下列食物。
✤ 酸奶。冰箱中应该始终储有酸奶,可以搭配面包、坚果、水果等。
✤ 香蕉。可以搭配坚果酱和一盒牛奶。
✤ 自制混合饮料。可以将水果汁、酸奶或牛奶、蛋白粉等搅匀装杯。
✤ 全麦面包夹两片奶酪。

400 kcal早餐示例食谱

表2-26　400 kcal 早餐（示例表）

食　　物	分　　量	能量（kcal）	碳水化合物（g）	蛋白质（g）
食　谱　1				
切片面包	1片	70	15	2
低脂牛奶	240 ml	120	15	8
白水煮蛋	2个（中等大小）	150	—	14
苹果	1/2个（大）	60	15	—
总　　计		400	45（3份）	24
食　谱　2				
即食麦片	1包（30 g）	120	25	2
白水煮蛋	1个（中等大小）	70	—	7
酸奶	200 g	160	20	6
草莓	250 g（11个、中等）	60	15	—
总　　计		410	60	15
食　谱　3				
刀切小馒头夹花生酱	刀切馒头1个（35 g）、花生酱8 g	115	15	9
炒鸡蛋	2个（中等大小）	150	—	14
低脂牛奶	240 ml	120	12	8
植物油	1.5 g	15	—	—
总　　计		400	27	31

 早餐最理想的食物是什么

无论是中式早餐,还是西式早餐,从安排高质量早餐的难易程度来说,谷物麦片可能是最理想的选择。以低脂肪牛奶或酸奶冲泡麦片,加入一小把坚果和一份水果,就以最简便的方法获得了全谷类、低脂肪乳制品、坚果类和水果类等四类食物。再加上全鸡蛋或鸡蛋白,就构成了高质量的早餐。

早餐即食麦片的特点

❖ 极其方便。倒入碗中,牛奶冲泡即成。再加入一小把核桃仁和葡萄干,就是一顿平衡营养餐。匆忙之中,还可以装入包中,办公室的抽屉也可储存几包。

❖ 富含碳水化合物。肌肉需要碳水化合物提供能量。麦片、香蕉和果汁中的碳水化合物构成一餐的基础,牛奶提供优质蛋白质。此外再加上一些坚果或酸奶或 1 ～ 2 个白水煮蛋可以补充、提高蛋白质的摄入量和营养价值。

❖ 富含膳食纤维。选择全谷类麦片(30 g 一袋的麦片至少应含有 4 g 膳食纤维),可以减低便秘的风险。

❖ 强化铁的麦片富含铁。应选择强化了铁的麦片,增加铁的摄入量,减低患贫血的风险。橙汁中的维生素 C 可以促进铁强化麦片中铁的吸收。

❖ 搭配乳制品提高钙摄入量。麦片搭配低脂牛奶或酸奶可以摄入丰富的钙,有助于维持骨骼强壮,预防骨质疏松症。

❖ 脂肪和胆固醇含量低。

 如何增加早餐蛋白质的摄入量

对于减肥的人来说,吃高蛋白质早餐一个重要的优点就是增加一整天的饱腹感。研究表明,吃蛋白质含量丰富早餐(含鸡蛋)的人晚餐时摄入的能量要比早餐喝牛奶冲麦片或羊角面包加橙汁的人少。

减肥期间除了关注体重是否减轻之外,还应重点关注肌肉的数量是否减少。预防肌肉量减少的一个重要方法就是摄入充足的蛋白质及规律的抗阻力锻炼。营养目标是每 3 ～ 4 小时要摄入 20 g 蛋白质。职业运动员要想减轻体重也是如此。

蛋白质具有很强的饱腹感,可以抑制饥饿时急不可耐吃零食的冲动。最低要求是吃早餐要比不吃强,最佳早餐应包括全谷类、优质蛋白质和水果。

每一餐都要吃蛋白质含量丰富的食物。下面是早餐摄入20 g蛋白质的方法。

- 3个鸡蛋,或者1个全鸡蛋加4个鸡蛋清。
- 3份(90 g)低脂奶酪。
- 90 ~ 120 g火腿肉或鸡胸肉。
- 180 g酸奶。
- 240 g奶酪。

运动锻炼:锻炼与健康

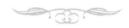

 运动增进健康

据估计,我们的祖先们每天消耗约3 000 kcal的能量,并且在维持生存所进行的体力活动中每天还要额外消耗大约1 000 kcal的能量。如今,脑力工作方式的人每天消耗的能量远不足3 000 kcal,而且在非运动性体力活动中消耗的能量只有300 kcal左右。因此,在现代社会中,超重和肥胖的发生率如此之高也就不奇怪了。更为严重的是,脑力工作方式不仅不能带来任何的健康益处,反而会导致许多的健康问题。

对于增进健康最有益的事情就是积极运动,这是我们每一个人都能够做到的。目前,包括美国疾病控制与预防中心、美国运动医学会、美国卫生署、美国国立卫生研究院等政府部门和权威医学机构均建议,为了健康,每周至少应进行30分钟中等强度的运动。毫无疑问,经常进行锻炼的人或者将体力活动融入日常生活中的人可以获得很多重要的益处,如体重减轻或维持,肌肉量增加,心理健康改善,患心血管疾病、糖尿病和某些癌症的风险降低,寿命延长等。运动的好处总结见表2-27。

表 2-27　运动的好处

身　体　系　统	运 动 的 好 处
心肺功能	◇ 强化心脏肌肉
	◇ 改善冠状动脉血流
	◇ 降低收缩压
	◇ 提高心肺耐力
	◇ 提高呼吸效率
	◇ 改善血脂
	◇ 增加血容量
肌肉骨骼	◇ 增强肌肉力量和耐力
	◇ 增加肌肉数量
	◇ 增加骨密度
	◇ 提高身体灵活性
其　　他	◇ 减少腹部脂肪堆积
	◇ 改善葡萄糖耐量
	◇ 改善心理健康
	◇ 延长寿命

 运动对心肺功能有哪些好处

　　许多专家认为，运动对健康的最大好处就是改善心肺功能。经常进行运动的人会获得明显的健康益处。但是研究表明，即使是稍微积极地提高体力活动水平，也能够改善心肺功能。

 心脏、血管和肺的变化

　　经常性体力活动和锻炼会使心脏发生一些显著的变化。训练有素的运动员通常左心室会逐渐增大。虽然某些疾病也与心脏增大有关,但是由锻炼所导致的心脏增大是身体对锻炼的一种健康性适应,有助于形成更有效的心血管系统。休闲性锻炼的人即使心脏没有明显增大,但是心肌纤维会变得更强壮,这对健康也很有好处。每次心搏时,强壮的心肌纤维收缩使从左心室泵出的血液量成倍地增加,同时可降低静息和锻炼时的心率。

锻炼还能改善冠状动脉血流,这是心脏为自身供血的循环系统。因为经常锻炼可以使心肌供血量增加,因此在普通强度运动时心脏病发作的可能性较低,甚至即使是心脏病发作,存活下来的可能性也更大。

经常锻炼的人静息收缩压较低,其原因是锻炼可以促进血管扩张、减少外周血管阻力。研究发现,患有高血压的肥胖者无论体重是否减轻,只要经常进行中等强度的走路锻炼,也可以使收缩压降低。

锻炼还可以提高肺活量以及快速将氧气从肺泡输送到动脉血液的能力。对于运动员来说,这些肺功能的改善可以显著地提高运动成绩。普通的锻炼者可能这些肺功能的改变不会很明显,但是呼吸效率的提高确实会使体力活动变得更加轻松。

增加血容量

经常性有氧运动锻炼身体最先出现的适应表现之一就是血容量的增加。运动医学研究发现,训练有素的耐力运动员的血容量,尤其是血浆,要比不运动的人高出20% ~ 25%。当剧烈运动或在炎热的环境中进行运动时,较高的血容量可以减少身体脱水的可能性。此外,高血容量也加强了身体输送氧气的能力。

提高心肺耐力

心肺耐力是指心脏、肺和血液能通过有效的循环来输送足量的氧气和营养素以维持大肌肉群长时间活动的能力。评估心肺耐力的最佳指标是最大摄氧量(VO_2max),即有氧运动时吸入及利用氧气的最大能力。最大摄氧量高意味着心血管系统更强大、能更轻松地进行日常体力活动,死于心血管疾病的风险也更低。

衰老和缺乏运动是导致最大摄氧量下降的主要原因。好消息是,即使是运动量不大的老年人,增加体力活动如散步、跑步、游泳和骑自行车等也可以使最大摄氧量增加。积极运动的肥胖者心肺耐力比久坐不动的体重低下者更高。一项研究发现,长期久坐不动的肥胖者开始进行经常性散步,并参加一些像滑雪、跳舞等休闲性运动,10个月之后,男性体重平均减少2.9 kg,女性体重平均减少1.8 kg,最大摄氧量均增加19%。也有研究发现,体能水平不高的肥胖女性在只采取中等强度的散步锻炼后也提高了最大摄氧量。

 改善血脂

血脂水平升高是心血管疾病发生发展的主要危险因素,但是体育锻炼可以很好地改善血脂水平。肥胖者无论是进行高强度的锻炼还是中等强度的锻炼,在3~14个月后都被证明可以改善其血浆脂蛋白谱,降低总胆固醇水平。此外,锻炼使低密度脂蛋白胆固醇(对健康不利胆固醇)的氧化反应减低,从而使动脉粥样硬化斑块形成的可能性减低。

一般来说,较瘦的人体内高密度脂蛋白胆固醇(对健康有益胆固醇)的水平比超重的人高。当采用低脂饮食降低膳食胆固醇摄入量时,有时高密度脂蛋白胆固醇水平也会下降。运动可以抵消这种下降,尤其是在体重减轻时,持续性锻炼甚至可以提升高密度脂蛋白胆固醇的水平。

为什么锻炼能够改善血脂呢? 研究表明,当人们在进行锻炼的同时采取较为严格的饮食,如膳食脂肪占总能量的30%以下,可以使身体在运动之后燃烧掉更多的体脂肪,从而进入一种最佳的脂质代谢状态。无论体重是否减轻,这种代谢状态都可以防止血液中的总胆固醇水平、甘油三酯水平和低密度脂蛋白水平的升高,并且可以通过快速分解乳糜微粒和低密度脂蛋白胆固醇来提高高密度脂蛋白胆固醇的水平。

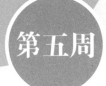

第五周 突破减肥平台期

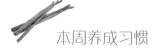

本周养成习惯

12周打造小蛮腰饮食计划中第二阶段第五周饮食计划

饮食习惯：减少碳水化合物的摄入分量

运动习惯：进行适合自己的运动项目,保证运动强度和运动持续时间

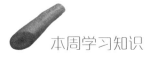

本周学习知识

科学减肥策略：如何突破减肥平台期

饮食营养：突破减肥平台期的饮食措施

运动锻炼：长期锻炼的益处

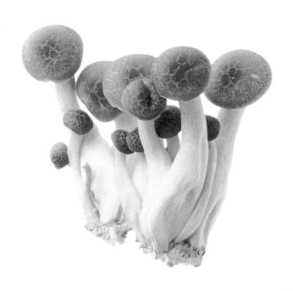

表 2-28　我的运动减肥饮食营养计划_____kcal（第 5 周）（工作表）

餐　次	谷　类	蛋白质类	乳制品类
早　餐			
上午点心			
午　餐			
下午点心			
锻炼后			
晚　餐			

表 2-29　我的 12 周打造小蛮腰食谱及运动计划（第 5 周）（工作表）

时　间	早　餐	上午点心	午　餐
星期一			
星期二			
星期三			
星期四			
星期五			
星期六			
星期天			

蔬菜类	水果类	油脂类

下午点心	锻炼后	晚 餐	有氧/力量

表 2-30　12 周打造小蛮腰锻炼计划（第 5 周）

12周打造小蛮腰零基础锻炼计划（推荐）	第5周 至少运动5次 力量训练：2～3次/周（参见part 4）， 步行结束后进行
1. 健步走 ◇ 本周至少进行2次，如果每天锻炼，最多进行4次 ◇ 健步走时长：30～40分钟/次 ◇ 锻炼总时长：32～43分钟/次	正常步速走2～3分钟热身，然后加快步速（为4.8～6.4 km/h）行走30～40分钟
2. 急步走 ◇ 本周进行3次 ◇ 急步走时长：12分钟/次 ◇ 锻炼总时长：25分钟/次	正常步速走2分钟热身，然后健步走1分钟，急步走1分30秒，重复8次。3分钟正常步速放松
3. 最大速度步行 ◇ 本周进行1次 ◇ 最大速度步行时长：20分钟/次 ◇ 锻炼总时长：至少25分钟/次	热身5分钟（2分钟正常步速、3分钟健步走）。然后以最大步速行走10分钟，略微降低速度返回起始点

科学减肥策略：如何突破减肥平台期

　　在按照减肥计划生活后，健康饮食，每天锻炼，体重开始减轻，一切看起来都非常美好，自信满满。可是，突然有一天你会发现体重似乎不再下降了，这是遇到了减肥的重要拦路虎——平台期。节食减肥的人一定会遇到这种情况，科学减肥也会遇到，但程度会轻很多。其实跑步者和耐力运动员也会出现这种情况。平台期通常出现在减肥开始之后不久，然而在减肥的后期出现似乎永远也减不掉那一点脂肪的情况也是平台期。

　　平台期令人非常沮丧，做出了艰苦的努力似乎没有回报。更糟糕的是，减肥平台期可能会持续数日至数月。

　　你不禁会问自己"我到底做错了什么？"，科学的回答是"不是你的错"。减肥遇到平台期是非常正常的。当体重持续下降时，身体的组成成分会发生改变，对营养的需要也会发生改变,体内会出现一系列抵抗体重进一步下降的机制。

 什么是平台期

平台期是指体重对饮食控制和锻炼没有应答反应的一段时间,常出现在体重开始减轻或肌肉数量开始增加之后。平台期是身体对压力和变化的适应过程。体重是确定机体代谢率水平的主要因素,这一代谢率水平就是身体消耗多少能量来维持基本的功能。当体重下降时,静息代谢率也下降,身体在静息状态下消耗的能量减少,其结果就是体重减轻的速度减缓甚至停止。

 平台期的类型有哪几种

平台期有减肥平台期和增肌平台期两种类型,具体见下。
❖ 减肥平台期。减肥平台期最为常见,是指通过控制饮食或锻炼减轻体重后体重突然不再减轻的一段时间。
❖ 增肌平台期。增肌平台期是指身体不能增加肌肉数量、体重或肌肉力量的一段时间,常见于力量训练的人,如进行肌肉训练的健身者、职业格斗者等。与减肥平台期类似,增肌平台期是身体对健身锻炼不能适应的表现。力量训练能够增加基础代谢率,因为肌肉数量增加了,因此应对不同类型平台期的方法是不同的。

 为什么会出现减肥平台期

出现减肥平台期的原因如下。
❖ 随着体重的下降,不仅体脂减少,肌肉也有一定数量的减少。据估计,在体重减轻的过程中,所减去的体组织中肌肉最多可以占到25%。由于肌肉组织是保持代谢消耗的关键,肌肉丢失使得代谢率减低,从而阻止体重进一步下降。力量锻炼有助于保持甚至增加肌肉的数量,提高代谢率。
❖ 体重设定值理论认为,身体天然地要将体重维持在最令人舒适的范围内。
❖ 影响体重减轻的其他因素包括甲状腺、肾上腺等内分泌问题,药物,妊娠、哺

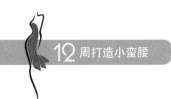

乳、经期、戒烟等。

❖ 更可能的原因是很多人在体重开始下降后放松了警惕,于是食物的摄入分量增大了,甚至经常吃高热量的食物,或者锻炼的强度减低或频次减少了。

 什么是体重设定值

体脂肪是体重的主要组成部分。尽管体重有时上下波动,但是总体来讲,大多数人体内的脂肪重量是相对恒定的。体内的调控机制将体内脂肪的数量控制或维持在一个恒定的水平或范围,这一恒定水平或范围被称为"体重设定值"。

根据设定值理论,每个人体内先天地存在着一套控制系统,决定着体脂比例的多少。这种控制系统与恒温控制系统类似。有些人的脂肪"设定值"高,即身体储存较多的脂肪,而有些人的"设定值"低,即体内的脂肪储存数量较少。根据这一理论,体脂比例和体重是由身体内部调控的,不同的人体脂比例和体重是不同的。

 设定值理论的依据

最好的证据就是减肥过程中体重反弹。在节食减肥时,由于进食数量减少,体重总是能够一定程度地减轻。但是,一段时间之后,随着维持减轻体重意愿的逐渐减低,数周甚至数月之后体重就会反弹。体重一般会反弹到节食前的水平。相信很多尝试各种节食方法减肥的人经历过很多次令人沮丧的体重反弹情况。

另一个支持"设定值"理论的证据是抽脂术。通过抽脂术将体内脂肪数量减少的患者最初体重会下降,在增加食物摄入量之后,体内的脂肪数量又会回到手术前的水平。

"设定值"理论是由班尼特(Bennett)和古林(Gurin)二人在 1982 年提出的,用来解释为什么反复节食的人长期改变体重或体形总是失败。采取节食的方法来减肥对身体来说就是战胜体内的"设定值",也就是说设定值是节食者强劲的对手。

设定值如何调控体重

根据设定值理论，设定值本身会使体重保持相当的稳定，这主要是因为设定值控制系统对体内脂肪的储存数量感知比意识心理的感受更加准确。设定值控制系统能够促使身体产生饥饿感或饱腹感的信号，从而推动大脑做出改变行为的决定。研究表明，当一个人的体重在设定值范围内时，身体做各种活动的效率最高，情绪也处于最稳定、最乐观的状态。当设定值被强行调整到很低时，身体做各种活动的效率会减低，并减少能量的消耗，从而导致无精打采，精神抑郁。

设定值控制系统非常善于监控体内的脂肪储存数量，但是却分不清节食和饥饿的区别。设定值高的节食者在开始节食时，总是不停地有饥饿感，这正是设定值控制系统在努力地使身体恢复到其所设定的状态。即使是十分执着的节食者，最后也会发现其体重不可能无限制地减轻到其想要达到的程度。节食者在经历了最初相对快速的体重下降之后，会进入平台期。在平台期，无论节食者如何像往常一样忍饥挨饿，其体重的下降仍然会极其缓慢。

营养学对节食进行了大量的研究，结果表明身体有多种方法对抗脂肪的储存。长期的极低能量摄入对于身体来说是一种降低基础代谢率的信号。在这种状态下，身体消耗能量的速率非常低，吃一点点食物就足以维持体重。严格的节食对于身体来说是遭遇饥荒的信号。在半饥饿的一两天内，身体内的代谢状态就会转变为"节约、保存"能量的模式。由于身体内存在着这种生物应答反应机制，节食越往后进行，体重减轻的速度会越慢，直至出现平台期，体重就很难减轻了。

 如何改变设定值

最理想的控制体重方法是使设定值降低或升高，而不是简单地采取像节食这样对抗设定值的方法。到目前为止，科学上还不清楚如何来改变体内的设定值，但是已经有一些研究进展，例如，有研究表明经常性锻炼是最有效的方法，持续增加体力活动水平可以降低设定值。

 改变体重设定值的方法有哪些

❖ 改变肠道微生态。这是十分令人振奋的科学发现,研究发现某些细菌数量的增多在体重设定值的调控方面发挥着重要作用。肠道内的细菌之间存在着微妙的平衡。要改善肠道内的菌群,需要让有益细菌大量生长,以抑制住有害细菌的生长。

❖ 缓慢减轻体重。永久重置体重设定值的方法是缓慢而稳定地减轻体重,这就是科学减肥不提倡快速减轻体重的理论依据。体重缓慢下降的过程中,身体渐渐地适应这种"新常态"。缓慢减轻体重的过程也是重新建立健康生活方式的过程,有利于长期健康。

❖ 坚持经常性锻炼。

❖ 停止单一节食。

❖ 避免情绪性进食。

饮食营养:突破减肥平台期的饮食措施

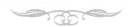

 发现体重不再下降怎么办

❖ 了解你的体重减轻过程。很多人在开始的数周里体重减轻很快,这种情况下所减去的体重大部分是水分。一旦身体排出了多余的水分,体重减轻的速度会显著降低。分析自己的体重记录,搞清楚自己的体重是停止减轻还是减轻的速度变慢。营养学专家们认为,安全、持久减轻体重的理想速度为每周 0.5 ～ 1 kg。因此,你所认为的平台期不一定是真的平台期。

❖ 分析你记录的能量摄入量。也许你没有正确地计算出你所摄入的能量数量、过高地估计了食物分量的大小、食物摄入量超出了计划。重新确定自己在何时摄入了多少能量。只有搞清楚自己吃了什么、吃了多少,才能发现问题,采取措施。如果锻炼量太大（强度大或时间长），且一直能量摄入不足。这种情况造成能量负平衡的缺口太大,会导致身体保持在目前的体重水平。

❖ 重新评估自己的能量需求。随着体重的减轻,身体需要的能量也随之减少,维持能量负平衡所需要摄入的能量也随之减少。重新回到"第二步"计算自己的能量摄入量。

❖ 审视自己的锻炼计划。锻炼有中断吗? 每天做同样的锻炼吗? 有没有做抗阻力锻炼? 依赖运动设备上显示的能量消耗量吗? 运动设备通常都过高地估计了能量消耗量,如果据此计划饮食能量摄入量,自然差距太大。要根据本书提供的运动消耗能量数据或权威运动医学机构的数据计划能量摄入量。运动生理学的研究发现,如果长时间做相同的运动,身体会逐渐适应,提高能量的转换效率,从而节省一部分能量。尝试不同的运动,锻炼不同区域的肌肉群,使身体变换消耗能量的方式。

❖ 查找其他因素。腿部肌肉量增加了吗? 上臂变粗了吗? 如果身体的体成分发生改变,特别是肌肉数量增加,即使腰围变小、体脂减少,体重也可能不会发生变化。肌肉数量增加会消耗更多的能量,因此很快体重就会回到减轻的轨道上。

❖ 不要太频繁地称量体重。有多重因素可以影响体重的波动,应定时称量,宜一周称量一次。

❖ 某些疾病。如果分析了所有的情况,尝试了所有应该做的事情,但体重仍然不下降,那么应该看一下医生了。甲状腺疾病、胰岛素抵抗、多囊卵巢综合征等疾病也会阻止体重减轻。

 如何突破减肥平台期

随着体重减轻,基础代谢率下降,身体每日对能量的需要更少。为了达到持续减轻体重的目的,需要进一步减少能量的摄入,或者加大锻炼量以增加能量的消耗。例如,每日再减少200 kcal的摄入(注意:任何情况下,每日能量摄入量绝不能低于1 200 kcal),或者额外增加15～30分钟的有氧锻炼。增加蛋白质的摄入量有助于促进体重减轻。此外,进行适当的力量训练有助于提高基础代谢率。根据"美国全国体重控制注册"研究,突破平台期的秘密就是坚持。下面

是突破减肥平台期继续保持体重下降的建议。

1. 改变锻炼项目

锻炼可以维持肌肉的数量,提高机体代谢率。这是继续减轻体重最简单也是最重要的方法。在日常生活中寻找更多的锻炼机会要好于进行一次超长时间的锻炼。

❖ 在平常进行的健步走、慢跑等运动中加入间歇性训练,以提高能量的消耗量。

❖ 尝试不同的锻炼项目。

❖ 增加力量训练。增加肌肉量可以增加每天能量的消耗量,使体重减轻更加容易。可在日常耐力运动之外,增加数次力量训练。

❖ 力量训练并不一定要去健身房。可以在家、公园或办公室利用哑铃、弹力带或自身重量等进行锻炼。

❖ 如果要避免肌肉变得粗壮,可以低重量、多重复次数来增加肌肉力量。

❖ 女性常担心举重等力量训练会使身体变得粗壮。事实上,除非你进行艰苦卓绝的训练,一般情况下要增加肌肉的数量是非常困难的,因为女性体内的睾酮水平较低。

2. 打破食物单调性

人们很容易日复一日吃相同的食物,这会导致饮食乏味和过量进食,且使得身体消化食物的效率提高。变换食物也有助于突破减肥平台期。

❖ 尝试一些新食物,尤其是水果和蔬菜。

❖ 改变进食餐次。尝试将早餐进食量变为一天三顿正餐中最大的一餐,或者将三顿正餐缩小为一天六餐。

❖ 进食时关注食物的分量大小。很多人往往低估食物的分量。必要时可以用电子秤来称量食物。

❖ 记食物日记。食物日记是鼓励自己的最好方式,可以帮助自己真实地认识到一日吃了什么、吃了多少。

3. 增加蛋白质摄入量,提高机体代谢率

大量研究表明,富含蛋白质的食物可以增加全天的饱腹感以及增加肌肉的数量,有助于减肥。平台期可以调整饮食,增加蛋白质的摄入量。

如果增加蛋白质的摄入量,要同时减少碳水化合物和(或)脂肪的摄入量,以维持能量负平衡。只有能量摄入低于能量消耗,体重或体脂才可能减少,无论

所摄入的能量是哪种产能营养素提供。

4. 增大早餐进食量

如果平常不吃早餐，或早餐进食量较少，可以尝试将午餐或晚餐的部分能量提前到早餐来摄入，也有助于减去更多的体重。研究表明，进食富含蛋白质的早餐对于减肥特别有益。

5. 保证充足睡眠

睡眠不足会透支身体，减慢基础代谢率，使人在白天更可能过量进食。

运动锻炼：长期锻炼的益处

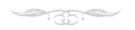

 运动的其他健康益处有哪些

除了提高体能水平和机体机能之外，锻炼还能减少慢性疾病与过早死亡的风险，具体如下。

1. 改善葡萄糖耐量

研究表明，即使体力活动和锻炼并没有使体重减轻或减轻的效果不甚明显，但是锻炼也能提高身体对胰岛素的敏感性和对葡萄糖的耐受性。只要使身体运动起来，尤其是进行一定强度的锻炼，肌肉都会消耗其所储存的糖原，然后血循环中的血糖就会被运送到肌肉填补所消耗的糖原。仅仅这一过程就有助于血糖恢复至正常水平，并提高肌肉对胰岛素的敏感性。同时，锻炼可以使肝脏增加对胰岛素的摄取。

研究发现，体力活动水平与葡萄糖耐量直接相关。也就是说，肥胖的2型糖尿病患者锻炼量越大，葡萄糖耐量和糖化血红蛋白水平的改善程度也就越大。糖化血红蛋白是评估长期血糖控制的良好指标。研究还发现，即使是并不剧烈的体力活动，只要持续进行，也能提高肌肉对胰岛素的敏感性。

2. 改善心理健康

大量的研究表明，锻炼具有缓解压力、改善情绪、减少焦虑以及减轻抑郁等作用。甚至临床上已经诊断为抑郁症的患者，锻炼对其心理健康的改善也非常明显。

锻炼对心理健康的影响是有生物学基础的。研究人员推测，在有氧运动和力量训练过程中，大脑内的5-羟色胺和β-内啡肽水平会上升，这会让人产生愉悦的感觉，对睡眠也有改善作用。此外，积极的锻炼也会产生心理效应，比如会获得对自己生活的掌控力，能转移对体重的注意力或对进食的内疚感，随着健康状态得到改善，自尊心、自信心也会增强等。毫无疑问，有充分的证据表明锻炼可以促进心理健康。

3. 降低死亡率

体力活动水平高的人寿命会平均增加2～7年。"哈佛校友研究"项目对慢性疾病的患病风险进行了长期的研究。自20世纪60年代以来，已经有近2万名哈佛校友参与该项目。目前已经发表的数个研究报告认为，无论体重指数水平是多少，每周消耗更多能量的男性，其死亡率更低。高强度锻炼的人群寿命最长。

其他的研究也支持上述结论。美国达拉斯有氧运动研究所的研究人员曾跟踪调查了3万多名研究对象。在最大运动量测试的基础上，将所有人按体能水平进行分类。无论是否肥胖，中等体能水平的人死亡率比低体能水平的人要低，体能水平最高的人死亡率最低。

像散步这样强度较低的体力活动对于延长寿命也有益处。在一项"火奴鲁鲁心脏病研究"项目中，不吸烟的日本裔退休男性中，走路多的人寿命更长。在12年后，每天步行超过3 km的男性死亡率为21%，而每天步行少于1.5 km的男性死亡率则高达43%。

第六周　构建平衡膳食

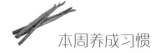

本周养成习惯 ···

12周打造小蛮腰计划中第一阶段第六周饮食计划

饮食习惯：学会安排平衡膳食

运动习惯：进行适合自己的运动项目，保证运动强度和运动持续时间

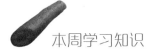

本周学习知识 ···

科学减肥策略：平衡膳食是最佳减肥饮食

饮食营养：如何安排平衡膳食

运动锻炼：老年人如何运动

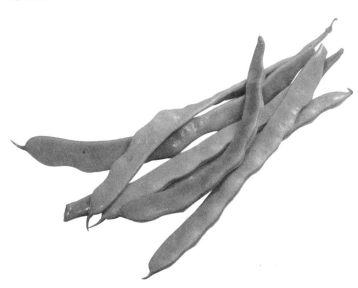

表 2-31　我的运动减肥饮食营养计划 ＿＿＿＿kcal（第 6 周）（工作表）

餐　次	谷　类	蛋白质类	乳制品类
早　餐			
上午点心			
午　餐			
下午点心			
锻炼后			
晚　餐			

表 2-32　我的 12 周打造小蛮腰食谱及运动计划（第 6 周）（工作表）

时　间	早　餐	上午点心	午　餐
星期一			
星期二			
星期三			
星期四			
星期五			
星期六			
星期天			

蔬菜类	水果类	油脂类

下午点心	锻炼后	晚　餐	有氧/力量

表 2-33　12 周打造小蛮腰锻炼计划（第 6 周）

12周打造小蛮腰零基础锻炼计划（推荐）	第6周 至少运动5次 力量训练：2 ～ 3次/周（参见part 4）， 步行结束后进行
1. 健步走 ◇ 本周至少进行2次，如果每天锻炼，最多进行4次 ◇ 健步走时长：30 ～ 40分钟/次 ◇ 锻炼总时长：32 ～ 43分钟/次	正常步速走2 ～ 3分钟热身，然后加快步速（为4.8 ～ 6.4 km/h）行走30 ～ 40分钟
2. 急步走 ◇ 本周进行2次 ◇ 急步走时长：15分钟/次 ◇ 锻炼总时长：26分钟/次	正常步速走2分钟热身，然后健步走1分钟、急步走2分钟30秒，重复6次。3分钟正常步速放松
3. 最大速度步行 ◇ 本周进行1次 ◇ 最大速度步行时长：20分钟/次 ◇ 锻炼总时长：至少25分钟/次	热身5分钟（2分钟正常步速、3分钟健步走）。然后以最大步速行走10分钟，略微降低速度返回起始点

科学减肥策略：平衡膳食是最佳减肥饮食

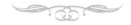

 什么是平衡膳食

　　平衡膳食是一种合理的营养安排方法，其可为身体提供所有必需的营养素，以保证身体能够正常运行。这种饮食方法具有促进整体健康和降低慢性病如肥胖、心血管疾病、糖尿病、高血压、肿瘤等发病风险的作用。平衡膳食是健康生活方式的重要内容。

　　平衡膳食的目标是为机体提供必需的适量的各种营养素，但仍然可以通过调整能量摄入量来增加、维持或减轻体重。如果目标是减轻体重和减腹部脂肪，那么只要维持能量负平衡就可以达到减肥目的，但是平衡膳食可为机体提供所有的营养素，避免营养素缺乏症的出现。

平衡膳食有六个重要的基本原则,即充分性、平衡性、能量可控制性、营养素密度、适度性及多样性等。

1. 充分性

饮食充足时,机体获得的能量和各种营养素可促进组织、细胞和器官的生长发育以及维持和修复。水、碳水化合物、脂肪、蛋白质、维生素和矿物质等六大类营养素是身体发挥基本功能和活动所必需的营养物质。这些营养素必须通过饮食获得,以保证机体有效地运行。充足的饮食中应当包括含有适量六大类营养素的食物,以预防营养素缺乏,出现贫血、头痛、疲劳和全身无力等健康问题。

2. 平衡性

平衡膳食中应当包括六大类营养素含量充足的食物。例如,牛奶是钙的良好来源,鱼肉中含有人体必需的铁和蛋白质,但是仅仅吃这两种食物是远远不够的。人体需要的维生素、碳水化合物和脂肪等存在于全谷类、蔬菜和水果类等其他食物中。中国营养学会膳食指南提出了由五大类食物构成的平衡膳食宝塔,这五大类食物分别是谷类、肉鱼禽类、蔬菜和水果类、大豆和乳制品类以及油脂类。每一类食物摄入适当的数量可以确保饮食的结构模式合理、科学、有益于健康。

3. 能量可控制性

一旦知道可以吃哪些食物,那么接下来就是吃多少的问题。摄入健康的食物和满足口腹之欲是可以兼得的,但是必须制订出合理的能量摄入计划。机体从食物中获取的能量应当与机体为维持生理功能和体力活动所需要的能量保持平衡。也就是说,能量的摄入与消耗要平衡,如果不平衡就会导致体重减轻或增加。

4. 营养素密度

通常很难做到吃得好但进食又不过量。要做到这一点,必须选择营养素含量高但能量含量最低的食物,即营养素密度高的食物。例如,28 g 奶酪和 240 ml 脱脂牛奶的钙含量相同。虽然这两种食物都是钙的良好来源,但脱脂牛奶的营养素密度高于奶酪,因为钙含量虽然相同,但脱脂牛奶的能量却只有奶酪的一半,并且不含有脂肪。营养丰富又健康的饮食计划需要适当限制营养素密度低的食物。

5. 适度性

俗话说"适可而止"。严格限制的饮食计划是难以坚持下去的。对于脂肪、胆固醇、盐、精制糖等摄入要适度。不需要将高脂肪、高糖含量的食物拒之门外。偶尔吃一次不会有损健康,反而会使你产生满满的愉悦感,激励你继续吃健康的平衡膳食。

6. 多样性

各种食物的营养成分不同,每天选择的食物应多样化。平衡膳食应当涵盖五大类别的食物。摄入各种不同的食物,将会获得所有的营养素。

 平衡膳食如何影响健康

许多人认为健康的平衡膳食要求肯定很高,并且操作不便。然而,采用平衡膳食后你会发现有很多益处。

❖ LDL-C水平下降,血压控制良好。高血压、高胆固醇水平是心脏病的高危因素。高动物脂肪、高盐饮食不仅会促使体重增加,还会对整体健康产生负面影响,加速衰老。

❖ 肌肤焕发活力。摄入健康的食物有助于治疗痤疮,预防面部出现类似湿疹样的丘疹,提高皮肤屏障功能,保湿抗炎,改善皮肤色斑,重现皮肤天然健康的光泽。

❖ 提高身体的能量水平。许多人抱怨每天都感觉很累,需要对抗慢性疲劳。导致能量水平低下的原因之一就是食物摄入量不足。如果无论睡眠时间有多长,但总是感到极度疲劳、昏昏欲睡,那么可以尝试采用健康的平衡膳食。平衡膳食可以提高身体的能量水平,令人自我感觉更加良好。

❖ 促进心脏健康。采用平衡膳食的另一个原因是其能够促进心脏的健康。摄入全谷类、蔬菜、水果等食物,减少糖、盐和饱和脂肪酸的摄入量,具有预防心脏病发生和发展的作用。

❖ 有助于维持健康体重。采用健康饮食能够达到健康体重,健康体重意味着面临的健康问题较少,糖尿病和心脏病的发病风险较低。

 平衡膳食是减重的最佳方法吗

很多人采用极端的饮食减肥,如节食、吃代餐,还有类似"生酮饮食""低碳饮食""排毒饮食"等。虽然在短期内这些饮食能够减轻体重,但从长远看是有害健康的。最常见的长期不良反应包括机体的代谢减慢、体重反弹、肌肉减少、营养素缺乏等,甚至会增加糖尿病和心脏病的患病风险。极端饮食减肥立竿见影的效果只是一个假象,因为体重的减轻是由于水分和肌肉的流失,而不是体脂的减少。除此之外,体重快速减轻的持续时间并不长久,最终必然会反弹回来,这已经被许多研究所证实。采用极端饮食出现体重反弹的原因是真正减掉的不是脂肪而是瘦体组织,还会导致疲劳、虚弱、头痛和能量水平低下等。

减重的最佳方法是坚持平衡膳食和积极运动的生活方式。平衡膳食不是极端饮食,它的目的是为机体提供必需的、重要的营养素如蛋白质、碳水化合物和脂肪以及微营养素如维生素和矿物质。这些营养素存在于五大类食物中:水果类、蔬菜类、谷类和豆类、肉类和奶制品、油脂类。因此,平衡膳食不需要限制任何食物的摄入,重点是每一种和每一类食物的摄入比例适宜以及选对进食时机。

平衡膳食的优点数不胜数,能够帮助我们维持良好的身体和心理状态,因此选择平衡膳食是迈向快乐和健康生活方式的重要一步。平衡膳食可提供大量的维生素和矿物质,这对于提高免疫力,促进身体健康以及认知功能的发展至关重要。

 如何使饮食变成营养丰富的平衡膳食呢

1. 水果类和蔬菜类

❖ 水果类和蔬菜类是平衡膳食最重要的组成部分。水果类和蔬菜类富含维生素、矿物质、抗氧化剂和膳食纤维等。

❖ 蔬菜应占正餐食物数量的一半。蔬菜能够促进消化,有助于降低因生活作息不规律而导致的健康风险。

❖ 可以采用煸、炒、烤、蒸等多种方法烹调蔬菜。

❖ 水果是最好的点心,每天在两顿正餐之间食用1～2份完整的水果是最好的饮食安排。

❖ 总体来讲,目标是多吃蔬菜,把水果当作健康点心安排在两餐之间食用。

2. 谷类（碳水化合物）

❖ 谷类提供的碳水化合物是身体的主要能量来源。然而在平衡膳食中应重点关注谷类食物的质量。全谷类中复杂的碳水化合物含量要高于精制的谷类，并且营养价值更高，谷类应占一顿正餐食物的30%。

❖ 重点是谷类的质量。全谷类的摄入量应至少占谷类摄入总量的一半。全谷类包括糙米、大麦、藜麦、高粱、薯类等，因为它们的膳食纤维、B族维生素和其他微量元素含量要高于精制谷类如白面条、白米饭、烘焙类糕点等。

❖ 淀粉性蔬菜如土豆、红薯、山药等在营养价值上与谷类相似。因此，在制订饮食计划时应将它们归为谷类而不是蔬菜类。

3. 蛋白质类

❖ 采用平衡膳食可确保身体获得充足的蛋白质和必需氨基酸，以用于修复机体受损的细胞以及合成新的细胞。蛋白质类应占一顿正餐食物的1/4。

❖ 蛋白质类食物包括鲜豆类、黄豆类、蛋类、肉类、家禽类、海产品和大豆制品等。

❖ 应限制食用其他加工肉类如腊肠、培根、火腿等，因为这些食物中饱和脂肪酸、反式脂肪酸和钠含量很高。

4. 牛奶和奶制品

❖ 在平衡膳食中，牛奶和奶制品类必不可少。

❖ 乳制品类含钙丰富。钙能够维护骨骼和牙齿的健康。

❖ 每天至少摄入1份奶制品如牛奶、奶酪、酸奶等，以获得充足的钙。

5. 油脂类

❖ 减肥不需要采用低脂饮食，关键是要吃健康的脂肪。

❖ 油脂类能量高，应均衡分配在每一餐食用。

❖ 油脂类如茶油、橄榄油、芥子油和花生油等与饱和脂肪酸相比更加健康。

❖ 应该经常更换烹调油的品种，从而能够为机体提供各种类型的脂肪。

❖ 黄油等应限量食用。

❖ 避免食用氢化油脂（反式脂肪酸），因为会导致身体发生炎症反应。

6. 液体摄入量

❖ 体内水分充足可预防疲劳的产生及促进消化。

❖ 一天8～9杯水可保证体内水分充足。

饮食营养：如何安排平衡膳食

吃正确的食物对于补充身体能量及各种营养素十分重要，是对健康的长期投资，同时也是生活的乐趣之一。平衡膳食包括五种类别的食物，能够满足一个人一天的所有营养需要。摄入平衡膳食有助于维持良好的健康，减低患病风险。中国居民膳食指南推荐的饮食就是平衡膳食。根据此指南，一餐中主要的食物是蔬菜和水果，占总数量的一半以上，此外的近半食物为谷类和蛋白质类食物。

很多人减肥的问题就出在饮食上，一方面大幅度减低能量的摄入，如节食；另一方面严格限制食物的选择，往往缺少一种甚至数种食物类别，所吃饮食的结构不是平衡膳食，从而造成各种营养缺乏症。

 制订减肥饮食计划重要的原则是什么

良好的减肥饮食计划最重要的原则是预防饥饿的发生。俗话说饥不择食，人在饥饿时是不会管食物有没有营养的。将全天所需要摄入的能量平均地分配到各餐中，可以预防饥饿感的出现、抑制过量进食的生理学欲望以及平抑以食物奖励自己的心理学欲望。

在制订减肥饮食计划时，还应遵循以下三项重要的原则。

❖ 每天至少吃三餐，或者吃四餐，最理想的是吃五餐。每餐应选择不同的营养素密度高的食物。膳食指南建议每顿正餐都要吃五大类食物：谷类、水果蔬菜类和肉类、豆及奶制品、油脂类等。所吃食物的类别越多，所获得的维生素、矿物质和其他营养素的数量就越多。很多减肥者所吃食物非常单调，如重复吃燕麦、苹果、蔬菜等。减肥饮食计划中应将每周所要吃的食物种类设定为35种。

❖ 要特别注意食物分量的大小。减肥饮食并不是要剥夺对食物的享受，而是根据不同类别的食物提供不同的营养素来选择食物，将每日饮食结构计划成平衡的膳食结构。平衡膳食不仅能提供身体所需要的各种营养素，而且对于长期健康有好处。饮食计划的目标是每一餐饮食至少含有85% ～ 90%营养素密度高的食物。

❖ 尽可能吃完整的食物。即尽可能少吃加工的食物。例如，选择完整的橙子而不是橙汁、烹饪的土豆而不是薯片。天然的或加工程度低的食物通常营养价值更高、钠和反式脂肪酸的含量更少。

 如何吃对的食物

科学的减肥饮食是健康的饮食，其基本原则是从五大类食物（水果、蔬菜、谷类、蛋白质类以及低脂肪乳制品和高钙食物等）中选择营养素密度高的食物。

减肥饮食应重点关注以下几个方面。

❖ 多吃蔬菜和水果。

❖ 选择有颜色的蔬菜，尤其是深绿色、红色和橙色的蔬菜。

❖ 每日谷类食物至少一半是全谷类。

❖ 增加无脂或低脂乳制品的摄入。

❖ 选择多样的蛋白质类食物，包括海鲜类、瘦肉类、家禽、蛋类、豆类、大豆制品以及不加盐的坚果和种子类。

❖ 经常以海产品取代肉类和家禽类，以增加海产品的摄入数量和种类。

❖ 以低脂肪含量的蛋白质类食物如瘦肉、去皮鸡肉和蛋类等取代含有可见脂肪的肉类如五花肉、带皮鸡肉等。

❖ 选择能提供更多钾、膳食纤维、钙和维生素D的食物，包括蔬菜、水果、全谷类和乳制品等。

❖ 选择健康的油脂类如茶油、橄榄油等。

 如何安排午餐和晚餐

午餐是一天中第二重要的正餐。午餐不仅要补充上午的消耗，而且还要满足下午的工作、学习等营养需要。但是，很多节食减肥的人午餐吃得很少，或吃代餐。运动减肥时，营养上应保证摄入充足的各种营养素。运动前及运动后也应适时根据运动营养学的要求补充营养及水。

一般情况下,体力活动水平较高的人每隔4小时左右就会感到饥饿。如果进食早餐的时间为7点至8点,那么上午11点至12点时应进食午餐。如果早餐吃得太少(大多数人如此),上午10点左右可能就想吃午餐了,因此也就会打乱一天的饮食计划。

解决上午过早饥饿问题的方法很简单,具体见下。

❖ 早餐至少摄入全天总能量的三分之一。

❖ 9点半左右吃上午点心。更准确地说,早餐减少一部分碳水化合物的摄入,这部分能量作为上午点心。

总的来说,在计划一天的饮食营养摄入量时,应该将能量均衡地分配到三顿正餐和点心中。如果只吃三顿正餐,早、午和晚餐的能量摄入可以分别为30%、40%和30%。如果吃三顿正餐加两顿点心,三顿正餐的能量摄入可以分别为25%、30%和25%,两顿点心分别占10%。这样平均分配能量的摄入可以消除下午或晚上饥不择食的情况。能量摄入并没有增加,只是从正餐分出部分能量作为点心而已。

 安排午餐的原则是什么

❖ 午餐至少应摄入500 kcal左右的能量,食物应涵盖至少三种至四种类别:谷类、蛋白质类、蔬菜类和健康脂肪类。

❖ 适量碳水化合物。经过上午4个多小时的工作、学习等,血糖水平开始下降,碳水化合物是提升、稳定血糖水平的重要营养素。有四类食物含有碳水化合物:谷类主食如米饭、杂豆类等;蔬菜类如胡萝卜、豌豆、土豆等;水果类和乳制品类。注意主食的分量大小。

❖ 大量的深色蔬菜,如番茄、青椒、胡萝卜及各种深色叶类蔬菜。午餐和晚餐是摄入蔬菜的机会,一天至少要吃400 g的蔬菜。深色蔬菜所含的营养素和抗氧化作用要远超淡色蔬菜如莴笋、黄瓜、白菜和萝卜等,当然也有例外,例如十字花科的蔬菜,100 g白色的花菜含有70 mg的维生素C以及大量具有抗癌作用的植物化学物。

❖ 选择含钾量高的蔬菜。对于运动减肥的人来说,出汗会丢失大量的钾。钾

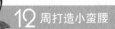

也有助于对抗高血压。每天应该至少摄入 3 500 mg 的钾，钾含量高的蔬菜有生菜、西兰花、土豆和胡萝卜等（参见表2-38）。

❖ 足量蛋白质。可以选择动物性蛋白质类食物如深海鱼类、瘦肉类、去皮鸡肉和乳制品类等，也可以选择植物性的蛋白质类食物如豆腐、鹰嘴豆、芸豆以及坚果类等食物。

❖ 高钙类食物。每餐都应该有增加钙摄入量的意识。高钙类食物首选是乳制品类，海产品及部分蔬菜也含有丰富的钙。

❖ 选择健康脂肪。茶油、橄榄油等植物油，坚果类和牛油果等均是健康脂肪，但要注意这类食物能量的密度非常高。

 如何安排晚餐

大多数人的晚餐非常丰盛。对于运动减肥的人来说，饮食的重点更在于早餐和午餐，这样身体才会有更多体力和精力来应对白天的工作和学习，完成高质量的运动锻炼。当然，这并不是说不应该享受晚餐，但丰盛的晚餐则完全没有必要。晚餐的能量摄入至少不应该超过早餐或午餐。

安排晚餐的原则如下。

❖ 不能让身体在晚上回家时处于饥肠辘辘的状态。如果锻炼安排在下午，则锻炼之后应该适量进食（参见第十一周）。如果下午没有锻炼的安排，则应在3点半左右吃些点心，就能避免下午5～6点时出现饥饿感。

❖ 食物多种多样。营养学原则同午餐。表2-34为500 kcal的平衡膳食，适合每天1 600～2 000 kcal的人参考。

表 2-34　500 kcal 午餐或晚餐家常食谱（示例表）

食　谱　1			
食　　物	分　　量	能量（kcal）	蛋白质（g）
萝卜烧肉	瘦猪肉35 g、萝卜75 g	75	7
青椒青鱼片	青鱼55 g、青椒25 g	60	7
炒鸡毛菜	鸡毛菜100 g	25	—

食 谱 1			
食　　物	分　　量	能量（kcal）	蛋白质（g）
番茄蛋汤	番茄50 g、鸡蛋1个	90	7
米饭	米饭120 g	140	4
植物油	植物油12 g	110	—

食 谱 2			
食　　物	分　　量	能量（kcal）	蛋白质（g）
盐水基围虾	基围虾60 g	55	7
莴笋鸡片	莴笋50 g、鸡胸肉40 g	90	7
蒜泥菠菜	菠菜125 g	30	1
排骨萝卜汤	排骨55 g、萝卜75 g	140	7
米饭	米饭120 g	140	4
植物油	植物油5 g	45	—

食 谱 3			
食　　物	分　　量	能量（kcal）	蛋白质（g）
酱牛肉	牛肉35 g	55	7
番茄炒蛋	番茄100 g、鸡蛋2个	175	14
绿豆芽炒韭菜	绿豆芽75 g、韭菜25 g	25	—
蘑菇豆腐汤	蘑菇50 g、豆腐70 g	45	4
米饭	米饭120 g	140	4
植物油	植物油6.5 g	60	—

食 谱 4			
食　　物	分　　量	能量（kcal）	蛋白质（g）
姜丝爆炒鸭片	鸭胸肉45 g	75	7
清蒸鲈鱼	鲈鱼90 g	85	10

Part 2

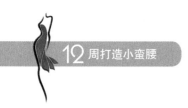

（续表）

食 谱 4			
食　物	分　　量	能量（kcal）	蛋白质（g）
香菇炒扁豆	扁豆100 g、香菇50 g	40	2
鸡毛菜肉圆汤	鸡毛菜100 g、肉圆20 g	55	4
米饭	米饭120 g	140	4
植物油	植物油11.5 g	105	—

食 谱 5			
食　物	分　　量	能量（kcal）	蛋白质（g）
红烧大排	大排70 g	150	14
木耳蒸鲫鱼	鲫鱼75 g、木耳25 g	60	7
芹菜炒香干	芹菜100 g、豆腐干1块	80	7
百合芦笋汤	百合20 g、芦笋50 g	50	1
米饭	米饭90 g	105	3
植物油	植物油6 g	55	—

 1 800 kcal减肥平衡膳食计划应如何选择食物

　　减肥饮食需要精打细算。很多女性减肥者的能量摄入量在1 200～1 500 kcal之间，由于能量摄入量减少，所吃的食物数量也相应减少，更要精心制订合理的饮食计划，以获得充足的维生素、矿物质、氨基酸及其他营养素。重点是选择营养素密度高的食物，即含有较少的能量但营养价值更高的食物，以减低在摄入能量负平衡的情况下营养素摄入不足的风险。

　　大多数男性减肥者每日能量摄入约为1 800 kcal。应该如何从五大类食物中选择，来构成平衡膳食呢？

　　按照以下的选择，其饮食结构为平衡膳食，能够保证获得各种足量的营养素。

- 水果：每天300 g水果或果汁。
- 蔬菜：400 g各种深色的蔬菜,如番茄、青椒、胡萝卜、菠菜等。
- 谷类：180 g的谷类食物,其中最好至少一半是全谷类。30 g米=半碗(75 g米饭)=1片切片面包
- 乳制品：700 ml低脂、无脂乳制品或3杯酸奶。45 g硬奶酪钙含量=1杯(240 ml)牛奶。
- 瘦肉类：每天5份肉类。1份瘦肉(30 g)=1个鸡蛋=1小勺花生酱(16 g)=一小把坚果(15 g)。

运动锻炼：老年人如何运动

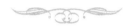

 运动对老年人有什么好处

65岁以上人群的数量在不断增加。老年人增强体育锻炼可以获得显著的健康益处。很多老年人在老龄化的过程中患有各种慢性疾病,身体出现功能性障碍甚至残疾等。但是,在许多情况下,较高水平的运动能够预防或推迟这些情况的发生。

老年人进行运动的其他益处如下。

- 降低慢性疾病的危险因素,如提高葡萄糖耐量和胰岛素敏感性,使血脂水平正常化,降低肝脏脂肪的含量,降低血压等。
- 降低中风发病率。
- 减少过早死亡的风险。
- 减少对药物的需求,很多药物都有不良反应。
- 增加骨密度。
- 增加骨关节的活动范围,在日常活动中非常重要。
- 不容易跌倒,这对体弱的老年人来说是一个好处,因为跌倒是老年人致命伤害的主要原因。

❖ 增强肌肉力量。研究发现，在20～80岁，快缩肌肉纤维的大小大约减少30%，而在50岁之后慢缩肌纤维的数量也急剧减少，但是抗阻力训练可以阻止这种趋势的发生。

❖ 减少体脂数量。在一项研究中，让老年人进行每周3天的力量训练，12周后，无论男女，这些老年人的肌肉量增加了1.4 kg，脂肪减少了1.8 kg，而这一切是在每天的进食量还略有增加的情况下出现的。

❖ 改善行动能力，即使是对已经有行动障碍的老年人也有益。

❖ 对老年人的抑郁有一定的调节作用。

与年轻人相比，锻炼对老年人的健康益处可能没有那么明显，尤其是对那些运动量不能高出轻度运动强度的老年人。如果没有受到中等强度至高强度的运动刺激，评估体能水平的指标如体成分、肌肉力量以及最大摄氧量等就很难出现明显的提高。尽管如此，运动对老年人的健康仍然具有非常好的效果。

 适合老年人的运动有哪些

根据美国疾病控制与预防中心的数据，大约有80%的老年人患有一种慢性疾病，而一半的老年人患有两种甚至更多的慢性疾病。老年人最常见的慢性疾病有骨关节炎、高血压、心脏病和2型糖尿病等，这会影响他们的运动能力。

适合老年人的最佳运动方案应包含对肌肉力量、耐力和柔韧灵活性等多方面的锻炼。

❖ 力量训练。对老年人的第一个运动计划建议就是在密切监护下进行抗阻力训练。这是因为很少运动的老年人通常会随着衰老而出现肌肉量逐渐减少的情况。有些老年人如果不经常锻炼，腿部力量甚至都很难进行走路一类的锻炼。虽然抗阻力器械对增强肌肉力量的效果最为迅速，但使用弹性运动带、甚至脚踝和手部轻微的重量练习等都是可以在家进行的抗阻力训练。

❖ 耐力运动。大肌肉有氧运动，如散步、游泳和骑自行车等对老年人是很好的运动。因为老年人左心室的搏血量通常会随着年龄的增长而下降，因此在进行这些运动时应该相应地降低运动强度。随着运动能力的提高可以逐渐增加运动强度。患有骨关节炎的老年人，尤其是肥胖的老年人，必须避免剧烈活动，以免运动对骨关节造成过度的压力。

❖ 柔韧性训练。轻度的伸展运动可以在任何地方进行,有助于改善关节的运动。将柔韧性训练和力量训练结合起来锻炼可以改善步态和平衡感。瑜伽是一项很好的柔韧性运动,能增强肌肉力量、耐力和柔韧性,并且一生都可以可乐在其中。

 老年人锻炼的预防措施

老年人进行任何运动都应避免加重现有的疾病或身体状况,防止出现身体的伤害。老年人安全锻炼的策略包括以下方面。

❖ 在开始锻炼计划之前,应得到医生的许可。

❖ 备好足够的饮水以确保运动时水分充足。

❖ 步行应行走在人行道上,最好是在车辆较少的街道上。户外散步尽可能在白天进行。

❖ 穿舒适的鞋子,配棉质运动袜,以避免因血液循环不良而起水泡,这有继发感染的可能。

❖ 生病期间应避免运动,关节炎患者在急性发作期也应避免运动。

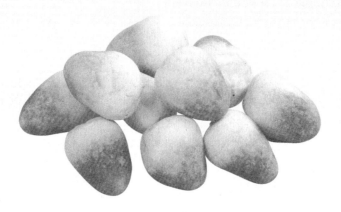

第七周　保证蔬菜水果的摄入

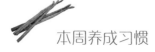

本周养成习惯 ·····································

12周打造小蛮腰计划中第二阶段第七周的饮食计划

饮食习惯：增加蔬菜水果的摄入

运动习惯：进行适合自己的运动项目，保证运动强度和运动持续时间

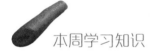

本周学习知识 ·····································

科学减肥策略：微营养素与减肥

饮食营养：如何增加蔬菜水果的摄入量

运动锻炼：如何进行有氧运动和抗阻力运动

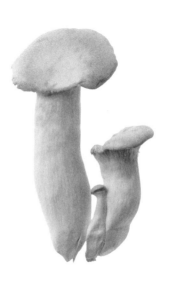

表 2-35　我的运动减肥饮食营养计划 _____ kcal（第 7 周）（工作表）

餐　次	谷　类	蛋白质类	乳制品类
早　餐			
上午点心			
午　餐			
下午点心			
锻炼后			
晚　餐			

表 2-36　我的 12 周打造小蛮腰食谱及运动计划（第 7 周）（工作表）

时　间	早　餐	上午点心	午　餐
星期一			
星期二			
星期三			
星期四			
星期五			
星期六			
星期天			

蔬菜类	水果类	油脂类

下午点心	锻炼后	晚　　餐	有氧/力量

表 2-37　12 周打造小蛮腰锻炼计划（第 7 周）

12周打造小蛮腰零基础锻炼计划（推荐）	第7周 至少运动5次 力量训练：2～3次/周（参见part 4）， 步行结束后进行
1. 健步走 ◇　本周至少进行2次，如果每天锻炼，最多进行4次 ◇　健步走时长：30～40分钟/次 ◇　锻炼总时长：32～43分钟/次	正常步速走2～3分钟热身，然后加快步速（为4.8～6.4 km/h）行走30～40分钟
2. 急步走 ◇　本周进行2次 ◇　急步走时长：16分钟/次 ◇　锻炼总时长：25分钟/次	正常步速走2分钟热身，然后健步走1分钟、急步走4分钟，重复4次。3分钟正常步速放松
3. 最大速度步行 ◇　本周进行1次 ◇　最大速度步行时长：20分钟/次 ◇　锻炼总时长：至少25分钟/次	热身5分钟（2分钟正常步速、3分钟健步走）。然后以最大步速行走10分钟，略微降低速度返回起始点

科学减肥策略：微营养素与减肥

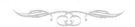

　　很显然，肥胖意味着营养过剩。很多人因此认为是体内的营养素过多了，这是错误的观念。肥胖意味着能量过剩，但是仍然会出现微营养素的缺乏。数项研究表明，肥胖人群中，有13%的人存在铁缺乏，维生素 B_{12} 缺乏的人占10%，25%的人缺乏叶酸，68%的人缺乏铜，74%的人缺乏锌。对减重手术前的患者进行的研究表明，35%的人缺乏镁，19%的人缺乏铁，17%的人缺乏维生素A。目前营养科学方面正在研究这些微营养素缺乏是导致肥胖的原因还是肥胖所导致的结果，抑或两者都是。

　　营养学研究提出了一个理论：营养素缺乏症导致肥胖。当身体缺乏营养素时，会"告诉"主观意识多进食直至营养素能够满足身体的需要，其副作用就是能量摄入过多。根据这一理论，营养良好是有助于减肥的。

微营养素与减肥

绝大多数人减肥时只关注能量的摄入以及宏量营养素(碳水化合物、脂肪和蛋白质)占总能量的比例。很多的减肥饮食计划也是聚焦于宏量营养素与身体代谢平衡之间的关系。事实上,身体消耗体脂时必须要微营养素参与。微营养素也是维持生命所必需的,当体内缺乏时,身心及免疫功能均受影响,减肥也更加困难。理论上来说,只要能量负平衡,体重就会减轻。但是,缺少了微营养素,减肥效果不可持续。

很多维生素具有抗氧化性质,对于减肥非常重要,尤其是维生素A、维生素C和维生素E。脂肪细胞很容易发生氧化反应,使得身体消耗这些细胞内的脂肪非常困难。

微营养素对于减肥过程中保护骨质和肌肉也具有重要的作用。能量负平衡的饮食意味着食物的摄入量减少。在这种情况下,选择舍弃什么样的食物就决定了所减去的体重成分。例如,减肥期间饮食中钙摄入量低,那么所减去的体重中骨质就会流失较多。饮食中蛋白质摄入量不足,则肌肉会丢失很多。因此,要确保从饮食中获得构建骨骼和肌肉所需要的所有微营养素,如钙、磷、镁、锌、硒、B族维生素和维生素D等。

微营养素对于维持机体细胞活跃的代谢至关重要。某些微营养素是平衡代谢的关键因素,例如B族维生素。如果体内B族维生素充足,则锻炼时身体转换体脂产生能量的效率提高,会消耗更多的能量。

体内具有充足的维生素D、维生素C和维生素E时,不仅可以调节激素的分泌,也可以调节心情。缺乏时,激素分泌失调,包括调控食欲的激素。这意味着身体会对饥饿或饱胀的感觉更加敏感。体内激素不平衡时,人会处于应激、压抑或焦虑状态。这些情绪的改变很容易激发情绪性进食。

如果身体缺乏微营养素,会频繁感到饥饿,甚至特别想吃高脂肪或高糖含量的食物。

 容易缺乏的微营养素有哪些

1. 镁

镁是人体必需的矿物质,在体内参与100多种生物化学反应,包括肌肉收缩以及提高蛋白质合成代谢等。研究发现,镁摄入量高与空腹血糖和胰岛素水平有关,后两者是脂肪储存及体重增加的相关因素。此外,镁还具有促进脂肪分解的作用。

镁含量较高的食物:杏仁、腰果、黑豆、菠菜等。

2. 维生素D

维生素D具有减低罹患癌症的作用。此外,维生素D还能够增强免疫功能,调控食欲。根据最近的一项荟萃研究,肥胖症患者中维生素D缺乏的比例要比体重正常者高出35%。这是很危险的,因为维生素D缺乏是心脏病、骨质丢失、糖代谢受损、代谢综合征、糖尿病以及其他与肥胖相关慢性病的患病危险因素。维生素D缺乏有可能是身体堆积脂肪导致肥胖的原因。研究表明,不要低估维生素D在减肥中的作用,给予减肥者维生素D补充剂可使脂肪减少7%。血液中维生素D水平高与体脂减少,尤其是腹部脂肪减少相关。

维生素D含量较高的食物:脂肪含量高的鱼类、豆类、蘑菇等。

3. 钙

众所周知,钙对于骨骼健康非常重要,钙还有助于身体燃烧更多的脂肪。因为钙能够帮助脂肪酸转变为能量。此外,体内胰岛素发挥正常功能也需要充足的钙水平。胰岛素是调控血糖水平的主要激素,胰岛素水平稳定有助于全天的能量水平稳定。这意味着过量进食的机会减少。

钙含量较高的食物:牛奶、奶酪等乳制品、蛋白质类食物及花菜等。

4. 维生素C

维生素C有助于骨骼和肌腱等的结构蛋白质形成,还具有抑制黑色素的作用。只要胶原蛋白能够正常形成,微血管以及牙齿、软骨等都能正常生长。维生素C除了有助于抗压力、预防感冒之外,还具有抗氧化、预防癌症及抗衰老等作用。

当身体处于压力之下时,血液中的皮质醇水平增高,将血液中的脂肪酸储存于腹部。更糟糕的是,压力使人难以入睡或睡眠质量差。研究表明,睡眠不足的人在饮食行为上容易选择不健康的食物、吃夜点心以及含糖量高的点心等。维生素C是强有力的抗氧化物,有助于身体应对应激状态。研究发现,受试者在压力状态下给予维生素C补充剂,其血液中的皮质醇水平以及血压均下降。

维生素C含量较高的食物:水果、绿黄色蔬菜等都含有丰富的维生素C。柠檬、橘子等柑橘类,还有草莓、奇异果、樱桃、青椒、高丽菜等中维生素C含量特别丰富。

5. 硒

硒在体内的重要功能之一就是维持甲状腺的功能正常。甲状腺分泌的激素能够调控身体对食物的消化吸收过程、能量的利用以及代谢的效率。硒对于甲状腺发挥其功能不仅仅有"开关"作用,而且还具有保护甲状腺在分泌激素过程中免受炎症性副产物的影响。甲状腺功能不好的人通常伴有代谢率减缓及体重增加的现象,往往同时存在硒缺乏。

硒含量较高的食物:坚果、三文鱼、虾、鳕鱼、家禽等。

6. B族维生素

B族维生素有助于促进碳水化合物、蛋白质和脂肪等三大营养素的代谢,具有促进减肥的作用。维生素B_1参与碳水化合物转变为能量的过程,维生素B_2有助于三羧酸循环释放能量。活性形式的维生素B_6有助于调控从食物中吸收能量的酶活性。维生素B_{12}参与体内脂肪和碳水化合物的代谢。研究表明,体重超重和肥胖的人体内维生素B_1和维生素B_{12}水平低。

为增加肌肉而摄取大量蛋白质,可是维生素不足的情况下蛋白质不会被身体吸收利用,还会导致脂肪和糖分不能分解而变胖。想要减肥,B族维生素绝对不可缺少。

B族维生素含量较高的食物:含有维生素B_1较多的食物有豆类、豆制品、猪肉、绿黄色蔬菜、鳗鱼、海苔等;含有维生素B_2较多的食物有鸡蛋、奶酪、牛奶、肝、绿黄色蔬菜、纳豆、鳗鱼等;含有维生素B_6较多的食物有肉类、鱼类、花生、豆类、鸡蛋;含有维生素B_{12}较多的食物有肝、奶酪、贝壳类、鸡蛋、牛奶等。

7. 锌

微量元素锌在体内具有重要的功能。人体缺乏锌会出现免疫功能下降及疲劳感。锌对于胃酸的产生非常重要,有助于胃肠道对脂肪和蛋白质的消化吸收。体内缺乏锌时,胰岛素分泌不足,会影响糖代谢,使能量的产生减少,导致进食更多。

锌含量较高的食物:牡蛎、牛肉、鲜豆类、鹰嘴豆、鸡肉、藜麦等。

 减肥饮食与微营养素的关系

减少能量的摄入是减肥成功的关键。然而,食物摄入量减少可能会导致微营养素摄入量减少。斯坦福大学一项对300名超重或肥胖的妇女进行17种维生素和矿物质摄入量的研究发现,减肥两个月之后,很多人维生素和矿物质的摄入量随着能量摄入量减少而减少。17种微营养素中,有12种容易缺乏,其中维生素E最容易摄入不足,有65%的人的摄入量减少。研究还发现,如果减肥者特别注重摄入营养素密度高的食物,其微营养素缺乏症的风险减低。

因此,科学减肥策略如下。

❖ 减肥饮食不仅仅关注减少能量的摄入,还要注意预防微营养素缺乏。

❖ 减肥饮食需要强调健康食物的选择,尤其是选择营养素密度高的食物。

❖ 能量负平衡确保体重能够减轻。但是,微营养素充足确保所减去的体重都是脂肪,而不是骨质和肌肉的流失。

饮食营养:如何增加蔬菜水果的摄入量

 水果和蔬菜摄入量与减肥有何关系

水果和蔬菜含有多种有益于健康的物质,包括膳食纤维、类胡萝卜素和多酚等。因此,大量食用水果和蔬菜的人罹患心血管疾病和某些癌症的风险会降低。水果和蔬菜对于减肥或保持体重还具有特别的好处,即含水量很高而所含能量很低。也就是说,蔬菜和水果的能量密度很低。

能量密度是指单位重量的食物所含能量的多少。在相同重量的情况下,高能量密度的食物提供更多的能量,比起低能量密度的食物,它们更不易让人产生饱腹感,使得我们不得不多吃一些以获得饱腹感。

为什么要用能量密度来区分食物呢?因为人们更倾向于日复一日地吃差不多相同重量的食物。高能量密度的食物需要吃更多才产生饱胀或满足的感觉。而含水量高、能量密度低的食物,如汤、水果和蔬菜等,很容易让人产生饱胀感,但所含的能量却较低。

在限制能量摄入时，多吃水果和蔬菜的人比单纯摄入低能量的人减掉更多的体重。在减肥过程中，为了减少能量的摄入而限制了其他很多食物的选择，此时食用大量的水果和蔬菜可能会使健康饮食更容易坚持下去。

 如何选择蔬菜

蔬菜中含有的碳水化合物较少，但是蔬菜含有大量的维生素 C、β-胡萝卜素（植物形式的维生素 A）、钾、镁和很多其他维生素、矿物质以及对健康具有保护作用的植物化学物。总的来说，蔬菜的营养价值略高于水果。因此，蔬菜的摄入量应多于水果。膳食指南建议每日至少应摄入 400 g 以上的蔬菜。事实上很多人每天蔬菜摄入量并没有达到建议标准。

任何新鲜的蔬菜都是可以，有颜色的蔬菜由于营养素密度通常要高于白颜色的蔬菜，因此更有营养价值。要想提高膳食质量，应增加深色蔬菜的摄入，如西兰花、菠菜、青椒、番茄、胡萝卜、南瓜等。这并不是说淡白色的蔬菜如莴笋、黄瓜、西葫芦、洋葱、芹菜等不好，而是说每千卡提供的维生素和矿物质的数量不如深色蔬菜高。表 2-38 有助于选择高营养密度的蔬菜。

 适合减肥饮食的蔬菜有哪些

下面是减肥饮食应优先选择的蔬菜。

❖ 西兰花、菠菜和青椒（绿色、红色或黄色）。这些低脂肪高钾的蔬菜中含有丰富的维生素 C 和胡萝卜素，后者是维生素 A 的前体物。1 碗（150 g）熟西兰花或半只大的青椒就可以提供一天的维生素 C 需要，而且能量还很低。

❖ 番茄和番茄酱。番茄是钾、胡萝卜素、膳食纤维和维生素 C 的良好来源，一个中等大小的番茄就可以提供成人一日维生素 C 需要量的一半。番茄中含有的番茄红素是一种具有对抗某些癌症作用的植物化学物。

❖ 十字花科蔬菜。卷心菜、西兰花、花菜、小包菜（球芽甘蓝）、甘蓝、羽衣甘蓝、茎蓝、大头菜、芥菜等具有抗癌作用。

表 2-38　蔬菜主要营养素含量比较

蔬　菜	分　量	能量 （kcal）	维生素A （IU）	维生素C （mg）	钾（mg）
芦　笋	8根	25	1 200	9	270
甜　菜	半碗（75 g）	35	30	3	260
西兰花	1碗（150 g）	55	2 415	100	455
小包菜	8个（中等大小）	60	1 300	105	535
卷心菜	1碗（150 g）	35	120	55	300
胡萝卜	1个（中等大小）	30	12 030	5	230
花　菜	1碗（150 g）	30	15	55	175
芹　菜	1根（18 cm长茎）	5	180	2	105
玉　米	半碗（75 g）	60	130	5	145
黄　瓜	1/3根（中等大小）	15	105	3	145
四季豆	1碗（150 g）	45	875	10	180
羽衣甘蓝	1碗（150 g）	35	17 700	55	300
生　菜	7叶	15	525	3	150
蘑　菇	1碗（150 g）	20	0	0	315
洋　葱	半碗（75 g）	30	2	5	115
绿豌豆	半碗（75 g）	65	640	10	215
青　椒	1碗（150 g）	30	550	120	260
红　椒	1碗（150 g）	45	4 665	190	315
土　豆	1个（大、带皮）	290	30	25	1 645
菠　菜	1碗（150 g）	40	18 865	15	840
南　瓜	1碗（150 g）	35	380	10	345
红　薯	1个（中等大小）	100	21 900	25	540
番　茄	1个（小）	15	760	15	215

蔬　菜	分　量		能量 （kcal）	维生素 A （IU）	维生素 C （mg）	钾（mg）
推荐摄入量	男	性	>3 000	>90	>4 700
	女	性	>2 310	>75	>4 700

资料来源：USDA National Nutrient Database for Standard Reference, 2011.

 如何选择水果

　　水果是运动饮食中能快速提供碳水化合物的食物。当然，水果也含有丰富的膳食纤维、钾和很多维生素，尤其是维生素C。水果中的营养素还有助于伤口愈合、运动后的恢复以及减低罹患癌症、高血压和便秘等的风险。

　　膳食指南建议每日至少应吃300 g水果或果汁，相当于240 ml的橙汁或一个中等大小的香蕉。美国疾病控制与预防中心建议应该摄入更多的水果，以预防衰老而导致的疾病。表2-39比较了常见水果中主要营养素的含量。

表 2-39　蔬菜主要营养素含量比较

水　果	分　量	能量 （kcal）	维生素 A （IU）	维生素 C （mg）	钾（mg）
苹　果	1个（中等大小）	80	80	5	160
苹果汁	1杯（240 ml）	115	2	2	250
杏子干	10个（半片）	85	1 260	1	400
香　蕉	1个（中等大小）	105	75	10	425
蓝　莓	1份（150 g）	85	80	15	115
哈密瓜	1份（150 g）	60	6 000	65	475
樱　桃	10个	50	50	5	180
红莓汁	1杯（240 ml）	140	20	110	35
干红枣	5个	120	5	0	240

（续表）

水 果	分 量	能量 （kcal）	维生素 A （IU）	维生素 C （mg）	钾（mg）
无花果	1个（中等大小）	35	70	1	115
柚 子	半个（中等大小）	50	1 415	40	165
柚子汁	1杯（240 ml）	95	20	70	380
葡 萄	1份（150 g）	60	90	5	175
甜 瓜	1份（150 g）	60	85	30	390
猕猴桃	1个（中等大小）	45	60	65	215
脐 橙	1个（中等大小）	70	350	83	230
橙 汁	1杯（240 ml）	110	500	125	500
桃	1个（中等大小）	60	570	10	285
菠 萝	1份（150 g）	80	95	80	180
菠萝汁	1杯（240 ml）	130	10	25	325
李子干	5个	115	370	0	350
葡萄干	1/3份（50 g）	145	0	1	360
草 莓	1份（150 g）	50	20	90	235
西 瓜	1份（150 g）	45	875	10	170
推荐摄入量	男　性		>3 000	>90	>4 700
	女　性		>2 310	>75	>4 700

资料来源：USDA National Nutrient Database for Standard Reference, 2011.

 适合减肥饮食的水果有哪些

　　如果平时水果摄入量少，那么应该优先选择营养素密度高的水果。在制订运动减肥饮食计划时，应优先考虑下面的水果。

❖　柑橘类水果及其果汁。无论是完整的水果，还是果汁，柑橘类水果如橘子、橙子、柚子及小柑橘等的维生素C和钾的含量都要比其他水果要高。例如，240 ml的橙汁提供的维生素C超过一个成年人一天的需要量，所提供的钾能够补充运动1小时所丢失的钾量。橙汁还提供制造蛋白质和红细胞所需要的B族维生素叶酸。

❖ 香蕉。对于运动减肥的人来说，脂肪含量低、钾含量高的香蕉是完美的水果。香蕉是补充因运动出汗而丢失的钾的良好食物。

❖ 哈密瓜、猕猴桃、草莓及其他莓类水果。这些营养素密度高的水果也是维生素C和钾的良好来源。

❖ 干果类。干果类如葡萄干等含有丰富的钾和碳水化合物。

运动锻炼：如何进行有氧运动和抗阻力运动

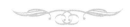

 增进健康和心肺功能所需要的运动量各是多少

无论锻炼的目的是提高体能、增进健康，还是减肥，能否达到目的与运动持续时间直接相关。将运动强度和运动持续时间相结合就是运动生理学家所讲的运动量。长时间低强度运动的运动量与持续时间较短的高强度运动大致相同。

研究表明，提高体能所需要的运动量要比改善健康所需要的运动量大得多。许多权威的医学机构建议，如果要达到增进健康的目的，每周至少需要进行5天、每天30分钟的中等强度有氧运动。例如，以每小时4.8 km的速度走路就是一种中等强度的运动（代谢当量大约为3.3MET）。一个体重70 kg的人采用这个速度行走半小时大约能消耗116 kcal能量。

平时一直不锻炼的人体能水平较低。在开始进行锻炼时，如果锻炼的目的是要提高心肺功能及良好的体能水平，那么所需要的起始运动强度应为40%～50%心率储备，并持续进行20～60分钟的锻炼，每周至少要进行3次。

体能水平较高的人则需要进行更高强度的运动才能进一步改善心肺功能。大量的研究表明，每周额外消耗2 000 kcal左右的能量能最大限度地预防由心血

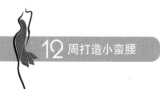

管疾病而导致的过早死亡。

 单次锻炼必须要持续20～60分钟吗

其实,并非必须进行连续的锻炼才有锻炼的效果,美国运动医学会认为,数个持续10分钟的分段运动跟一次连续的运动同样有效。研究发现,间隔数小时进行的3～4次、每次10分钟的走路锻炼与一次连续走路30～40分钟,在改善最大摄氧量和血压以及所消耗的能量方面是相同的。这一研究结论对于那些很难坚持连续运动的人来说是个好消息,这样可以将一天的运动量切割成几小部分来分段实现。

 建议的有氧运动方案是什么

表 2-40   有氧运动锻炼计划指南

	目 的	
	增强心肺功能	维持生理性体能水平和体重
运动类型	大肌肉锻炼:低冲击力有氧操、骑自行车、跳绳、四轮滑冰、慢跑、走路、游泳、越野滑雪、划船、爬楼梯、徒步旅行等	大肌肉锻炼:低冲击力有氧操、骑自行车、跳绳、四轮滑冰、慢跑、走路、游泳、越野滑雪、划船、爬楼梯、徒步旅行、水上有氧运动等
运动强度	体能水平低的人:40%～59% HRR:5～6 MET 体能水平高的人:60%～84% HRR;>6 MET	体能水平低的人:20%～39% HRR;3～4 MET 体能水平高的人:40%～59% HRR;5 MET
锻炼频次及每次锻炼持续的时间	每次锻炼持续时间:20～40分钟,可以连续进行,也可以分段进行,每段10分钟 锻炼的频次:3次/周,可以锻炼时间长、低强度,也可以锻炼时间短、高强度	30分钟中等强度运动,最好每周7天,每天都锻炼。每次锻炼可以持续进行,也可以间歇进行
运动量	每天250～300 kcal	每天200 kcal
热身活动	锻炼开始时进行5分钟低强度活动	锻炼开始时进行5～10分钟低强度活动

	目	的
	增强心肺功能	维持生理性体能水平和体重
放松活动	锻炼结束后保持站立,持续进行低强度的活动5分钟,或者行走	锻炼结束后保持站立,持续进行低强度的活动5～10分钟,或者行走

 增强肌肉力量和耐力所需要的运动量是多少

增强肌肉力量和耐力是通过多次重复肌肉抗阻力动作形成对肌肉的超负荷刺激而达到的。抗阻力是指肌肉提起或举起重物。重复练习是指多次反复提起或举起重物。虽然肌肉的力量和耐力都可以通过重量训练获得,但是研究表明,较大的抗阻力、较少的重复次数可以增强肌肉力量,而较少的抗阻力、较多的重复次数可以增强肌肉的耐力。

美国运动医学会建议成年人安全、有效提高肌肉力量和耐力的抗阻力训练方法如下。

❖　主要肌肉群练习8～10组。

❖　每组重复8～12次。

❖　练习以中等速度进行,即完成每次重复动作大约6秒。

❖　每周训练2～3次,隔天进行。

 建议的肌肉力量和耐力锻炼的方案是什么

心脏病患者、身体虚弱者以及60岁以上的人应减小阻力,即减轻重量,增加重复次数至10～15次。最终,开始选择的初始重量将很容易被举起来,然后可以逐渐增加重量。

注意:每周抗阻力训练不应超过3次,也不应连续几天持续进行训练。否则,不仅不能得到额外的好处,反而会增加受伤的风险(表2-41)。

对于初锻炼的人来说,举重器械比自由重物如哑铃等要更加安全。此外,还可以通过弹力带或利用抬手、抬脚等来进行轻度的抗阻力锻炼。

表 2-41　肌肉力量和耐力的锻炼计划指南

	目　　标	
	增强肌肉力量	维持生理性体能水平和体重
运动类型	器械力量训练： ◇ 仰卧推举（胸部、肩部、上肢） ◇ 肩部推举（肩部、上肢） ◇ 下拉训练或坐姿划船训练（胸部、背部、肩部、上肢） ◇ 仰卧腿举（臀部、大腿前、后侧） ◇ 大腿伸展训练（大腿前侧） ◇ 腿弯举训练（大腿后侧） ◇ 背部伸展训练（背部）	
运动量	每个动作重复8～12次（通过尝试错误选择阻力重量，从低重量起始），每周2次	每个动作重复10～15次（通过尝试选择阻力重量，从低重量起始），每周2次
热身活动	首先伸展，或低强度推举，以增加肌肉的血液循环	首先伸展，或低强度推举，以增加肌肉的血液循环
放松活动	推举时呼气	推举时呼气。年龄大或虚弱者注意阻力重量

第八周 保证高钙类食物的摄入

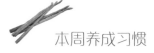

本周养成习惯 ·································

坚持12周打造小蛮腰计划中第二阶段第八周饮食计划

饮食习惯：增加高钙类食物的摄入

运动习惯：进行适合自己的运动项目,保证运动强度和运动持续时间

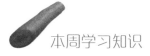

本周学习知识 ·································

科学减肥策略：避免减脂过程中骨质的丢失

饮食营养：如何增加高钙类食物的摄入量

运动锻炼：锻炼与骨骼和肌肉

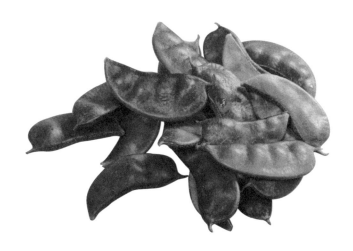

表 2-42　我的运动减肥饮食营养计划 _____kcal（第 8 周）（工作表）

餐　次	谷　　类	蛋白质类	乳制品类
早　餐			
上午点心			
午　餐			
下午点心			
锻炼后			
晚　餐			

表 2-43　我的 12 周打造小蛮腰食谱及运动计划（第 8 周）（工作表）

时　间	早　　餐	上午点心	午　餐
星期一			
星期二			
星期三			
星期四			
星期五			
星期六			
星期天			

蔬菜类	水果类	油脂类

下午点心	锻炼后	晚　餐	有氧/力量

表 2-44　12 周打造小蛮腰锻炼计划（第 8 周）

12周打造小蛮腰零基础锻炼计划（推荐）	第8周 至少运动5次 力量训练：2～3次/周（参见part 4），步行结束后进行
1. 健步走 ◇ 本周至少进行2次，如果每天锻炼，最多进行4次 ◇ 健步走时长：30～40分钟/次 ◇ 锻炼总时长：32～43分钟/次	正常步速走2～3分钟热身，然后加快步速（为4.8～6.4 km/h）行走30～40分钟
2. 急步走 ◇ 本周进行2次 ◇ 急步走时长：18分钟/次 ◇ 锻炼总时长：26分钟/次	正常步速走2分钟热身，然后健步走1分钟、急步走6分钟，重复3次。3分钟正常步速放松
3. 最大速度步行 ◇ 本周进行1次 ◇ 最大速度步行时长：20分钟/次 ◇ 锻炼总时长：至少25分钟/次	热身5分钟（2分钟正常步速、3分钟健步走）。然后以最大步速行走10分钟，略微降低速度返回起始点

科学减肥策略：避免减脂过程中骨质的丢失

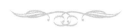

　　骨骼的化学成分包括10%的水、30%的有机物质和60%的矿物质。有机物质中90%～95%为蛋白质（胶原蛋白），与矿物质一起构建骨骼独特的结构，使骨骼具有弹性。矿物质则主要是钙和磷，可以使骨骼强壮。

　　骨骼是人类已知的最强壮的生物材料，在30～40岁时骨骼达到一生中最大的重量，这之后骨骼重量逐渐减低。女性50岁绝经之后骨骼重量减轻的速度加快。因此，女性发生骨质疏松症的风险较高。

　　骨骼支撑身体，保护内脏，制造红细胞以及储存体内矿物质总量的50%。一生中骨骼会发生很大的变化，而且是向不好的方向发展，如老年时期出现骨质疏松症。

影响骨骼健康的因素有很多，如生活方式、年龄、遗传以及激素等。减肥过程中，激素的分泌水平也会发生变化。适量的运动、摄入平衡膳食等可以降低减肥过程对骨健康的影响。

 ## 减肥可导致骨质减少

限制能量摄入可导致骨质减少，这是通过对限制能量摄入减肥与锻炼减肥进行比较研究所得出的结论。华盛顿大学医学院的研究人员对48名成年人限制能量摄入减肥及锻炼减肥对骨质的影响进行了超过一年的研究，观察髋骨和脊柱骨密度以及骨标志物和激素水平等以评价骨健康。研究发现，限制能量摄入减肥和锻炼减肥所导致的体重减轻程度大致相同，但是前者可导致髋骨和脊柱骨质大量丢失，而锻炼减肥者骨质没有丢失。两组骨质转换率均提高。总体来讲，体重减轻9%～10%，骨密度减低1%～2%。因此，研究人员认为，单纯限制能量摄入减肥可导致重要骨折部位髋骨和脊柱骨密度减低，而锻炼减肥则不会。锻炼应该是减肥计划中的重要措施之一，可以弥补限制能量摄入对骨质的负面影响。锻炼不仅是对骨质非常安全的减肥方法，而且锻炼还具有增进骨健康的作用。

 ## 为什么体重减轻会导致骨质减少呢

体重减轻导致骨质减少的机制是多因素的，具体如下。

❖ 随着体重的减轻，骨骼的压力负荷减低。已知身体的重量减低对皮质骨和骨小梁的影响很大，骨细胞分泌蛋白质硬骨素可抑制压力应答性骨的形成。

❖ 肌肉是骨组织生长的主要刺激因素。因此，瘦体组织包括肌肉随着体重减轻而减少，对骨骼生长的刺激减低。脂肪组织分泌的脂联素可以刺激破骨细胞分化和发挥作用。

❖ 在体重减轻及体脂肪减少时，脂联素分泌和瘦素减低，增高时会使骨密度减低。

❖ 体脂肪减少还使循环血液中的雌激素水平减低，后者对于女性和男性的骨完整性都具有关键的作用。

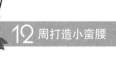

❖ 饮食上由于限制能量的摄入,钙和维生素D的摄入量可能不足。

❖ 研究还发现,随着体重的减轻,肠道对于钙的吸收能力也会减低。

❖ 限制能量的摄入还导致骨骼中脂肪的比例增高,后者也与骨密度减低相关。

 ## 如何在减肥时不减少骨质

大量研究证明减肥饮食中增加蛋白质的摄入是对抗肌肉减少的重要措施之一。伊利诺伊大学的一项研究表明,高蛋白饮食(蛋白质摄入量接近总能量的30%)作为蛋白质和钙的来源,还有助于减轻体重而不减少骨质。该研究以瘦肉类和低脂肪乳制品类食物部分替代碳水化合物类,研究发现可以在减肥过程中保存肌肉量,减低血糖和血脂水平,改善体成分,减去腹部脂肪。以双能X线骨密度仪(dual energy X-ray absorptiometer, DXA)扫描测定骨矿物质含量,增加蛋白质类食物摄入的减肥者骨密度非常稳定,而常规饮食减肥者骨密度减低。研究人员认为,膳食蛋白质、来自乳制品的钙以及维生素D协同作用,在减肥过程中有助于保护骨健康。

以前很多人认为,增加蛋白质的摄入量会使尿液中的钙排出量增高,从而担心增加蛋白质摄入量会导致骨骼脱矿物质化。伊利诺伊大学的研究人员测定了增加蛋白质摄入减肥者在减肥8个月时尿液中钙的水平,的确发现尿钙水平增高,但是他们认为尿液中排出的钙并不是因为骨钙的丢失,而是肠道钙吸收改善而增加的钙。其他以放射性标记钙进行的研究也证实这一结论。

因此,减肥不丢失骨质的策略如下。

❖ 承重锻炼如走路、跑步等,保持身体重量对长骨的压力刺激。

❖ 减肥过程中维持肌肉量。

❖ 保证钙和维生素D摄入充足。

❖ 增加蛋白质类高钙食物的摄入,尤其是以瘦肉类和低脂乳制品类食物部分替代碳水化合物类食物。

饮食营养：如何增加高钙类食物的摄入量

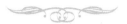

 如何选择乳制品及钙含量高的食物

乳制品如低脂牛奶、酸奶和奶酪等不仅是一类能够快速、方便补充蛋白质的食物，而且也是含有丰富钙的一类食物。钙对于所有年龄的人都十分重要。富含钙和维生素D的饮食有助于维持强壮的骨骼、减低罹患骨质疏松症的风险以及对抗高血压。研究表明，维生素D还有助于预防和治疗纤维性肌痛症、糖尿病、多发性硬化、类风湿性关节炎等疾病。

天然来源的钙类食物不只是乳制品一种，但是乳制品却是钙含量最高且最方便进食的食物。如果饮食中不含有乳制品，那么很难从天然食物中获得膳食指南推荐的钙摄入量。例如，要想获得等同于一杯牛奶含有的钙量，需要吃450 g西兰花、1 200 g菠菜、375 g白芸豆、900 g斑豆或900 g芝麻。

 能用钙补充剂来替代牛奶吗

对于不吃乳制品的人来说，钙补充剂是一种很方便的钙来源。但是，对于能够吃乳制品的人来说，最好不要以钙补充剂来替代牛奶。因为钙补充剂只含有钙一种营养素，或者还含有少量的维生素D，而低脂牛奶和酸奶除了含有大量的钙之外，还含有重要的维生素、矿物质和优质蛋白质等。例如，牛奶中不仅富含钙，还含有钾和磷，这些营养素协同作用，帮助机体有效地利用钙。牛奶还是核黄素（维生素B₂）的最佳来源之一。核黄素帮助细胞将所摄入的食物转变为能量，而运动的人需要产生更多的能量，因此也就需要更多的核黄素。如果运动减肥者不吃乳制品，那么核黄素的摄入量很可能不足。表2-45列出了最常见的钙食物来源以及能提供300 mg钙的食物分量。该表同时列出了这些食物的维生素D含量。

低脂或无脂牛奶以及富含钙和维生素D的其他食物应该是一生饮食中非常

重要的部分。

表 2-45　提供 300 mg 钙的食物分量

含钙丰富的食物	含 300 mg 钙的食物分量 *	维生素 D（IU）（目标摄入量为每天 400～600 IU）
乳制品		
牛奶	1 杯（240 ml）	—
奶粉	1/3 杯（40 g）	90
酸奶	230 g	0～115
切达奶酪	45 g	10
茅屋奶酪	324 g	—
蛋白质类食物		
豆奶	1 杯（240 ml）	—
豆腐	150 g	—
鲑鱼	120 g	440
沙丁鱼	90 g	160～300
坚果类		
扁桃仁	90 g	—
蔬菜类		
西兰花	500 g	—
羽衣甘蓝	200 g	—
芥蓝	200 g	—
白菜	240 g	—

* 含 300 mg 钙的日常食物为 1 份。
资料来源：USDA National Nutrient Database for Standard Reference, 2011.

　　骨骼每天都需要钙和维生素 D 来进行新陈代谢。儿童和青少年需要钙参与生长发育，成年人则需要钙使骨骼强壮。人在 20 岁时生长发育可能就停止了，但骨密度可能要到 30～35 岁时才达到峰值，此时储存于骨骼中钙的数量是衰老时是否容易发生骨折的关键性因素。在35岁之后，骨质开始减少，这是正常衰老的一部分。研究表明，含钙丰富的饮食联合抗阻力锻炼及维持强壮的肌肉能够阻止骨质减少的过程。

表2-46列出了各年龄组人群钙的需要量。以表2-45中含钙高的食物分量来说，生长期青少年需要4份，大多数成年人需要3份。这对于吃乳制品的人来说是很容易做到的，只要每天摄入3份低脂肪乳制品（共300 kcal）就能满足一天的钙需求。但是，不吃乳制品的人很难从饮食中获得足够的钙。运动减肥者应至少从食物中获得钙需要量的一半。有些人肠道缺少乳糖酶，喝牛奶后会出现腹泻，即乳糖不耐受症，有这种情况的人可以选择吃酸奶、奶酪，也可以喝豆奶或无乳糖牛奶。

表2-46　钙需要量

年　　龄	钙摄入量（mg）	食物份数
儿童		
1～3岁	700	2.5
4～8岁	1 000	3.5
青少年		
9～18岁	1 300	4
成年女性		
19～50岁	1 000	3
≥50岁（绝经后）	1 200	4
孕期或哺乳期	1 000～1 300	3～4
成年男性		
19～70岁	1 000	3
≥70岁	1 200	4

资料来源：Institute of Medicine Food and Nutrition Board, 2010, Dietary reference intakes for calcium and vitamin D.

要想摄入足够维持强壮骨骼所需要的钙（每天1 000～1 300 mg），每一餐都应包括高钙食物。一天三餐平均摄入钙有助于增加钙的吸收。

 适合减肥饮食的高钙类食物有哪些

减肥饮食应优先选择的高钙类食物如下。

❖ 低脂或无脂牛奶,最好强化了维生素D。这类乳制品去除了大部分的脂肪,但保留了全部的钙和蛋白质。虽然科学研究表明,牛奶以及除黄油之外的其他乳制品中脂肪与45岁以上人群的心脏病发生风险并无关系,但是对于减肥者来说,乳制品中的脂肪会产生很多的能量。因此,明智的做法是选择去脂的牛奶、酸奶和奶酪。

❖ 低脂或无脂酸奶。原味酸奶是钙含量最丰富的食物之一。酸奶中的活菌能增强钙的吸收。

❖ 低脂奶酪。

❖ 深绿色蔬菜。西兰花、青菜及甘蓝等钙的含量较高,是较好的钙来源。而菠菜、芥蓝及甜菜等虽然也含有较多的钙,但由于这些蔬菜中含有大量的草酸会与钙结合而阻止钙的吸收。

运动锻炼:锻炼与骨骼和肌肉

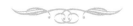

 锻炼对骨骼和肌肉有什么好处

锻炼改善心肺系统,许多变化是肉眼看不见的,但锻炼对肌肉和骨骼的改善却是显而易见的。一直不锻炼的人在进行肌肉力量训练后,通常会惊喜地发现自己肌肉的力量、平衡感和肌肉张力等都明显增加了。

1. 提高肌肉体能水平

肌肉体能包括肌肉的力量和耐力两方面。肌肉力量是指肌肉产生力量最大限度地进行收缩的能力。肌肉耐力是指肌肉不断地进行重复的动作或保持一个姿势维持长时间肌肉收缩的能力,如体操运动员能保持某一姿势好几秒。

肌肉力量是通过高强度抗阻力训练而获得的。举重就是增强力量的一种抗阻力训练。耐力是通过反复进行低强度的锻炼而获得的,比如跑步和健美操。构成肌肉体能水平的这两个要素相互之间密切相关,提高其中一个要素通常也会使另一个要素得到提高。

当肌肉受到反复的压力刺激时,如进行负重训练时,肌肉纤维会增加蛋白质的合成,肌肉体积会变得更大。更为强壮的肌肉能抵抗运动损伤。

老年人肌肉强壮还有其他的好处,具体如下。

❖ 增强不需要他人协助而从椅子上站起来或从浴缸里站起来的能力。

❖ 走路轻松、不易疲劳,可以参加一些锻炼心肺耐力的有氧运动。

❖ 增强关节可以承受周围更多压力的能力,有助于应对下肢关节炎。

❖ 增强身体的平衡性和协调性,防止跌倒和受伤。

主要进行耐力训练如长跑,可使慢缩肌纤维增长,而更剧烈的运动如重量训练会使快缩肌纤维肥大,从而导致肌肉体积增大。

当肌肉纤维变大时,肌肉力量就会增强。经过训练的肌肉能更快地使更多的运动单位得到恢复,从而产生更有力的收缩。中年人进行抗阻力训练后通常会使肌肉力量增加25%～30%。由于衰老而变得肌肉无力的老年人也能够通过抗阻力锻炼而使肌肉体能水平得到显著的提高。

2. 增加骨质密度

锻炼也能增强骨骼的强度。锻炼是预防和治疗骨质疏松症的重要措施,因为锻炼有助于维持甚至重建骨骼。在运动的机械压力下,骨骼的形成速度超过了骨质流失的速度。负重的有氧运动和力量训练是良好的强化骨骼的锻炼方式。研究表明,即使每天步行1.5 km也能保持或增加骨骼密度。

此外,减肥的人锻炼对骨骼有保护作用。节食导致的体重减轻会引起骨质的流失,幅度在4.0%～6.9%,而锻炼引起的体重减轻则使骨质量的流失降低到1%或更少。也就是说,节食所导致的体重减轻中骨质丢失很多,而想要减掉的体脂倒是没有减少很多。与此相反,通过锻炼而减掉的体重中骨质丢失的量却很少。

3. 提高身体的柔韧性

柔韧性是指关节运动范围的大小,是由关节的形状以及穿过关节的肌肉、肌腱和韧带所决定的。有些人的柔韧性非常好,甚至具有特殊屈曲性和高度灵

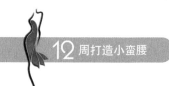

活性,如柔术演员。

虽然大多数人并不需要像柔术演员那样柔韧灵活,但缺乏柔韧性肯定会增加肌肉受伤的风险,进行日常生活活动的能力也受到限制,并且可能会造成不良的体态姿势。

尽管柔韧性和灵活性差并不会使寿命缩短,但拥有良好柔韧性和灵活性的关节可以为健康带来许多益处。

❖ 由于胸部可以尽可能地扩张到最大,因此可以增加呼吸通气能力。

❖ 减少下背部和颈部疼痛的频率。

❖ 减少锻炼和日常生活活动中受伤的机会。

❖ 经常锻炼的人比不锻炼的人身体更为灵活。经常对身体特定部位做伸展运动的人,可使身体达到非常柔韧和灵活的状态。伸展运动能拉长肌肉和肌腱,使其保持弹性,同时也能激活肌腱中被称为高尔基腱器官的受体,从而促使肌肉放松。通过伸展运动持续刺激高尔基腱器官,可以使肌肉得到更好的延展而不受伤害。

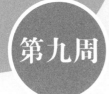

第九周 选择健康的脂肪

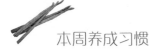

本周养成习惯

12周打造小蛮腰计划中第二阶段第九周饮食计划

饮食习惯：选择健康的脂肪

运动习惯：进行适合自己的运动项目，保证运动强度和运动持续时间

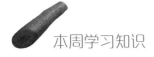

本周学习知识

科学减肥策略：膳食脂肪与减肥

饮食营养：如何选择健康的脂肪

运动锻炼：了解运动风险

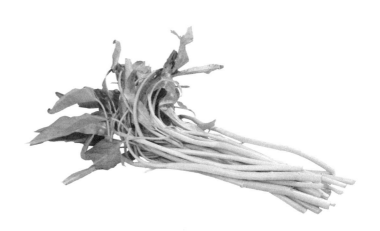

表 2-47　我的运动减肥饮食营养计划　　　　kcal（第 9 周）（工作表）

餐　次	谷　类	蛋白质类	乳制品类
早　餐			
上午点心			
午　餐			
下午点心			
锻炼后			
晚　餐			

表 2-48　我的 12 周打造小蛮腰食谱及运动计划（第 9 周）（工作表）

时　间	早　餐	上午点心	午　餐
星期一			
星期二			
星期三			
星期四			
星期五			
星期六			
星期天			

蔬菜类	水果类	油脂类

下午点心	锻炼后	晚　餐	有氧/力量

表 2-49　12 周打造小蛮腰锻炼计划（第 9 周）

12 周打造小蛮腰零基础锻炼计划（推荐）	第 9 周 至少运动 5 次 力量训练：2 ～ 3 次/周（参见 part 4）， 步行结束后进行
1. 健步走 ◇ 本周至少进行 2 次，如果每天锻炼，最多进行 4 次 ◇ 健步走时长：30 ～ 40 分钟/次 ◇ 锻炼总时长：32 ～ 43 分钟/次	正常步速走 2 ～ 3 分钟热身，然后加快步速（为 4.8 ～ 6.4 km/h）行走 30 ～ 40 分钟
2. 急步走 ◇ 本周进行 3 次 ◇ 急步走时长：20 分钟/次 ◇ 锻炼总时长：28 分钟/次	正常步速走 2 分钟热身，然后健步走 1 分钟、急步走 9 分钟，再 1 分钟健步走、6 分钟急步走，再 1 分钟健步走、5 分钟急步走。3 分钟正常步速放松
3. 最大速度步行 ◇ 本周进行 1 次 ◇ 最大速度步行时长：30 分钟/次 ◇ 锻炼总时长：至少 35 分钟/次	热身 5 分钟（2 分钟正常步速、3 分钟健步走）。然后以最大步速行走 15 分钟，略微降低速度返回起始点

科学减肥策略：膳食脂肪与减肥

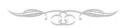

　　一谈到肥胖或腰围，几乎所有人都认为是脂肪摄入多了，于是就减少膳食中脂肪的摄入来减肥，这是错误的观点。从"第一步"我们就已经知道，体重变化的本质在于能量平衡。体重增加、体脂增多表明摄入的能量超出了身体消耗的能量。而能量是由饮食中碳水化合物、脂肪和蛋白质这三种产能营养素所提供的能量总和，不能一味地只怪罪膳食中的脂肪。事实上，膳食脂肪并不是减肥的敌人。吃健康的脂肪反而对于健康非常重要，还有助于减肥。

　　膳食指南建议，平衡膳食三大产能营养素占总能量的比例分别为：碳水化合物 45% ～ 65%、脂肪 25% ～ 35% 及蛋白质 10% ～ 30%。

 低脂肪饮食能减肥吗

　　低脂肪饮食是指全天饮食中脂肪摄入量低于总能量的 25%。研究表明，低脂肪饮食与减肥的关系是确定的。当饮食中脂肪含量降低到20%～25%时,无论是否同时减少总能量的摄入,体重都会减轻。研究甚至发现,用碳水化合物代替饮食中的脂肪可以允许摄入更多的能量,而这仍然可以使体重减轻。这些研究结果表明,减少膳食脂肪的摄入量是一个十分有效的减肥策略。

研究也表明,当总能量摄入低于身体的消耗时,即能量负平衡时,不必一定要采用低脂饮食来减肥。这一研究结论来自大量的、对许多采用低能量饮食的人进行的研究,无论膳食中脂肪含量占总能量的10%、20%、30%还是40%,都出现了体重下降的情况。

高脂肪比例的低能量饮食最主要的问题是如何保持其长期的依从性,而不是这种饮食是否会促进体重下降。因为既要减少总能量的摄入,又要保持足够脂肪的摄入量,只能吃很少量的食物,这很难坚持下来。

人们更倾向于采用低脂肪饮食而非低能量饮食。据报道,低脂肪饮食仍然允许每天摄入20 g的脂肪,这种饮食比低能量饮食更容易接受。有报道认为,极低脂肪饮食可引起显著的体重减轻,依从性也比较高。对低脂肪饮食和低能量饮食进行的大量对比研究发现,低脂肪饮食在六个月后减肥效果更为显著,这主要是因为此时对低脂肪饮食的依从性和接受程度更高。

 高脂肪饮食能减肥吗

高脂肪饮食是指全天饮食中脂肪摄入量高于总能量的35%。通常脂肪摄入量增高,碳水化合物和(或)蛋白质的摄入量必然减低。从目前的实践来看,主要是"低碳饮食""生酮饮食"采取低碳水化合物、高脂肪的饮食措施。这类饮食非常流行,其中著名的有"阿特金斯饮食"(Atkins Diet)、"区域饮食"(The Zone Diet)、"控糖饮食"(Sugar Busters)和"蛋白质力量"(Protein Power)等。这类饮食背后的理论是进食碳水化合物会促进胰岛素的分泌,导致体重增加。反之,通过剔除饮食中的碳水化合物来减低胰岛素的水平可以使体重减轻。

低碳水化合物饮食中脂肪摄入量极高,大约占总能量的60%,而碳水化合物的摄入量则极低,为10%左右。饮食基本分为三个阶段,不同阶段碳水化合物的摄入量不同。诱导阶段碳水化合物的摄入量仅为每天20～30 g,体重减轻阶段为每天40～60 g,体重维持阶段为每天60～90 g。如此低的碳水化合物摄入量可导致头痛、易激惹及口臭等。头痛的原因是大脑每天大约需要120 g的碳水化合物作为能量来源,而且碳水化合物(葡萄糖)是大脑能量需要的唯一来源,不能利用脂肪或蛋白质来产生能量。因此,每天碳水化合物的摄入量限制在20 g大脑毫无疑问会遭受损害,这是不能吃这种饮食最重要的原因。

这类饮食中脂肪摄入量是膳食指南推荐摄入量的2倍,蛋白质的摄入量则是推荐量的3 ~ 4倍。

低碳水化合物饮食的确可以在短期内使体重大幅度下降,但是最初体重减轻的原因是肝脏和肌肉中水分的大量丢失。身体以糖原的形式将碳水化合物储存在肝脏和肌肉中,但是必须与水结合在一起储存。肌肉和肝脏储存1 g糖原需要同时储存3 g水。在限制碳水化合物摄入时,储存的糖原被利用完,随之一起的水分也被释放而排出体外,导致体重减轻。

身体在缺少碳水化合物的情况下,利用体内储存的脂肪来产生能量,这一过程中会产生副产物——酮体。血液中酮体水平高以及膳食蛋白质摄入量高可以降低食欲,导致食物摄入量大幅减少。

研究表明,大多数尝试这种饮食的人不感觉到饥饿,能量的摄入量非常低,平均为每天1 400 kcal左右。这种大幅度的能量负平衡导致体重下降,同时肌肉蛋白质分解产生能量使得大量肌肉丢失。

 减肥应该吃什么样的脂肪

研究表明,脂肪的类型对健康的影响可能比脂肪的含量更重要。希腊人和格陵兰岛的因纽特人饮食中的脂肪含量比典型的西方饮食脂肪量要大得多,然而,他们的心血管疾病患病率却很低,其原因就在于两种饮食中占主导地位的脂肪类型不同。

在所有类型脂肪中,反式脂肪酸使血胆固醇升高的作用最强,其次是饱和脂肪酸。反式脂肪和饱和脂肪都会使低密度脂蛋白胆固醇水平升高、高密度脂蛋白胆固醇水平降低。反式脂肪酸还能使血甘油三酯水平升高、减小低密度脂蛋白颗粒的体积、促进炎症反应,甚至与心脏病猝死有关。

多不饱和脂肪酸不像饱和脂肪那样容易引起心血管病。ω–3多不饱和脂肪酸存在于鱼类的脂肪中,能降低血脂、防止血小板聚集和血栓形成。格陵兰岛的因纽特人吃大量的海鲜，每天能从中获取30～40 g鱼油，因此心脏病和中风的发病率很低。即使每周吃一次鱼也能预防心血管疾病。

科学家发现并非所有的鱼对健康的作用都相同。例如，富含脂肪的鱼如鲑鱼、鲭鱼、沙丁鱼、鲱鱼等深海冷水鱼类，对乳腺癌和前列腺癌的保护作用就比脂肪含量少的鱼类效果更明显，这主要是因为高脂肪鱼类体内含更多的二十碳五烯酸（eicosapentaenoic acid，EPA）和二十二碳六烯酸（docosahexaenoic acid，DHA）。

研究表明，进食鱼类可降低结直肠癌的风险，而进食含有其他动物脂肪的食物则会升高其风险。

单不饱和脂肪酸使高密度脂蛋白胆固醇水平升高的效果甚至比多不饱和脂肪酸还要好，而同时还能降低低密度脂蛋白胆固醇水平。此外，单不饱和脂肪酸还可以阻止低密度脂蛋白胆固醇的氧化反应，从而减低低密度脂蛋白胆固醇引起动脉粥样硬化斑块的可能性。

橄榄油和茶油是两种常见的含有大量单不饱和脂肪酸的植物油。希腊人每天脂肪的摄入量大约占总能量的40%，其中一半都来自橄榄油。这就是目前美国营养与饮食学会推崇的地中海饮食模式。这种饮食的特点除了脂肪的类型主要是单不饱和脂肪之外，还包括富含低升糖指数的食物、低动物性蛋白类食物和低饱和脂肪等。

地中海饮食的健康益处是减低心血管疾病和某些癌症的发病率。"美国国家胆固醇教育计划"中的成人治疗组Ⅲ（ATP Ⅲ）建议，当多不饱和脂肪的摄入量占总能量的10%时，单不饱和脂肪酸可高达20%。

对地中海饮食的研究表明，这种饮食不仅能减肥，还能降低血糖和胰岛素水平，减低血液中与心血管疾病有关的炎症标志物水平，甚至能降低心血管疾病、癌症和其他原因的病死率。这种饮食的依从率也要高于传统的低脂肪饮食。

单不饱和脂肪酸的常见食物来源如下。

❖ 橄榄油、茶油、花生油、葵花籽油等。

❖ 牛油果。

❖ 山核桃、杏仁、夏威夷果仁、腰果、开心果、榛子等。

❖ 动物性食物也提供一些单不饱和脂肪酸，包括猪肉、鸭肉、鸡肉、牛肉、鲑鱼、鲱鱼、鲱鱼、海鲈鱼等。

 膳食脂肪类型与减肥有怎样的关系

对单不饱和脂肪丰富的饮食（橄榄油）与饱和脂肪丰富的饮食（动物脂肪）对比研究发现，在食用更多的橄榄油时，体重和体脂量都出现了减低。

大多数膳食脂肪和体内储存的脂肪都是甘油三酯。肥胖的人体内氧化代谢甘油三酯的效率更低，这也就意味着摄入的膳食脂肪很少被用来氧化燃烧产生能量，而是直接被运送到脂肪细胞储存起来。

甘油三酯中的脂肪酸碳链长度为 6 ～ 10 个碳原子时，即短链甘油三酯和中链甘油三酯（medium chain triglyceride, MCT），似乎比其他类型的脂肪具有更高的热效应，并很少堆积在脂肪细胞内。在最近的一项研究中，超重和肥胖的人接受营养咨询指导后，采用低能量饮食（女性每天 1 500 kcal；男性每天 1 800 kcal），并且总能量的 12% 来自橄榄油或中链甘油三酯（MCT）。研究发现，那些使用中链甘油三酯的人，比使用橄榄油的人体脂肪量下降得更多，平均每人减少了大约 2 kg。

那么这是否意味着，如果把饮食中的饱和脂肪换成不饱和脂肪，或者把长链甘油三酯换为中链甘油三酯，就能减肥了？目前的研究证据还不足以支持这个结论。但是可以肯定的是，不同类型的脂肪对肥胖的作用是不一样的。饱和脂肪可能更容易被储存，而不饱和脂肪更容易被氧化代谢。长链脂肪可能具有更低的热效应，而中链脂肪则可促进能量的消耗。

饮食营养：如何选择健康的脂肪

 如何选择脂肪与油脂类

以前营养师常说"少吃脂肪"，但是今天的营养观念是"吃健康的脂肪"。运动减肥饮食中，脂肪可以占总能量的 20% ～ 35%。

在选择脂肪类食物时,应注意下列原则。

❖ 限制可见饱和脂肪(即肥肉)的摄入量,这包括猪、牛、羊的可见肥肉和家禽的皮及皮下脂肪。饱和脂肪是不健康的脂肪,膳食指南建议饱和脂肪的摄入量应低于总摄入量的10%。美国心脏病协会的建议则更为严格,低于7%。例如,对于每天需要 2 000 kcal 的人来说,相当于 140 ～ 200 kcal 的能量来自饱和脂肪,为 15 ～ 22 g 肥肉。

❖ 尽可能选择单不饱和脂肪和多不饱和脂肪。多选鱼,少选其他肉类。这类健康的脂肪应占总能量的5% ～ 10%。

❖ 避免反式脂肪。反式脂肪主要存在于加工的糕点类食品中。反式脂肪是单不饱和脂肪和多不饱和脂肪在生产加工过程中部分氢化而产生的不健康脂肪。美国心脏病协会建议要尽可能避免摄入反式脂肪,因为反式脂肪可以使有害胆固醇低密度脂蛋白胆固醇的水平升高、使有益胆固醇高密度脂蛋白胆固醇水平下降。反式脂肪的摄入量应限制在总能量的1%以下。例如,对于每天摄入 1 800 kcal 的人来说,反式脂肪只能低于 18 kcal、2 g。1 份炸薯条(65 g)就含有 6 g 反式脂肪。

 适合减肥饮食的健康脂肪类食物有哪些

饮食中可以优先选择下列脂肪类食物,因为这些脂肪类食物可以减低炎症反应、增进健康。

❖ 橄榄油。橄榄油含有大量的单不饱和脂肪,能减低患心脏病和癌症的风险。最佳选择是未精制的特级初榨橄榄油,因为除了单不饱和脂肪之外,还含有大量的酚类化学物,这是一类强力的抗氧化物,具有减低炎症反应的作用。

❖ 花生酱及其他坚果酱。

❖ 核桃、扁桃仁以及其他坚果。这些坚果具有保护心脏的作用。表2-50比较了坚果类和种子类食物的营养价值。这类食物的能量密度非常高。

❖ 牛油果。这是运动饮食中首选的水果,因为牛油果的营养素密度非常高,含有单不饱和脂肪和多不饱和脂肪。

❖ 亚麻籽及亚麻籽油。亚麻籽含有的 ω−3 不饱和脂肪进入人体后,少量可以被转变为 EPA 和 DHA。

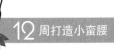

❖ 鲑鱼、金枪鱼及脂肪含量高的鱼。仅仅每周摄入200～360 g就可以获得足量的EPA和DHA,保护心脏健康。

表 2-50　坚果类和种子类食物营养价值比较

30 g 坚果、种子	能量(kcal)	蛋白质(g)	膳食纤维(g)	钙 (mg)	铁 (mg)
奇亚籽	140	5	10	180	8
亚麻籽	150	5	8	70	1.5
火麻籽	180	10	4	—	1
南瓜子	170	9	2	50	2
芝　麻	200	6	4	350	5
葵花子	190	6	3	20	1
核　桃	190	4	2	30	1

运动锻炼：了解运动风险

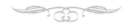

 运动猝死的风险有多大

运动是有利有弊的。一方面,有些人在进行剧烈运动时死亡。另一方面,运动又对健康有益,如在运动期间心脏骤停的风险较低。此外,运动方法不正确或过于用力都会导致肌肉和骨骼的损伤,有时甚至严重到需要进行治疗。然而,包括美国心脏病学会和美国运动医学会在内的医学机构和很多的健身组织都认为,锻炼的好处远远大于其风险。但是仍然有必要了解这些运动的风险。

运动性猝死

运动性猝死是指因为过量的运动而导致的死亡,一般是在运动中或运动后即刻出现症状,6小时内发生的非创伤性死亡。

研究表明,40岁以下的人在运动中死亡的病因通常是患有未被发现的先天性心脏病,而40岁以上的人在运动中死亡的病因通常是患有冠状动脉疾病。

现有的关于运动中死亡率的数据表明,运动猝死的风险其实是很低的。一般人群心脏病发病率为每37.5～88.8万人运动一小时则有1人死亡,这要比运动时心脏猝死率高出7倍。在有医学指导的心脏康复计划中,心脏病发作率约为每小时1/1 116 906个患者,病死率也非常低。

运动中心脏病发作的危险因素

下列因素似乎与运动中致命或非致命性心脏病发作明显相关。

❖ 运动强度:高强度运动(＞6 MET)使确诊或未确诊的心血管疾病患者发生心血管事件的风险增加。

❖ 平时一直为久坐不动的生活方式:平时久坐不动的人在剧烈活动时心脏病发作的概率是经常运动之人的50倍。大多数因心脏病死亡的人运动频率低于每周一次。

❖ 患有心血管疾病:被诊断为心血管疾病的人运动猝死的风险更大。在心血管病患者中,慢跑与心脏骤停发生率高度相关。

❖ 心血管疾病危险因素:高血压、高血脂、糖尿病、吸烟、肥胖和早期心血管疾病家族史等都可能会增加运动中心脏病发作或死亡的风险。

❖ 年龄:心血管疾病的发病率和危险因素都随着年龄的增长而增加,因此老年人运动相关性死亡的可能性更高。

❖ 环境因素:在炎热和寒冷的极端温度下,运动中心脏病死亡的风险可能增加。

❖ 发病时间:心脏病发作或死于心脏病发作最常在清晨发生。

运动相关性心脏死亡的机制

运动可能导致高风险人群心脏病发作的原因有以下几个。

❖ 久坐不动的人出现体内血小板聚集情况比经常运动的人更为常见,促使动脉粥样硬化斑块和血栓的形成。

❖ 在运动时,受损的冠状动脉与健康的冠状动脉不同,并不是发生扩张,反而出现痉挛。这种痉挛不仅会使流向病损区域的血液和氧气减少,而且易使松动的动脉粥样斑块发生破裂。

❖ 脱落的斑块容易堵塞在更为狭窄的脉管内。

❖ 当收缩压上升时,斑块也会破裂,这是运动过程中的自然现象。

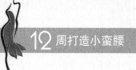
❖ 在发病前患有未被发现的结构性病变，如冠状动脉狭窄或缺失、主动脉无力或肥厚型心肌病等，会在剧烈活动的过程中表现出来。

哪些人在运动之前应进行运动风险评估

运动中心脏病发作或中风的风险，甚至因心脏病发作而导致的死亡，都可以通过提前筛查出高危人群而进行预防。然而，目前还没有一种筛查方法能够可靠地识别出每一个有发病危险的人。

目前，运动风险评估主要是进行心肺运动试验，也称为压力试验。压力测试是在跑步机或自行车上运动的同时进行血压和心电活动的监测。最主要关注的是心率和收缩压对运动、运动能力的反应以及心电图结果。这些指标中有任何一项异常结果都表明存在运动风险。

哪些人应该接受运动试验

表 2-51　应该接受运动试验的人群

美国运动医学会建议下述人群应进行运动测试
◇ ≥45岁的男性及≥55岁的女性开始进行剧烈运动（≥60%最大摄氧量）前
◇ 任何具有2个或更多心脏病危险因素的人：吸烟、高胆固醇血症、高血压、从不锻炼、肥胖和超重、糖尿病等
◇ 有心脏病症状或体征
◇ 诊断为心脏病、肺部疾病或代谢性疾病

美国心脏病学会推荐
◇ 无症状者进行中等强度运动之前无须进行常规运动测试
◇ 有症状的患者或患心血管疾病、糖尿病、其他活动性慢性疾病的人，在增加体力运动量或从事剧烈体力活动之前应向医生咨询

资料来源：Haskell, W.L., Lee, I., Pate, R.R., Powell, K.E., Blair, S.N., Franklin, B.A., et al. (2007). Physical activity and public health: Updated recommendation for adults from the American College of Sports Medicine and the American Heart Association. Circulation, 116(9), p.1089.

运动时的注意事项

运动性猝死是运动中罕见的并发症，而更常见的是肌肉骨骼损伤和脱水。

1. 肌肉骨骼损伤

任何年龄的人在过度运动后都可能出现肌肉骨骼损伤。最常见的运动损伤是肌肉拉伤，即肌肉组织内因微小撕裂而导致体液渗漏、发炎，引起疼痛。

肌肉拉伤既可由耐力运动如单次长时间、高强度的步行、骑车或游泳等引起，也可由抗阻力运动引起，如举重的重量太重、重复次数太多且动作方式不正确等。平时一直不太运动的人在开始进行较大的运动量时，出现肌肉疼痛是不可避免的。但是，这种肌肉疼痛不应持续超过1周或变得越来越严重。很多刚开始进行锻炼减肥的人信心满满，盲目大量运动，甚至出现肌肉疼痛时会以"没有痛苦，就没有收获"来激励自己。然而这并不正确，甚至可能有危险。

导致肌肉骨骼损伤的两个常见因素如下。

❖ 运动强度过高。

❖ 运动量过大。

平时一直久坐或很少锻炼的人应慢慢改变生活方式，以减少肌肉的疼痛及防止肌肉损伤的出现。曾经有过肌肉损伤的人必须特别注意不要进行过度运动。

2. 预防运动损伤的热身运动

正式的锻炼计划中，应该在运动前和运动后都分配时间进行热身和放松。

运动前热身可使肌肉温度上升，增加肌肉柔韧性，防止肌肉拉伤。热身还可以使更多的血液流向心肌，防止收缩压过度升高，降低心律失常和心脏病发作的可能性。

运动后的放松活动可减缓血液流向运动中的肌肉，将乳酸等代谢产物从肌肉中排出，并防止血液聚集到腿部。如果突然停止运动并站着不动，大脑缺乏足够的血液会导致头晕甚至昏厥。运动后在肌肉还处于温热状态时进行肌肉伸展运动，能进一步增强柔韧性，并减少受伤的机会。

年龄较大且久坐不动的人和有心血管疾病危险因素的人做热身活动的时间需要长一些，至少应做10分钟的低强度活动。在进行了一段时间的运动之后，体能水平得到一定程度的提高，通常5分钟的热身活动就可以让血液流入肌肉。在热身活动结束时，每分钟心率应该比目标心率范围低大约20次。

运动后的放松活动时间应该与运动前的热身活动时间相同，可以简单地选择低强度的运动或者步行。

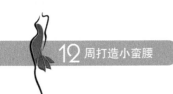

3. 充足补水

在高温、潮湿的天气,补充足够的水分是必不可少的,可防止出现热休克。肥胖、糖尿病或患有心血管疾病的人更容易受到极端温度的影响。运动强度越高,对充分补水的需求就越大。由于口渴的感觉并不是一个提示补水的良好指标,因此应在运动期间和运动后进行定时喝水。

竞技运动员可饮用碳水化合物含量不超过8%的运动型饮料来增强肌肉的耐力。普通的减肥者进行中等强度的有氧锻炼可以直接用白开水或茶水补充锻炼中所丢失的水分。运动型饮料对于减肥或保持体重的人来说会增加能量的摄入。

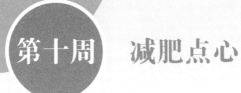

第十周 减肥点心

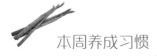

本周养成习惯 ···

12周打造小蛮腰计划中第二阶段第十周饮食计划

饮食习惯：两顿正餐之间吃点心

运动习惯：进行适合自己的运动项目，保证运动强度和运动持续时间

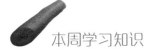

本周学习知识 ···

科学减肥策略：情绪性进食与减肥

饮食营养：如何安排营养点心

运动锻炼：了解运动与营养的关系

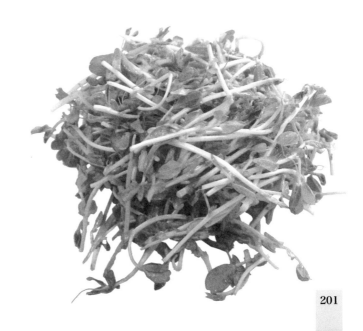

表 2-52　我的运动减肥饮食营养计划 _____kcal（第 10 周）（工作表）

餐　次	谷　　类	蛋白质类	乳制品类
早　餐			
上午点心			
午　餐			
下午点心			
锻炼后			
晚　餐			

表 2-53　我的 12 周打造小蛮腰食谱及运动计划（第 10 周）（工作表）

时　间	早　餐	上午点心	午　餐
星期一			
星期二			
星期三			
星期四			
星期五			
星期六			
星期天			

蔬菜类	水果类	油脂类

下午点心	锻炼后	晚　　餐	有氧/力量

表 2-54　12 周打造小蛮腰锻炼计划（第 10 周）

12 周打造小蛮腰零基础锻炼计划（推荐）	第 10 周 至少运动 5 次 力量训练：2 ～ 3 次/周（参见 part 4）， 步行结束后进行
1. 健步走 ◇　本周至少进行 2 次，如果每天锻炼，最多进行 　　4 次 ◇　健步走时长：30 ～ 40 分钟/次 ◇　锻炼总时长：32 ～ 43 分钟/次	正常步速走 2 ～ 3 分钟热身，然后加快步速（为 4.8 ～ 6.4 km/h）行走 30 ～ 40 分钟
2. 急步走 ◇　本周进行 2 次 ◇　急步走时长：22 分钟/次 ◇　锻炼总时长：29 分钟/次	正常步速走 2 分钟热身，然后健步走 1 分钟、急步走 12 分钟，再 1 分钟健步走、10 分钟急步走。3 分钟正常步速放松
3. 最大速度步行 ◇　本周进行 1 次 ◇　最大速度步行时长：30 分钟/次 ◇　锻炼总时长：至少 35 分钟/次	热身 5 分钟（2 分钟正常步速、3 分钟健步走）。然后以最大步速行走 15 分钟，略微降低速度返回起始点

科学减肥策略：情绪性进食与减肥

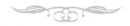

 什么是情绪性进食

　　生理性饥饿并不是进食的唯一原因。许多人也会为了放松心情、缓解压力或犒劳一下自己而进食，而且往往会选择垃圾食品、糖果和其他可使心情放松但不健康的食物。情绪性进食是指利用食物来改善自己的情绪、满足情感上的需要，而不是为了填饱肚子。然而不幸的是，情绪性进食并不能解决情绪方面的问题。事实上，其通常会使情绪更加糟糕。最终的结果是最初的情绪问题不仅仍然存在，而且还会因为过度进食而感到内疚。

　　1. 情绪性进食恶性循环

　　偶尔吃一点东西犒劳一下自己或庆祝一番并不是坏事。但是如果把进食当作解决情绪问题的主要方法，即无论何时只要感到压力巨大、心烦意乱、生气、孤独、筋疲力尽或烦躁时，情不自禁地寻找食物，那么就会陷入情绪性进食的恶性循环之中，而负面情绪问题却并没有得到解决。情绪性进食会导致体重越来越难以控制。

2. 情绪性饥饿和生理性饥饿的区别

情绪性饥饿的威力十足，很容易被误认为是生理性饥饿。情绪性饥饿来得很突然，具有势不可挡和极为迫切的特性。生理性饥饿出现的节奏较为缓慢，进食的欲望没有那么迫切，不需要立刻得到满足，除非已经很长时间没有进食了。

情绪性饥饿时会极其渴望一些能带来一时快感的垃圾食品或甜点等。如果是生理性饥饿，那么任何一种食物都可以用来充饥，包括健康的食物如蔬菜等。

情绪性饥饿通常会导致无意识地大量进食，等到察觉时已经吃得很多了。生理性饥饿进食的时候，通常会清楚地知道自己吃了多少食物。

情绪性饥饿时即使吃饱了也不会出现饱腹感，会一直不停地进食直到感觉吃撑了不舒服为止。而生理性饥饿时，吃饱以后就会产生饱腹感。

情绪性饥饿通常会令人感到后悔、内疚或羞愧。因生理性饥饿而进食不会使人感到内疚或羞愧，因为这是为了满足身体的营养需要。如果在进食后感到内疚，那么很有可能是因为你心里也明白这不是为了补充营养才进食的。

3. 情绪性进食的诱因

大多数情绪性进食与负面情绪相关，但有时候积极正面的情绪也可诱发情绪性进食，如实现了一个目标或是参加节日聚会或朋友派对时用食物犒劳自己。情绪性进食的常见原因有压力、负面情绪、无聊、社交聚餐等。当身体承受压力时，会大量分泌应激性激素皮质醇。皮质醇会激发人对甜食和脂肪含量高的食物的强烈欲望。生活中的压力越大，就越有可能会通过进食来缓解压力。

4. 如何克服情绪性进食

❖ 放慢进食速度。为了安抚自己的情绪而进食时，进食的速度会很快。由于速度太快，大脑接收不到"已经饱了"的信号。尝试在进食前先做一下深呼吸，每吃一口，将餐具放下一次，真正地去关注进食的体验。留意食物的质地、形状、颜色和气味。机体向大脑发送饱腹感的信号是需要一定时间的，因此在咽下每一口食物后都要花些时间想想自己的感受，是仍然很饿还是已经饱了，从而避免过度进食。

❖ 全神贯注进食。边进食边干其他的事情，如看电视、开车或打电话，将无法充分享受食物的美味。由于心思在别处，因此即使不饿了，也不会有饱腹

感,会继续进食。全神贯注地进食可使你关注食物,享受用餐的乐趣,避免过度进食。

❖ 进行日常锻炼。身体活动对于改善情绪和提高身体能量水平有奇效,同时具有强大的缓解压力作用。

❖ 每晚保证8小时的睡眠时间。睡眠不足时,机体会十分渴望能快速提升能量水平的甜食。充分休息后将有助于控制食欲以及降低进食的欲望。

❖ 放松身心。每天至少留出30分钟的时间用于放松身心和缓解压力。这是必须停下来给自己充电的时间。

❖ 与其他人保持联系。请不要低估亲密关系和社交活动的重要性,和一些能够提升你生活质量的人交流能够消除压力带来的负面影响。

饮食营养:如何安排营养点心

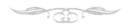

如何安排点心

很多减肥者正餐吃得不足、零食点心吃得太多。常常在饥饿时找能快速补充能量的零食,有的人零食点心的摄入量能达到全天总能量摄入的20% ~ 50%。显然,这在营养上是不合理的。

点心是重要的能量补充来源。体力活动水平较高的人,每隔4小时就会感到饥饿。因此两餐之间,尤其是下午3点半左右的点心加餐就显得非常重要。否则,12点吃午餐,不到下午4点就会饥肠辘辘。如果锻炼安排在下午,则更应为锻炼补充一些能量。合理的营养加餐要远好于提神类的饮料。

健康的点心有很多选择,食物应该含有蛋白质、膳食纤维和健康脂肪等。

加餐点心的营养原则是什么

❖ 首要原则是碳水化合物的含量不能高,避免吃甜食。

❖ 能量不超过200 kcal。

❖ 膳食纤维含量高。

❖ 含有适量的蛋白质。

❖ 营养素密度高。

❖ 所含有的脂肪应为健康脂肪。

❖ 精制糖含量低。

听起来难以做到吗？其实非常方便，大多数加工程度低的食物如蔬菜、坚果类和种子类、很多水果和乳制品等都满足这些营养要求。

 哪些食物适合作减肥点心

1. 高蛋白点心推荐

高蛋白食物含有丰富的必需氨基酸，对于减肥者维持肌肉量至关重要。因此，含有高蛋白的点心对于减肥者来说最为理想。下面提供一些安排高蛋白点心的思路（表2-55）。

表 2-55 高蛋白点心（示例表）

食　物	分　量	蛋白质（g）
水煮蛋	1个	7
茅屋奶酪	1杯	6
扁桃仁、山核桃或其他坚果	一小把（23粒，约28 g）	6
水果拌坚果酱	坚果酱2勺（30 g）	8
鹰嘴豆	30 g	5
毛豆米	155 g	17
牛肉干	1大片（20 g）	7

2. 膳食纤维含量高的点心推荐

膳食纤维也像蛋白质一样具有饱腹的作用，还能够预防便秘。高膳食纤维的饮食能够减缓碳水化合物的吸收，有助于血糖水平平稳。此外，膳食纤维还能够降低血液胆固醇水平、减低患心脏病和癌症的风险（表2-56）。

表2-56 高膳食纤维点心（示例表）

食　物	分　量	膳食纤维（g）
即食燕麦	100 g	1.6
玉米粒	100 g	2.7
蓝　莓	100 g	2.4
香　蕉	100 g	2.6
巴旦木或开心果	23粒	4
西兰花	100 g	2.6
牛油果	1个	13.5

3. 健康脂肪类食物推荐

目前营养学的观念并不提倡低脂肪饮食，而是强调吃健康的脂肪。事实上，健康的脂肪对心脏更有益，且具有充足的饱腹感。膳食指南认为单不饱和脂肪及多不饱和脂肪是健康的脂肪。下面是一些可以作为点心的健康脂肪类食物（表2-57）。

表2-57 健康脂肪点心（示例表）

食　物	分　量	脂肪（g）
牛油果	1个	30
酸　奶	1杯	22
橄榄油	1勺（15 ml）	14
核　桃	100 g	65
三文鱼	100 g	6

运动锻炼：了解运动与营养的关系

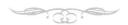

 为什么锻炼之前要吃点心

无论是职业运动员，还是规律性运动锻炼的健身者，锻炼前正确地补充能量非常重要。运动营养学的研究表明，锻炼前适当补充能量具有五个作用。

❖ 有助于预防低血糖的发生。低血糖的症状有轻度头疼、无尽的疲劳感、视觉模糊以及注意力不集中等，这些症状均严重影响运动表现。

❖ 有助于中和部分胃液，预防饥饿感出现。

❖ 可以为肌肉补充能量。运动前正餐所进食的碳水化合物以糖原形式存储于肌肉中，运动前一小时内所进食的碳水化合物进入血液成为血糖，并补充大脑所需的葡萄糖。

❖ 可以使运动者很安心，因为知道自己的身体已经补充了充足的能量。

❖ 有助于提高锻炼的强度，因此而消耗更多的能量，减去多余的脂肪。

运动前补充营养的主要目的是为身体提供充足的能量储存，使得身体能够高质量地完成一次运动锻炼。碳水化合物含量丰富的食物和液体能够促进肌肉糖原和肝糖原的储存，优质的蛋白质类食物有助于保留肌肉量，因此，运动前的正餐应该包括这些食物。不推荐运动前吃脂肪含量高的食物，因为高脂肪食物会使消化过程减缓，运动时身体出现迟钝感。运动前1小时内的点心以简单碳水化合物为主，膳食纤维含量不宜太高。

如果运动前没有从白开水、茶、咖啡、牛奶、果汁中获得足够的水分，或摄入的蔬菜和水果不足以使身体保留充足的水分，那么运动时很快就会出现疲劳感，身体的协调性下降，发生肌肉抽搐的可能性更大。此外，身体不能调节其核心体温。体温增高导致身体处于过热和耗竭状态。

无论锻炼与否，使身体一整天都保持充足的水分是维持健康很重要的一步。早晨开始就应该喝250～500 ml的水，一天中应随时喝口水。锻炼时至少应喝800 ml水，使身体保持适宜的水分。如果锻炼时间超过1小时，或者在高

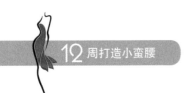

温、高湿天气条件下锻炼,则还需要额外增加水和电解质的摄入量。

空腹锻炼增加体内脂肪消耗吗

空腹锻炼的确能够增加体脂肪的消耗,但是燃烧更多的脂肪并不等同于会变得更瘦。要减去体脂肪或体重,需要在一天结束时总的能量摄入低于全天的能量消耗,即能量负平衡,无论在锻炼时消耗的能量来自脂肪还是来自碳水化合物。研究表明,运动前吃适量的点心,能够提高运动强度,消耗更多的能量,减去更多的脂肪或体重。

哪些食物会激发运动中胃肠道不适

运动前吃一些令人舒适的点心能够增强耐力、力量及愉悦感。但是很多人害怕运动前吃食物会导致胃部不适、腹泻和中途中止运动等。当然,吃太多不合适的食物肯定会引起胃肠道问题。研究发现,30% ～ 50%的耐力运动者出现过胃肠问题,其中最常见的是恶心,其他问题还包括胃烧灼感、呕吐、打嗝、胃痛、胀气、腹部痉挛、腹泻等。

每个人的胃肠道对运动的反应是不一样的。每个人对食物的喜好和口味都不同,没有统一的运动前应该吃的食物,需要个人经验积累。这意味着运动不仅锻炼心脏、肺和肌肉,还锻炼胃肠道对运动前所吃食物的耐受性。重点应关注牛奶、西兰花、洋葱、玉米、芸豆或含有山梨醇的口香糖等食物。

要使胃肠道适应、耐受运动前所吃的食物,在运动前的1小时内进食,可以从小块饼干或少量运动饮料开始逐步添加食物,直至达到200 kcal左右。

激发运动中胃肠道不适的常见因素如下。

❖ 运动类型。体位相对稳定的运动项目如骑自行车、游泳等较少出现胃肠道不适,需要跑动的运动项目常出现。

❖ 训练状态。训练少的人易出现,在逐渐加大运动量和运动强度后,身体会逐渐调整状态并适应。

❖ 年龄。年轻运动者较多出现胃肠道不适。

❖ 性别。女性在经期易出现。

- ❖ 精神紧张。
- ❖ 运动强度。高强度运动时,大量的血液从胃肠道流入肌肉,导致胃肠不适。
- ❖ 运动前摄入食物的量。吃太多高蛋白和高脂肪的食物可迅速引起胃肠不适,安全的食物是低脂肪高碳水化合物的食物,如燕麦片、香蕉等。
- ❖ 膳食纤维。高膳食纤维饮食会加速肠蠕动,激发胃肠道不适。
- ❖ 咖啡。有些人喜欢运动前喝大量的咖啡,以期提高运动表现。但结果往往适得其反,运动中出现胃部不适,甚至腹泻,运动表现自然不如人意。
- ❖ 运动胶和浓缩糖溶液。运动期间摄入高浓度的糖溶液会导致胃不适。不要将高碳水化合物恢复性饮料(200 kcal/240 ml)与低碳水化合物补液相混淆。
- ❖ 含有山梨醇的无糖食物。
- ❖ 脱水。身体脱水会增加肠道出现问题的风险。运动期间应合理补水,尝试不同的液体,观察身体对水、运动饮料、稀释果汁等的反应。
- ❖ 激素变化。消化过程受激素调控,运动会改变激素的分泌模式。某些改变可能会导致食物通过消化系统的速度加快,从而导致胃肠道不适。
- ❖ 肠易激综合征。一般来说,运动会改善肠易激综合征的症状。

 什么时间锻炼比较好

锻炼时间影响饮食计划。如果早晨锻炼,则没有太多的时间进食以及足够的时间来消化。那么早晨空腹锻炼好吗?这取决于锻炼项目的类型。早晨空腹进行健步走或慢跑是没有问题的,出门前喝一杯水就可以了。但是,如果进行强度更大的运动项目,就应该吃一些容易消化吸收的碳水化合物类食物,如1片切片面包、几片饼干、1根香蕉或1杯果汁等,再加上一杯水,以避免低血糖的发生。

由于液体消化的速度较快,少量的奶昔作为运动前的营养餐较为合适。如果早晨锻炼前吃任何食物都导致胃肠道不适,那么就什么也不要吃。事实上,空腹状态下锻炼会消耗更多的能量。

精心计划自己的运动项目类型和持续时间。进行60分钟以上的耐力锻炼或高强度间隔训练(high intensity interval training, HIIT)时,发生糖原耗竭、低血糖症和疲劳的风险非常高。因此,运动前的营养餐非常重要。如果运动时间超长,则运动期间每小时应喝含有30～60 g碳水化合物的饮料。

如果下午锻炼，可以更加科学地安排运动前的营养餐，以保证为身体提供充足的能量。碳水化合物的摄入量取决于进食时距离锻炼还有多长时间。如果距离锻炼只有1小时，碳水化合物的摄入量为每千克体重1 g；如果距离锻炼有2小时，则碳水化合物的摄入量为每千克体重2 g。运动前的营养餐除了包括碳水化合物之外，含有15～20 g的蛋白质有助于血糖水平的稳定、维持或增加肌肉量以及减低运动时出现肌肉损伤的风险。

 运动期间吃什么

像运动前和运动后需要补充营养一样，运动期间也需要补充营养。无论是职业运动员，还是减肥者、健身者，运动期间摄入合适的食物和液体对于运动非常重要。

在进行中等至高强度的运动时，身体会利用预先储存的碳水化合物和部分脂肪作为能量来源。碳水化合物即肌肉中的肌糖原、血糖以及肝脏中的肝糖原。不同的运动项目对糖原的消耗速度不同，长时间进行中等至高强度的运动期间摄入碳水化合物的好处就是维持血糖水平平稳。

 如何判断运动中是否需要进食

❖ 一般来说，运动持续时间越长，碳水化合物的消耗量越多。如果运动时间超过1小时，那么运动期间除了补水之外，应该摄入一些碳水化合物。

❖ 高强度运动会消耗更多的糖原。如果运动持续时间为一小时左右，但期间有较多的高强度动作，那么摄入一些碳水化合物是有益的。

❖ 气温也有影响。天气越热，糖原的消耗越快。

❖ 运动前的点心是否摄入适量的碳水化合物也是运动中是否需要摄入碳水化合物的因素。

 为什么锻炼之后要吃营养餐

很多人坚持规律的锻炼，有的人甚至锻炼得很刻苦，因此也就理所当然地认为，"我锻炼了，我的身体就会越来越好"。但是事实上很多人的肌肉越锻炼越少了。从科学健身的角度来看，这些人尽管长期刻苦的锻炼，但并没有达到减体重或体脂、增加肌肉力量和数量、提高体能水平等目的。问题出在哪里？问题就在于营养没跟上。适当的休息、身体的恢复以及合理的营养是帮助达到锻炼目的的重要因素。

运动后合理的营养有如下作用。

- 提高运动表现。
- 避免运动损伤。
- 增强肌肉力量。
- 提高运动耐力。
- 促进运动后恢复。

运动后营养的主要目的是帮助身体恢复、补水、补充能量、修复肌肉等。运动营养学认为，运动后一小时之内是体内蛋白质合成代谢的窗口期。运动之后，肌肉中血流增加，胰岛素的敏感性增高，使得肌肉细胞对葡萄糖的吸收提高，肌肉糖原的合成增强，肌肉细胞中蛋白质的合成也增强。也就是说，在锻炼之后的一小时之内，身体最需要获得营养素，因此在这个窗口期摄入身体需要的营养素对于身体补充能量、修复肌肉等效率最高、效果最好。

进行力量训练时，身体其实处于应激状态，会以各种方式应对。肌肉收缩时，肌纤维会有细小的损伤，当这些细微的损伤被修复后，肌肉纤维就变粗了，这就是肌肉量增多的过程。但这只是一方面。肌肉纤维的修复需要适宜的营养、充足的水分以及适当的休息恢复。这就是为什么锻炼之后一定要进食的原因。

进行耐力锻炼的情况也一样，耐力锻炼主要是提高体能水平、增强心肺功能，同样需要适宜的营养补充。

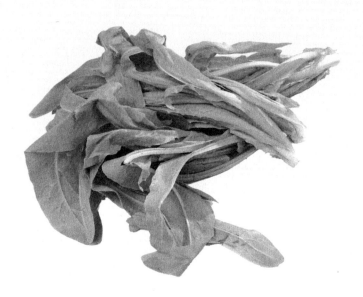

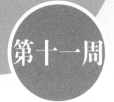

第十一周 运动前、运动期间及运动后营养餐

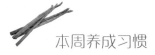

本周养成习惯

12周打造小蛮腰计划中第一阶段第十一周饮食计划

饮食习惯：学习安排运动前、运动期间及运动后的营养餐

运动习惯：进行适合自己的运动项目，保证运动强度和运动持续时间

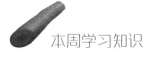

本周学习知识

科学减肥策略：避免肌肉分解、最大程度消耗体脂肪

饮食营养：如何安排运动前、运动期间及运动后营养餐

运动锻炼：避免运动疲劳

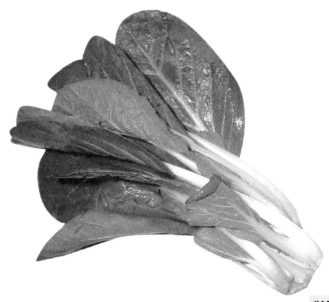

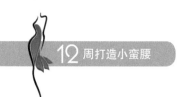

表 2-58　我的运动减肥饮食营养计划 _____ kcal（第 11 周）（工作表）

餐　次	谷　类	蛋白质类	乳制品类
早　餐			
上午点心			
午　餐			
下午点心			
锻炼后			
晚　餐			

表 2-59　我的 12 周打造小蛮腰食谱及运动计划（第 11 周）（工作表）

时　间	早　餐	上午点心	午　餐
星期一			
星期二			
星期三			
星期四			
星期五			
星期六			
星期天			

蔬菜类	水果类	油脂类

下午点心	锻炼后	晚　餐	有氧/力量

表 2-60　12 周打造小蛮腰锻炼计划（第 11 周）

12周打造小蛮腰零基础锻炼计划（推荐）	第 11 周 ◇ 有氧锻炼：至少运动 5 次 ◇ 力 量 训 练：2 ～ 3 次 / 周（ 参 见 part 4），步行结束后进行
1. 健步走 ◇ 本周至少进行2次,如果每天锻炼,最多进行 4次 ◇ 健步走时长:30 ～ 40分钟/次 ◇ 锻炼总时长:32 ～ 43分钟/次	正常步速走2 ～ 3分钟热身,然后加快步速（为4.8 ～ 6.4 km/h）行走30 ～ 40分钟
2. 急步走 ◇ 本周进行2次 ◇ 急步走时长:25分钟/次 ◇ 锻炼总时长:32分钟/次	正常步速走2分钟热身,然后健步走1分钟、急步走15分钟,再1分钟健步走、10分钟急步走。3分钟正常步速放松
3. 最大速度步行 ◇ 本周进行1次 ◇ 最大速度步行时长:30分钟/次 ◇ 锻炼总时长:至少35分钟/次	热身5分钟（2分钟正常步速、3分钟健步走）。然后以最大步速行走15分钟,略微降低速度返回起始点

科学减肥策略：避免肌肉分解、最大程度消耗体脂肪

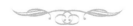

　　锻炼时,肌肉收缩需要消耗能量。不同的锻炼肌肉所消耗的能量来源是不同的。营养也是运动后肌肉生长和修复的必要条件,使得下一次的运动能够如期进行。所以健身界有"三分锻炼,七分营养"之说。无论进行锻炼是为了健身,还是为了减脂,都要根据锻炼的类型、强度以及持续时间有目的、有计划、有方法地补充营养。

　　锻炼时,身体产生能量的速度比静息时更快,肌肉收缩更有力,心脏更快地泵出血液供应全身,肺呼吸加速,所有这些过程均需要额外的能量。那么这些额外的能量来自何处？ 如何保证有足够的能量来让一次锻炼过程持续进行直至完成,而不出现肌肉疲劳及运动损伤呢?

 避免肌肉蛋白质分解

运动时肌肉需要利用能量物质三磷酸腺苷(adenosine triphoshate,ATP)。但是,身体在任何时候都只贮存少量的ATP,储存的数量只能满足静息状态下最基本的能量需求。体内每一个细胞都可以通过分解营养物质碳水化合物、脂肪和蛋白质来产生ATP。锻炼时,能量需要量突然增高,几分钟内ATP的供给就用完了。由于身体必须要产生更多的ATP来继续锻炼,因此身体必须分解更多的能量营养素。体内的碳水化合物、脂肪和蛋白质都能为锻炼提供能量,都能被转运到肌肉细胞分解而产生能量。

在大多数锻炼中,ATP的产生主要来自碳水化合物和脂肪。蛋白质占能量混合物的比例较少。只是在锻炼时间非常长或强度非常大的情况下,肌肉蛋白质才被分解产生能量。另外,在半饥饿时,或吃低碳水化合物时,肌肉中糖原会出现短缺,即使不锻炼,在日常体力活动中也有很多的肌肉蛋白质被分解以提供机体能量。因此,吃低能量或低碳水化合物饮食的人所减轻的体重中,有一半是身体肌肉蛋白质的丢失。

 最大程度消耗体脂肪

在进行有氧锻炼时,肌肉是利用碳水化合物还是脂肪作为能量来源取决于一系列的因素,最为重要的因素有锻炼的强度、锻炼持续的时间、体能水平以及锻炼前的饮食。

1. 锻炼强度

锻炼的强度越高,对肌肉糖原的依赖性越大。在无氧锻炼时,能量是由ATP-PC和无氧糖酵解产生。例如短跑冲刺、举重以及间歇性最大速度冲刺的运动如足球、橄榄球等,肌肉糖原是主要的能量来源。

有氧锻炼需要肌肉糖原和脂肪作为混合燃料供能。低强度的锻炼主要以脂肪作为燃料,增加锻炼强度时,如增加跑步的速度,则肌肉使用糖原的比例要高于脂肪。中等强度的锻炼时,肌肉糖原的供给大约占能量需要量的一

半,剩余的则来自脂肪。当进行高强度锻炼(强度超过最大摄氧量70%)时,脂肪被分解及转运的速度不足以满足能量的需要。也就是说,中等强度的有氧锻炼消耗脂肪的效率最高,锻炼强度更大时,脂肪消耗的速度反而减低。

2. 锻炼持续时间

肌糖原不能无限制地供给能量,因为肌肉贮存的糖原数量相对较少。持续进行锻炼时,肌糖原的贮存进行性减少。因此,当肌糖原浓度下降时,血糖补充作为能量来源的比例增高,脂肪用作能量的比例也增高,但是在没有碳水化合物出现的情况下脂肪是不会被燃烧的。

一般来说,体内的肌糖原足够进行90 ～ 180分钟的耐力锻炼。锻炼强度越大,肌糖原耗竭的速度越快。在交替性锻炼时,如耐力和无氧锻炼交替进行的混合运动时,肌糖原的贮存在45 ～ 90分钟被消耗完。在以无氧锻炼为主时,肌糖原在30 ～ 45分钟被消耗完。

一旦肌肉糖原贮存被消耗完,蛋白质供能的比例增高。肌肉蛋白质被分解为氨基酸来产生能量,并维持血糖水平正常。此时,肌肉会有一定程度的流失。

3. 体能水平

有氧锻炼的结果是使肌肉逐渐适应锻炼项目并提高运动表现,身体能够利用脂肪作为燃料的能力得到提高。有氧锻炼可以增加十分关键的脂肪氧化酶数量,这是一种激素敏感性的脂肪酶,也就是说身体将脂肪分解为脂肪酸的效率会更高。肌肉中毛细血管的数量增加,可使脂肪酸转运到肌肉更顺畅;线粒体(脂肪酸氧化的部位)数量增多,意味着每一个肌细胞燃烧脂肪酸的能力得以提高。有氧体能的提高可使你在任何强度的锻炼时分解脂肪的速度更快,从而节省更多的糖原,这是非常重要的,因为体内糖原比脂肪更加短缺。通过成比例使用更多的脂肪,在肌肉糖原被消耗完出现疲劳前,你能锻炼得更久。

4. 锻炼前的饮食

低碳水化合物饮食会导致肌肉和肝脏糖原的贮存量减少,很多研究已经证明了肌肉糖原的初始浓度对于运动表现至关重要。肌肉糖原量少可使一小时以上的中等强度锻炼能力减低,短时爆发力也受到影响。当肌肉糖原贮存量少时,身体主要依赖脂肪和蛋白质。然而,对于减腹部脂肪来说,这并不是好的方法,因为会流失肌肉组织。

饮食营养：如何安排运动前、运动期间及运动后营养餐

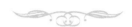

 锻炼前应该怎么吃

能量储备策略如下。

❖ 运动前、运动中及运动后所吃的食物不仅影响运动表现，还影响舒适感。不同的运动项目燃烧能量的速度不一样，因此需要根据运动的类型、强度以及持续时间等来计划饮食。

❖ 如果锻炼少于45分钟，锻炼前吃一小块点心，锻炼中喝适量水，锻炼后吃一小块点心。

❖ 运动前一小时内可以吃新鲜水果、小面包、酸奶、能量胶、至多240～360 ml 运动饮料等。

 运动前的小点心应避免什么样的食物

运动前应避免摄入脂肪或膳食纤维含量高的食物。运动时，大量的血液流入肌肉提供氧气，以利于肌肉产生能量。这些食物很难被消化，在胃中停留的时间过长，使大量的血液流入胃肠道参与消化吸收，甚至出现肠道痉挛、胃不适及恶心等症状，会影响运动表现。

 运动期间摄入的食物该如何选择

运动期间吃的食物数量应该很少，且无须咀嚼、容易吞咽。液体食物是最佳的选择。

运动胶是浓缩形式的碳水化合物，有助于长距离或长时间运动项目中快速

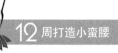

补充能量。由于浓度极高,需要多喝水,以免胃部不适。如果进行长时间的耐力运动,运动胶很适合,但是一般的健身运动者则不需要。

下面是含有 50 g 碳水化合物的食物示例。

❖ 800 ml 运动饮料。

❖ 500 ml 可乐。

❖ 1 条运动能量棒。

❖ 2 条运动胶。

❖ 2 个大香蕉。

 运动期间摄入食物的量如何确定

取决于运动强度、天气条件以及运动开始时体内的糖原储存量。表2-61 为运动中补充能量的建议。

表 2-61　运动中营养补充建议

运动类型	碳水化合物摄入量	示　　例
◇ 少于45分钟,如健身房锻炼、健步走	无须补充,但运动前要吃点心	如果口渴,喝水
◇ 1～2.5小时,如足球、半程马拉松、游泳	在第1小时过后(运动前点心为第1小时提供能量),每小时摄入30～60 g	运动饮料、运动胶、香蕉等
◇ 超过2.5小时,低强度至中等强度,如竞走、骑自行车、徒步	至少每小时摄入30 g	香蕉面包、水果干等
◇ 超过2.5小时,中等强度至高强度,如马拉松、铁人三项赛	每小时摄入60～90 g	各种食物,如运动饮料、运动胶、能量棒、饼干、巧克力牛奶、奶酪条等

 运动后营养餐的原则是什么

能否每日按照锻炼计划顺利进行锻炼,毅力仅是坚持运动的一半,还需要了解运动后应该吃什么。运动后吃什么样的食物和饮料对于体力的恢复、肌肉的修复以及减体重及体脂等至关重要,也决定了后续的锻炼能否继续下去。

如果第二天感到非常疲累、肌肉酸痛,甚至不想继续锻炼,或锻炼了一段时间体重也没什么变化,那么很可能不是锻炼计划有问题,而是营养没有跟上。

运动后营养摄入目标如下。

❖ 15 ～ 25 g蛋白质用于肌肉组织修复。

❖ 每千克体重1 ～ 2 g碳水化合物以补充肌糖原的消耗。

❖ 5 ～ 10 g脂肪以增加饱腹感。

碳水化合物刺激胰岛素的分泌。胰岛素有助于构建肌肉,促进碳水化合物进入肌肉细胞补充肌糖原储存。同时摄入碳水化合物与蛋白质(10 ～ 20 g)可以减低皮质醇的分泌,皮质醇是分解肌肉蛋白质的一种激素。此时,无需考虑蛋白质来源是蛋白粉还是食物,也无需考虑碳水化合物的类型是简单糖还是复杂的碳水化合物。

运动后的营养餐中碳水化合物与蛋白质的比例取决于运动强度。美国运动医学会建议如下。

❖ 职业运动员在进行高强度耐力运动之后的1小时内应摄入300 ～ 400 kcal,其中碳水化合物与蛋白质的比例为3∶1。

❖ 进行低强度至中等强度的运动后最好1小时内,最多不超过2小时,应摄入营养餐,其中碳水化合物与蛋白质的比例建议为2∶1。

❖ 运动后只要保证摄入10 ～ 20 g蛋白质,无需过多关注碳水化合物与蛋白质的比例。

根据运动过程中所丢失的体重数量来决定补水量,一般为每丢失450 g体重补充水分500 ～ 700 ml。普通健身者无需运动前后称量体重,补水原则为运动期间及运动之后喝大量的液体,感到口渴就喝水。中等强度锻炼之后15分钟至2小时之内进食,如果是高强度的锻炼,则应尽快进食。

如果锻炼安排在晚饭之后,锻炼之后、睡觉之前还要吃营养餐吗? 很多人担心睡觉前摄入食物会增加身体储存脂肪导致体重增加,事实上运动之后摄入的营养素主要转变为糖原储存于肌肉和肝脏,以及合成蛋白质来修复运动中受损的肌肉纤维。运动营养学认为,无论锻炼是在白天还是在晚上,锻炼之后最好要吃营养餐,可以使身体从分解代谢状态转变为合成代谢状态。

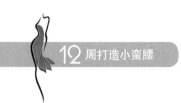
 锻炼后吃什么

美国运动医学会建议,运动后30～60分钟内每千克体重摄入1.2～2.0 g的蛋白质,有助于减低肌肉蛋白质的分解,增加肌肉蛋白质的合成。

吃多少碳水化合物呢? 蛋白质对于肌肉修复非常重要,而碳水化合物则为身体和肌肉补充能量。一定强度的锻炼之后,肌肉和肝脏中储存的糖原几乎耗竭殆尽,需要及时补充。不同的运动项目对糖原的消耗量是不同的,高强度耐力运动如游泳、跑步和骑自行车等所消耗的糖原数量远超过抗阻力运动。总体来讲,锻炼后碳水化合物的摄入量为:低强度锻炼每千克体重3～5 g,高强度锻炼(大约一小时)每千克体重5～7 g(表2-62)。

表 2-62　运动后碳水化合物与蛋白质组合营养餐（示例表）

食　　物	分　　量	蛋白质（g）	碳水化合物（g）	能量（kcal）
炒鸡蛋+燕麦粥	鸡蛋3个 即食燕麦100 g	23	18	316
巧克力低脂牛奶	500 ml	16.2	52	318
切片面包涂抹花生酱+酸奶	切片面包1片 花生酱2勺(30 g) 酸奶200 g	12	33	290
水果奶昔	3杯酸奶 1根香蕉(中等大小、100 g) 樱桃100 g	12	50	357

将碳水化合物和蛋白质搭配进食,可使身体分泌更多的胰岛素,从而促进肌肉细胞摄取碳水化合物和氨基酸,有利于糖原的补充及肌肉纤维的修复。容易消化、吸收较快的碳水化合物类食物较为合适,如下面的食物。

❖　燕麦。

❖　白米饭。

❖　巧克力牛奶。

❖　红薯。

✤ 水果。

✤ 藜麦。

运动后的营养餐应该避免加工类食品、快餐类食物等。这类食物不仅含有大量的能量,营养素密度不高,而且还含有很多人工添加的化学成分,对身体恢复无益。

 锻炼之后喝什么

锻炼前、锻炼期间以及锻炼后都需要重视水分的摄入。如果锻炼强度不大时,锻炼之后喝运动饮料,很可能摄入很多的能量,甚至超过锻炼所消耗的能量。这并不是说运动饮料不好,而是说要在合适的时候饮用。运动饮料适合于身体丢失了大量的水分和电解质时饮用,如运动强度较大,或者在高温、高湿天气下运动等。

水除了保证身体不脱水之外,还具有调节体温、转运营养素、促进血液循环、参与消化吸收等作用。如果进行竞技运动项目,身体处于脱水状态会影响决策和注意力的集中,水还有助于运动表现和身体的恢复。

出汗不仅使身体丢失水分,也丢失一些矿物质(电解质),如钾、钠等。这些矿物质对于身体功能的正常发挥具有十分重要的作用。一般来说,480 ml的汗液中含有80 ～ 100 mg钾、400 ～ 700 mg钠。如果运动后正常进食,完全可以从食物中获得足够的电解质(表2-63,表2-64)。例如,马拉松运动员运动后喝1 L橙汁所补充的钾是其运动中所丢失的3倍。

表 2-63　常见食物钾含量

食　　物	分　　量	钾（mg）
土　豆	1个（大，300 g）	1 650
低脂酸奶	230 g	530
橙　汁	240 ml	445
香　蕉	1个（中等）	420
菠萝汁	240 ml	325
葡萄干	40 g	310
啤　酒	360 ml	90

（续表）

食　　物	分　　量	钾（mg）
可　乐	360 ml	10
运动2小时钾潜在丢失量		300

Data from USDA National Nutrient Database for Standard Reference, 2011.

表 2-64　常见食物钠含量

食　　物	分　　量	钠（mg）
餐　包	1个	1 370
切片面包	1片	170
薯　片	15片	170
果味酸奶	170 g	80 ～ 130
可　乐	360 ml	45
啤　酒	360 ml	10 ～ 15
橙　汁	240 ml	0 ～ 15
运动2小时钠潜在丢失量		1 000 ～ 2 000

Data from USDA National Nutrient Database for Standard Reference, 2011.

　　运动持续时间超过4小时以及职业运动员等在运动中过度出汗时,应额外补充盐。对于一般的运动健身者来说,盐的丢失程度并不大。事实上,运动过程中,血液中钠的浓度可能会升高,因为水分和钠是成比例丢失的,而水分的丢失更多,因此首先需要补充的是水分。正常进食时,从食物中就可以获得足量的钠。

　　因此,美国运动医学会建议:

❖　每10 ～ 20分钟需要摄入200 ～ 300 ml水。

❖　锻炼之后需要摄入至少250 ml水。

❖　喝水需要注意不要豪饮,需小口啜饮,喝温水对身体的刺激最小。

　运动后需要补充维生素吗

　　很多人认为在进行剧烈运动后需要摄入大量的维生素,但是目前尚没有确切的研究结果支持这一说法。运动并不会使体内的维生素耗竭。运动过程中产生的自由基会对身体产生不良影响,维生素能够帮助身体修复这些氧化损伤。不建议服用大量的抗氧化维生素(维生素C、维生素E、β-胡萝卜素等)补充剂,而应该从有颜色的蔬菜和水果中获得。

 适合锻炼后摄入的食物有哪些

下面是推荐的适合锻炼后进食的食物和饮料。

1. 水

任何运动都会导致身体丢失水和电解质,因此在完成有氧运动或抗阻力运动之后补充水和电解质非常重要。一般来说,在进行一定强度的运动之后,身体丢失的水分可达体重的4%左右。根据美国运动医学会指南,水分丢失达体重的2%就会导致身体处于脱水状态。

锻炼前、锻炼期间以及锻炼后补水极其重要。美国运动医学会建议按照运动期间减轻的体重每450 g补水500 ~ 700 ml水。

如果运动超过一小时,除了补充水之外,还需要补充钠和电解质。此时,运动饮料是较好的选择。

2. 乳清蛋白粉

乳清蛋白粉不含任何脂肪,能够恢复体力。不仅如此,乳清蛋白是乳清铁蛋白,对免疫系统非常重要。

在进行一定强度的运动尤其是抗阻力运动时,部分肌肉蛋白质分解产生能量,这是不可避免的,只是运动不同,肌肉蛋白质分解的程度不同而已。因此,运动之后补充蛋白质显得尤为重要。乳清蛋白是最佳的选择。

一勺乳清蛋白粉含有的蛋白质几乎等同于一整块鸡胸肉。但是,运动之后不能只吃蛋白质,如乳清蛋白。肌肉中的肌糖原及肝脏中的肝糖原均需要得到及时的补充,也就是说,乳清蛋白要搭配含碳水化合物的食物如水果汁、香蕉或面包等一起进食。

3. 鸡蛋

鸡蛋中的蛋白质含有支链氨基酸,可促进肌肉快速恢复。蛋黄中含有近一半的蛋白质及维生素D和ω-3脂肪酸,因此不要舍弃蛋黄。

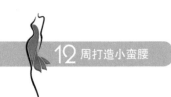

4. 红薯

红薯是碳水化合物的良好来源,非常适合运动后补充肌肉储存的糖原。可以搭配花生酱来提高蛋白质的摄入量。

5. 牛油果

运动后的营养餐除了包括优质蛋白质、适量碳水化合物之外,还应包括一些健康的脂肪。牛油果含有丰富的单不饱和脂肪酸和B族维生素,具有促进肌肉修复和提高机体代谢的作用。

6. 樱桃汁

樱桃汁中含有大量的抗氧化物,可以促进肌肉修复。研究表明,每日喝700 ml樱桃汁(相当于120颗完整樱桃),运动后肌肉酸痛的发生率大幅减低。

7. 绿茶

绿茶也含有大量的抗氧化物,有助于机体代谢脂肪及清除运动过程中产生的自由基,这些自由基可导致炎症反应和肌肉酸痛。

8. 巧克力牛奶

巧克力牛奶是运动后最佳的食物选择,因为运动后需要补充的水、碳水化合物和优质蛋白质等成分巧克力牛奶都含有。此外,巧克力牛奶还含有大量的钙。另外,巧克力牛奶的制作及携带都极为方便。

9. 蓝莓

蓝莓含有丰富的复杂碳水化合物和水分,消化缓慢,可使身体持续稳定地获得能量。此外,蓝莓中还含有较多的抗氧化物,如花青素、维生素C、维生素K和镁等,有助于肌肉恢复。蓝莓可以搭配酸奶、乳清蛋白粉、巧克力牛奶等一起进食。

运动锻炼:避免运动疲劳

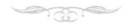

 运动中出现腿抽筋是因为营养不良吗

肌肉抽搐往往与脱水有关。肌肉抽搐常见于肌肉处于疲劳状态时,可能与控制肌肉兴奋和抑制的神经功能发挥异常有关。也就是说肌肉抽搐的主要原因是肌肉运动过度所致,但是体液丢失、电解质不平衡等也是重要因素。进行适当的拉伸和按摩能够解决肌肉抽搐问题。

肌肉抽搐可能涉及营养问题。下面的营养学建议不能保证完全解决运动中肌肉抽搐的问题,但是最好能够排除这些因素。

❖ 饮水不足。肌肉抽搐常常出现在身体脱水状态。要防止身体脱水诱发肌肉抽搐,可在运动前、运动中摄入足够的液体(表2-65)。每日饮水足够,则尿液清澈、量大,呈淡黄色。

❖ 缺钠。在高温天气下进行长时间高强度的运动,如果只喝水,不喝含钠的运动饮料或不吃食物,则有缺钠的风险。肌肉细胞缺钠会导致抽搐。

❖ 缺钙。钙在肌肉收缩过程中发挥重要的作用,每日应该至少摄入乳制品2次。

❖ 缺镁。就像肌肉收缩需要钙一样,肌肉舒张需要镁参与。运动营养学的研究表明,镁有助于减少半夜腿抽筋的发生。事实上,很多人镁的摄入量的确没有达到膳食指南推荐的摄入量:男性每天420 mg,女性每天320 mg。镁含量丰富的食物有深色叶类蔬菜、全谷类、坚果类、鲜豆类等。例如,225 g菠菜含有155 mg镁。

❖ 缺钾。缺钾可能会导致肌肉抽搐。蔬菜和水果含钾量丰富。

表 2-65 饮料对比

饮料(240 ml)	钠(mg)	钾(mg)	蛋白质(g)	碳水化合物(g)
低脂牛奶	100	400	8	12
普通运动饮料	55	45	—	19
巧克力牛奶	150	425	8	26
水	—	—	—	—

 如何避免锻炼疲劳

疲劳的定义为肌肉不能持续恒定做功或保持恒定速度,其原因就是锻炼时肌肉对能量的需求与以ATP形式的能量供给不匹配。例如,跑步者再不能维持

其奔跑速度时即出现疲劳；足球运动员冲刺追赶球时追不上及技术动作变形；在健身房，举不起哑铃；做有氧操时，不能维持节奏和强度。主观上会发现所进行的锻炼难以完成，感到腿发软等。

1. 无氧锻炼时出现疲劳

在爆发力活动时出现疲劳主要是因为ATP和PC的耗竭。换句话说，身体对ATP的需要超过了即时供给。

在持续30秒至30分钟的锻炼活动中，出现疲劳的原因完全不同。血液中乳酸的清除速率跟不上乳酸产生的速率。这意味着，在持续30分钟的高强度锻炼中，肌肉的酸性逐渐增高，这使得肌肉维持强度收缩的能力下降。要无限地继续高强度锻炼是不可能的，因为肌肉中出现的急性酸性环境会抑制肌肉进一步的收缩，并引起肌细胞死亡。出现高浓度乳酸情况时，会感到肌肉有烧灼感，这是身体的一种保护机制，可以预防肌细胞结构被破坏。

减低锻炼强度会减缓乳酸产生速率、减少乳酸堆积，并能使肌肉切换到有氧供能系统，从而使锻炼继续进行。

2. 有氧锻炼时出现疲劳

在持续时间超过一小时的中等至高强度锻炼时，出现疲劳的原因是肌糖原贮存耗竭。与体内脂肪贮存相比，肌肉糖原的贮存是短缺的。肝脏糖原有助于维持血糖平稳，并为锻炼肌肉提供碳水化合物，但是肝糖原的贮存也是有限的。最终，当肌糖原和肝糖原均耗竭及出现低血糖症时，其结果就是身体出现疲劳。

在持续时间超过3小时的低强度至中等强度的锻炼中出现疲劳还有另一个因素。当糖原贮存被用完后，身体会切换到有氧脂解系统，脂肪成为低强度锻炼最主要（不是全部）的燃料供给来源。然而，尽管体内的脂肪贮存量非常大，但是仍然不能无限锻炼，因为脂肪被转变为能量的速度不足以满足锻炼肌肉的能量需要。即使减缓锻炼的节奏，使由脂肪产生的能量供给能满足肌肉的能量需要，但是还有其他的因素可以引起疲劳。这些因素包括大脑中的化学物5-羟色胺浓度增高，导致全身疲倦感、急性肌肉损伤等。

如何延缓锻炼时疲劳的发生

肌肉在做任何类型的活动时都需要糖原，因此，锻炼前肌肉及肝脏中糖原贮存的数量对运动表现有直接的影响。锻炼前肌肉中糖原贮存量越多,维持锻炼强度的时间就越长,从而延缓疲劳的发生。与此相反,肌糖原贮存不足,可导致较早出现疲劳,耐力降低,锻炼强度减低,从而导致锻炼效果差。因此,运动前要保证体内糖原储存充足,运动后要及时摄入碳水化合物以补充糖原的耗竭。如果运动时间较长,则在运动期间要适时摄入适量的碳水化合物。

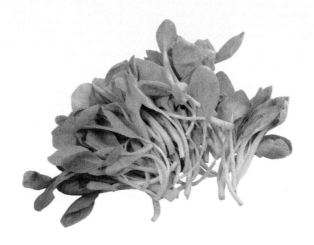

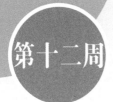

第十二周 防止体重反弹

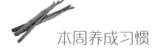

本周养成习惯 ···

12周打造小蛮腰计划中第二阶段第十二周饮食计划

饮食习惯：坚持摄入平衡膳食

运动习惯：进行适合自己的运动项目，保证运动强度和运动持续时间

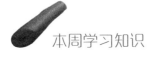

本周学习知识 ···

科学减肥策略：防止体重反弹

饮食营养：防止体重反弹的饮食措施

运动锻炼：防止体重反弹的运动措施

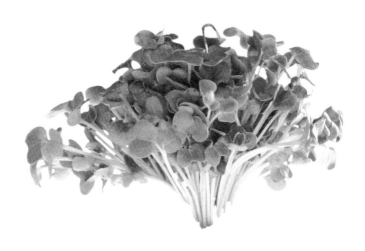

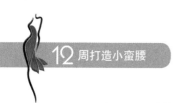

表 2-66　我的运动减肥饮食营养计划 _____ kcal（第 12 周）（工作表）

餐　次	谷　　类	蛋白质类	乳制品类
早　餐			
上午点心			
午　餐			
下午点心			
锻炼后			
晚　餐			

表 2-67　我的 12 周打造小蛮腰食谱及运动计划（第 12 周）（工作表）

时　间	早　餐	上午点心	午　餐
星期一			
星期二			
星期三			
星期四			
星期五			
星期六			
星期天			

蔬菜类	水果类	油脂类

下午点心	锻炼后	晚　餐	有氧/力量

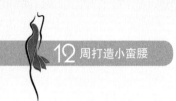
表 2-68　12 周打造小蛮腰锻炼计划（第 12 周）

12周打造小蛮腰零基础锻炼计划（推荐）	第 12 周 至少运动 5 次 力量训练：2～3次/周（参见 part 4）， 步行结束后进行
1. 健步走 ◇　本周至少进行2次，如果每天锻炼，最多进行4次 ◇　健步走时长：30～40分钟/次 ◇　锻炼总时长：32～43分钟/次	正常步速走2～3分钟热身，然后加快步速（为4.8～6.4 km/h）行走30～40分钟
2. 急步走 ◇　本周进行2次 ◇　急步走时长：25分钟/次 ◇　锻炼总时长：31分钟/次	正常步速走2分钟热身，然后健步走1分钟、急步走25分钟，3分钟正常步速放松
3. 最大速度步行 ◇　本周进行1次 ◇　最大速度步行时长：30分钟/次 ◇　锻炼总时长：至少35分钟/次	热身5分钟（2分钟正常步速、3分钟健步走）。然后以最大步速行走15分钟，略微降低速度返回起始点

科学减肥策略：防止体重反弹

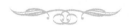

 体重反弹的标准是什么

　　很多人成功地将体重减到了目标体重，但好景不长，体重很快又反弹回起点。事实上，研究表明，超重者以节食的方法成功将体重减轻之后，只有不到20%的人能够长期维持住所减轻的体重。尽管如此，请不要气馁，科学证明有很多的方法可以维持住所减轻的体重。

　　美国运动医学会的指南认为，在体重减轻之后，体重的变化在3%范围内即维持住了所减轻的体重，体重的增加超过5%则被认为具有显著的临床意义，即体重反弹。

很多医学机构，如美国疾病预防与控制中心、美国运动医学会、美国心脏病学会以及美国医学会等，都认为大多数人需要增加体力活动。每周进行150～250分钟中等强度的锻炼，相当于每周消耗1 200～2 000 kcal（为每周20～32 km的跑步或慢跑），足以防止体重反弹超过3%。

大多数的研究表明，饮食控制能量的摄入加上运动锻炼造成能量负平衡可以使体重出现显著的减轻，即体重减轻超过5%。但是，这一运动加饮食的减肥方法中，每周运动锻炼少于150分钟，体重减轻的效果最低；运动锻炼大于150分钟通常会有小幅度的体重减轻（0～2 kg或3 kg）；每周运动锻炼在225～420分钟可使得体重大幅度减轻（5～7.5 kg）。

 为什么体重会反弹

在体重减轻之后，要想保持住所减轻的体重，不仅仅是不吃高能量食物那么简单，还需要与大脑和身体的生物学机制做斗争。我们先来看一下体重减轻之后身体会发生哪些变化。

❖ 储存的能量（体脂肪）减少。

❖ 包括瘦素在内的激素给大脑发信号：脂肪储存已经减少到了关键水平。

❖ 大脑中参与食欲调控的区域下丘脑开始变得活跃起来。

❖ 饥饿感增强，需要摄入更多食物来产生饱腹感。

❖ 进食时约束力大幅降低。

❖ 大脑给肌肉发送信号，使肌肉利用能量的效率提高，从而使能量的消耗减少。

减少能量的摄入导致体内出现急性补偿机制，包括增加或减少调控食欲的激素分泌水平、减低能量消耗以及增加食欲等，所有这些都导致体重反弹。

1. 激素对体重减轻的适应

体重受到激素、代谢、神经因子等严格调控。减少食物的摄入可导致能量负平衡，激发一系列的中枢神经系统和外周神经系统补偿适应机制来预防饥饿。胃肠道、胰腺及脂肪组织等释放的外周激素信号刺激下丘脑区域，从而调控食物的摄入与身体的能量消耗。目前发现调控食欲的激素有瘦素、胃饥饿素、缩胆囊素、神经肽YY、胰岛素、胰多肽、糖原样肽-1、胃抑制性多肽等。

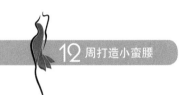
2. 代谢对体重减轻的适应

体重在减轻的过程中，身体的静息代谢率（RMR）会适应性减低，无论体重减轻的是体脂肪还是非脂肪组织，这是生物学生存机制，即保留能量以面对饥饿及危及生命的低能量供给。研究表明，在体重减轻之后不久，身体的RMR能量消耗显著降低，这也可能是体重反弹的原因之一。

3. 体重反弹与神经多巴胺

研究发现，肥胖者喜好吃高脂肪食物和甜食的原因是由神经多巴胺所驱动的。努力减少脂肪含量高和含糖量高的食物摄入，使人产生生理上和心理上的不舒适感，包括未吃饱的强烈食欲、疲劳感、心情差等。在体重减轻过程中，较少以食物奖励自己，此时，神经多巴胺就开始发信号，导致高脂肪和高糖类食物的摄入量增加，以弥补自己的"损失"，体重的反弹也就成为必然。

饮食营养：防止体重反弹的饮食措施

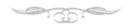

 什么是节食

节食是指限制自己只吃少量的食物或只吃某些食物，以达到减轻体重的目的。

节食有很多形式，从断食如简单的省略一顿早餐，到吃代餐、排毒饮食、低碳饮食、各种减肥食品和补充剂等。最简单的节食就是不吃早餐，一天应该摄入的能量至少减少了1/3。

 节食有何危害

由于节食大幅度减少食物的摄入，会使人产生脱水、虚弱感和疲劳感、恶心和头疼、便秘以及维生素和矿物质缺乏症等症状。

节食对身体有以下影响。

❖ 减慢基础代谢率,从而减少能量的消耗。

❖ 提高机体对所摄入食物中能量的利用效率,因此消化速度加快,很快出现饥饿感。

❖ 使人产生特别想吃高脂肪食物和甜食的欲望。

❖ 增强食欲。

❖ 使体温减低,因此常常畏寒。

❖ 容易情绪性进食。

❖ 肌肉数量减少。

❖ 促进脂肪储存的酶增加,促进脂肪分解的酶减少。

 什么是"溜溜球节食"

"溜溜球节食"又称为体重循环,是指"节食—体重减轻—停止节食—体重反弹—再节食"的减肥模式。这一过程导致体重像溜溜球一样上下波动。研究表明,这种形式的节食减肥行为非常常见,男性中有10%、女性中有30%的人尝试过。"溜溜球节食"对健康的影响如下。

1. 食欲增加导致停止节食后体重反弹更高

在节食期间,体脂减少导致瘦素水平减低。正常情况下,体内储存的脂肪释放瘦素进入血液,告诉身体已经有能量储存了,身体就会发出停止进食的信号。因此,瘦素会让人有饱腹感。体脂肪减少之后,瘦素水平减低,食欲增加,进食更多的食物。此外,进食期间肌肉数量减少也使身体保存能量。

研究发现,采用短期节食方法减肥的大多数人在停止节食后的一年内体重反弹30% ~ 65%。更可怕的是,1/3的节食者最终体重反弹超过节食前的体重。体重反弹完成了"溜溜球节食"向上波动的阶段,会促使节食者开始另一次减轻体重的循环。

2. 体脂肪百分比更高

研究发现,在体重反弹阶段,脂肪的反弹要比肌肉数量的增多更加容易,从而导致体脂肪百分比增高,这也使得再次减轻体重更加困难。

3. 肌肉丢失

在节食减肥期间,除了体脂减少之外,肌肉的数量也减少。由于停止节食后

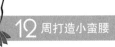

脂肪的反弹要比肌肉数量增加更容易,从而导致一段时间后肌肉丢失更多。肌肉减少会使体力和体能水平减低。

4. 体重反弹导致脂肪肝

身体在肝脏细胞中储存过量的脂肪即脂肪肝。肥胖是发生脂肪肝的一个风险因素,体重反弹尤其具有这种风险。脂肪肝与肝脏代谢脂肪和糖的途径发生改变有关,使患2型糖尿病的风险增高,脂肪肝还会进展为肝硬化。

动物实验表明,经过数个体重减轻—体重反弹循环的小鼠会发生脂肪肝。

5. 糖尿病患病风险增高

数项研究表明,"溜溜球节食"与2型糖尿病的患病风险增高有关,尤其是反弹后体重超过减肥前体重的人。

6. 心脏病患病风险增高

体重循环已被证实与冠心病有关。体重反弹甚至要比超重更糟,会使心脏病患病风险增高。根据一项对9 509名成年人进行的研究结果显示,心脏病患病风险增高的程度取决于体重波动的幅度。在"溜溜球节食"时,体重减轻程度及体重反弹程度越大,心脏病患病风险也越高。

7. 血压增高

体重反弹也与血压增高有关。更糟糕的是,"溜溜球节食"会钝化未来体重减轻对血压的改善效果。对66名有过"溜溜球节食"史的成年人进行的研究表明,在体重减轻阶段血压没有得到改善。一项长期研究发现,这种钝化现象要在15年之后才能逐步消失。

8. 造成情感困扰

在"溜溜球节食"过程中,努力减轻的体重又反弹回来,这会令人非常困扰。事实上,调查发现"溜溜球节食"者对自己的体重和健康不满意,有一种失去控制的感觉。另外,"溜溜球节食"似乎与抑郁症无关。

9. 健康风险比处于超重状态还要大

如果超重,减轻体重会改善心脏健康、减低糖尿病患病风险以及增加体能水平。减轻体重还能逆转脂肪肝、改善睡眠、减低患癌风险、改善情绪、提高生活质量、延长寿命等。与此相反,体重反弹则导致身体走向另一面。一项对505名55～74岁的人进行的长达15年的跟踪调查研究发现,体重波动者死亡风险增高80%。与此同时,体重维持不变的男性肥胖者死亡风险没有变化。

10. 短线思维阻止了长期生活方式的改变

节食减肥注定失败，因为这种饮食习惯不能持续进行下去，终有一天会停止节食。一旦恢复到正常进食，食欲增加、进食量增大是必然的后果之一，体重反弹也就不可避免了。

决定以节食的方式减肥就是一种短线思维，想要快速解决体重问题。但是体重问题恰恰是需要长时间改变不良的生活方式才能解决的，通过建立永久的健康生活方式才能达到并维持健康的体重。

 什么是时尚饮食

时尚饮食是指一种饮食计划，要求在短期内吃很少的食物或不寻常的食物组合，以使体重快速减轻。

时尚饮食有很多种，每年在减肥的人群中都会流传新的各种各样的不平衡、不健康的时尚减肥饮食。这些饮食无一例外都宣称快速减肥，然而大多数人尝试后，一定会出现体重减轻—停止节食—恢复到原有生活和饮食习惯—体重反弹—再节食的恶性循环。

很多想要减肥的人常常受"快速减肥""神奇的减肥产品"等不切实际的减肥承诺所诱惑，一次又一次义无反顾地尝试这些不科学的减肥方法，期望无须付出努力就轻松地解决肥胖问题。然而不幸的是，到目前为止，科学研究没有找到能够减轻体重并长期维持所减轻体重的神奇方法。各种时尚饮食能够做到短期大幅度减轻体重，但是无可避免地会在短期内出现体重反弹，反弹的幅度甚至超过开始减肥时的体重。此外，时尚饮食导致体重大幅度减轻的过程中，可能会造成营养不良及其他健康问题。

 如何判断时尚饮食

很多减肥方法和产品的误导性宣传天花乱坠，但我们要清醒地认识到，这些方法和产品不仅浪费金钱，还浪费宝贵的时间，甚至要承担健康受损的风险。那么如何判断呢？如果具备下列一条以上的特征，就可以判断是时尚饮食。

❖ 承诺方法或产品能够神奇地解决体重问题，无须改变任何生活方式。

- 承诺快速减肥,每周减1 kg以上。
- 承诺不需要锻炼就能减肥。
- 推荐具有神奇燃烧脂肪效果的食物或食物成分。
- 强调要避免或严格限制一个或多个食物类别,如不吃乳制品类、不吃肉类等。
- 强调只吃一种或几种食物。
- 认为超重与食物过敏或霉菌感染有关。
- 使用"排毒"这个词,或者强调要避免具体食物的搭配,如水果不能与主食一起吃等。
- 除了介绍名人或个人的成功减肥故事之外,不能提供科学研究的证据。
- 要求不吃食物,宣称人可以不需食物或只需要液体也能生存。
- 强调对外貌的影响,闭口不谈对健康的影响。
- 要求购买产品或补充剂。
- 相同的饮食计划、减肥产品或补充剂等适用于所有人,无须考虑个体差异性。
- 最重要的是,听上去很美好!

 低碳水化合物、高脂肪饮食减肥的真相是什么

低碳水化合物、高脂肪饮食又称为"低碳饮食""生酮饮食"等。这一类的饮食非常流行,其中非常著名的有阿特金斯饮食(Atkins Diet)、区域饮食(The Zone Diet)、控糖饮食(sugar busters)和蛋白质力量饮食(protein power)等。这类饮食背后的理论是进食碳水化合物会促进胰岛素的分泌,导致体重增加。反之,通过剔除饮食中的碳水化合物来减低胰岛素的水平可以使体重减轻。

低碳水化合物饮食中脂肪摄入量极高,占总能量的60%左右,而碳水化合物的摄入量则极低,为10%左右。饮食基本分为三个阶段,不同阶段碳水化合物的摄入量不同。诱导阶段碳水化合物的摄入量每天仅为20～30 g,体重减轻阶段每天为40～60 g,体重维持阶段每天为60～90 g。如此低的碳水化合物摄入量可导致头痛、易激惹及口臭等。头痛的原因是大脑每天大约需要120 g的碳水化合物作为能量来源,而且碳水化合物(葡萄糖)是大脑能量需要的唯一来源,不能利用脂肪或蛋白质来产生。因此,每天碳水化合物的摄入量限制在20 g,毫无疑问大脑会遭受痛苦,这是不能吃这种饮食最重要的原因。

脂肪摄入量是膳食指南推荐摄入量的2倍,蛋白质的摄入量则是推荐量的3～4倍。低碳水化合物饮食的确可以在短期内使体重大幅度下降,但是最初体重减轻的原因是肝脏和肌肉中的水分大量丢失。身体以糖原的形式将碳水化合物储存在肝脏和肌肉中,但是必须与水结合在一起储存。肌肉和肝脏储存1 g糖原需要同时储存3 g水。在限制碳水化合物摄入时,储存的糖原被利用完,随之一起的水分也被释放而排出体外,导致体重减轻。

身体在缺少碳水化合物的情况下,利用体内储存的脂肪来产生能量,这一过程中会产生副产物——酮体。血液中酮体水平高以及膳食蛋白质摄入量高可以减低食欲,导致食物摄入量大幅减少。

研究表明,大多数尝试这种饮食的人不感到饥饿,能量的摄入量非常低,平均为每天1 400 kcal左右。这种大幅度的能量负平衡导致体重下降,同时肌肉蛋白质分解产生能量使得大量肌肉丢失。

低脂肪和极低脂肪饮食减肥的真相是什么

这类饮食的例子有Pritikin Principle、Eat More, Weigh Less、Scarsdale Diet等。低脂肪饮食和极低脂肪饮食是很难坚持的,因为需要特殊的食物制作技巧和食物成分。仅仅10%～13%的能量来自脂肪,79%的能量来自碳水化合物,蛋白质提供的能量占17%左右。如此限制脂肪的摄入是不可能吃动物性蛋白质类食物的,因为大多数肉类食物的脂肪含量都很高。在食物的烹饪制作上,这类饮食要求用极少量或完全不用脂肪,使得食物毫无香味。

这类饮食还会导致脂溶性维生素和矿物质的缺乏。由于极度限制脂肪的摄入,必需脂肪酸很容易缺乏。必需脂肪酸在体内有重要的生理功能,很多重要的激素就是以脂肪或胆固醇为原料而合成的。

低脂肪饮食的能量摄入量非常低,大约为1 450 kcal,会使大多数成年人体重减轻。该饮食由于严格限制脂肪的摄入,所以很难持续地坚持。

研究表明,低脂肪饮食能使血液胆固醇水平和低密度脂蛋白胆固醇水平减低,使心血管疾病的患病风险降低。

 神奇食物或食物成分减肥的真相是什么

这类饮食宣称吃某些特别的食物或食物组合可以使体脂快速燃烧及减轻体重,其理由是这些饮食所提供的特殊食物成分可导致体重减轻,如食物中的酶、食物成分所产生的化学反应或者食物成分能够"排毒"等。

这类饮食可能会一定程度使体重减轻,但是该饮食非常死板,没有多少自主安排、选择食物的余地,烹饪中也不允许使用脂肪。因此食物的摄入量随之减少,产生能量负平衡。事实上,没有任何科学证据表明该类饮食中一种食物或食物组合有利于体脂的燃烧。

由于该类饮食限制食物的摄入,因此有必需脂肪酸、蛋白质、维生素和矿物质缺乏的风险。例如,该饮食可导致钙缺乏和铁缺乏,增加患骨质疏松症和贫血的风险。

 代餐减肥的真相是什么

正餐时以代餐粉或液体代餐代替正常的食物,用以控制能量的摄入,导致体重快速减轻。最常见的代餐类型是早餐代餐和午餐代餐,晚餐可以吃正常的食物。也有三餐代餐和四餐代餐的饮食。该类饮食还同时售卖两餐之间的点心。

代餐不能提供足够的平衡营养素,特别是维生素和矿物质,无论是吃两餐或三餐代餐。营养素缺乏会导致疲劳感、头晕、脱发、胆结石、畏寒、电解质不平衡、心脏受损等。很多代餐缺少膳食纤维,会导致便秘及其他消化问题的发生。

对很多人来说,吃代餐所达到的减重往往是昙花一现。这类饮食的确可以在短期内使体重快速减轻,但是其最大的缺点就是一旦停止吃代餐,恢复正常的饮食,不但所有减掉的体重会重新长回来,而且还会超过减肥前的体重。因为,减肥者没有学习健康的生活方式及平衡膳食等方面的知识,没有改变任何不良的生活方式,特别是不良的饮食习惯,体重反弹是必然的。

时尚饮食确实具有极强的诱惑力,因为其宣称短期内能够解决长期的问题,然而时尚饮食有损害健康的风险。科学的减肥方法就是增加锻炼消耗加上吃平衡膳食。

 禁食(断食)减肥的真相是什么

这种减肥方法真的非常简单,不选择食物、不计算能量摄入量、不烹饪,就是不吃食物,采取禁食方式以达到减轻体重的目的。禁食的形式有少吃一顿或数顿正餐,如不吃早餐及目前流行各种各样间歇性断食(轻断食)等。

人类的禁食行为已经持续几千年了,最初是由于宗教原因而禁食,现代医学上也有由于治疗需要而在医生的监护下实施禁食。但是大多数人却用禁食方法来减肥。

禁食减肥有效果吗?毫无疑问,禁食能够使体重减轻,因为能量摄入量减少,形成了能量负平衡。但是这不是健康的减肥方法,体重减轻的同时,健康也会受到损害。

间歇性断食(轻断食)是在预设的时间段有目的的不进食。就像节食有各种方式一样,间歇性断食也有多种形式,从12小时连续禁食到隔日禁食等不一而足。

间歇性断食背后的理论是在饥饿12 ～ 24小时之后,会使体内的碳水化合物耗竭殆尽,开始消耗脂肪,因此使身体饥饿12 ～ 24小时会使体重减轻、改善健康。

间歇性断食也是形成能量负平衡,因此会有减轻体重和减脂的效果。但是,这种方法减肥也会出现体重反弹的情况,也就是说不能长期维持所减轻的体重。此外,间歇性断食还会导致情绪抑郁、睡眠障碍等问题,如果禁食程度大,还会损害脏器功能。

 间歇性断食有何危害

❖ 间歇性断食导致进食障碍风险增高。研究表明,间歇性断食与神经性暴食症相关。

❖ 禁食时段由于胃酸的刺激作用,常常会感到胃不舒适。

❖ 非禁食时段很容易产生想吃什么就吃什么的冲动。禁食还使体内的应激激素皮质醇分泌增多,产生想吃更多食物的欲望。间歇性断食的两个重要不良后果就是过度进食和暴饮暴食。

❖ 间歇性断食与身体脱水有关,因为不进食时,有时也会忘记喝水。

❖ 疲劳感。饥饿状态下,身体消耗的能量减少,使身体处于应激状态,干扰睡眠模式,因此常常感到疲惫不堪。

❖ 情绪差、易激惹。身体对食欲的调控发生紊乱,使人发生焦虑和抑郁。

运动锻炼：防止体重反弹的运动措施

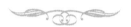

 如何预防体重反弹

有的人在体重成功减轻到目标体重后,又恢复到以前的生活习惯。毫无疑问,这些人的体重会很快反弹回来,因为最初使体重增加的正是那些不良的生活习惯。每一个减肥的人不会希望体重减轻是短暂的。减肥达到目标体重之日,并非大功告成之时。

要使体重减轻其实并非难事,真正困难的是长期保持住所减轻的体重。绝大多数人体重减轻之后又反弹回来的原因与期望太高以及节食期间产生的被剥夺感有关。大幅度限制能量的摄入会减低基础代谢率,使调控食欲的激素分泌发生改变,两者导致体重反弹。

此外,很多人的减肥观念是错误的,想要快速减肥。无论什么方法都尝试,而不着眼于长期的健康,通过改变不良的生活方式来进行科学的减肥。不科学的减肥方法是很难坚持的,例如吃代餐减肥,不可能永远吃代餐,总有恢复正常饮食的时候。一旦恢复正常进食,体重自然反弹。

节食减肥限制性太多,往往不可持续,导致体重反弹。要想维持所减轻的体重,生活方式的改变要具有可持续性。在减肥的过程中,控制体重不仅与饮食有关,运动锻炼、睡眠以及精神卫生健康等也发挥重要作用。只有坚持健康的生活方式才能轻松地长期将体重维持在健康范围内。

很多减肥饮食是以意志力为基础的，强调规则，而不是从改变日常生活的不良习惯入手。缺乏可持续的习惯，也难以维持所减轻的体重。此外，很多人选择节食减肥，在其心底就有短期解决肥胖问题的想法，当遇到困难时轻易就会放弃，体重反弹是必然的。

当体重减轻到目标体重时，下一步怎么办？在整个运动营养减肥过程中，所做出的各种改变都是生活方式的转变。健康的生活方式应该坚持一生，不仅能使体重减轻，还能维持住所减轻的体重。如果辛辛苦苦将体重减轻后，没过多长时间又反弹回到起点，那么减轻体重的意义又在哪里呢？因此，所改变的健康生活方式应该坚持下去，成为日常的生活习惯。下面是预防体重反弹的一些建议。

1. 经常锻炼

经常锻炼在体重维持过程中起着非常重要的作用。锻炼有助于消耗额外的能量，提高基础代谢率，这两者是达到能量平衡的重要条件。

当能量处于平衡时，身体消耗的能量等于从食物中摄入的能量，其结果就是体重保持不变。数项研究表明，在体重减轻之后，每周至少进行200分钟（每天30分钟）中等强度锻炼的人维持住其所减轻体重的可能性大。在某些情况下，甚至需要进行更高水平的体力活动才能维持住体重。一项回顾性研究认为，对于想要维持住所减轻体重的人来说，每天最好进行一小时的锻炼。

研究还认为，将锻炼与其他生活方式的改变结合起来，如坚持吃健康的饮食，对于维持体重最有帮助。每天至少锻炼30分钟有助于平衡能量的摄入与消耗，促进体重的维持。

2. 每天吃早餐

吃早餐有助于达到维持体重的目的。多项调查研究表明吃早餐的人生活习惯比不吃早餐者更加健康，如锻炼更多、膳食纤维和微营养素的摄入量更大等。此外，吃早餐是成功维持住所减轻体重的人最常见的日常行为之一。一项对1 959人进行的调查研究发现，这些人平均减轻14 kg体重，成功维持住至少一年，其中78%的人每天吃早餐。

3. 多吃蛋白质

多吃蛋白质有助于维持体重，因为蛋白质能够减低食欲、增强饱腹感。蛋白

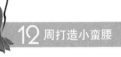

质能够提高体内某些调控食欲的激素水平,对于调节体重非常重要。

蛋白质对激素和饱腹感的影响使每天能量的摄入减少,这是维持体重的重要因素。此外,蛋白质在体内的分解也需要更多的能量。因此,大量摄入蛋白质可以增加每日能量的消耗。根据数项研究的结果,蛋白质摄入达到总能量摄入的30%时对代谢和食欲的影响最为显著。对于2 000 kcal的饮食来说蛋白质的摄入量大约为120 g。

4. 经常称量体重

经常监测体重是帮助维持体重的好方法,因为可以时时提醒和鼓励体重控制的行为。研究表明,经常称体重的人(一周称量6次)一天中摄入的能量要比较少称量体重的人少摄入300 kcal,这有助于维持所减轻的体重。

5. 关注碳水化合物的摄入量

如果关注所摄入碳水化合物的种类和数量,维持体重就更加容易。吃太多的精制碳水化合物如白面包、白米饭、水果汁等,由于缺少天然的膳食纤维,饱腹感减低,不利于体重维持。研究表明,饮食中膳食纤维摄入量低与体重反弹和肥胖存在联系。

数项研究还表明,减轻体重之后吃低碳水化合物饮食更可能长期地维持住所减轻的体重。

6. 抗阻力锻炼

减肥常见的一个副作用就是肌肉数量减少。由于肌肉减少会减低代谢率,即身体消耗的能量更少,使得维持体重更加困难。研究表明体重减轻后进行抗阻力锻炼,维持肌肉数量,则维持住所减轻体重的可能性大增。因此,进行抗阻力锻炼,如举哑铃,有助于预防肌肉数量的减少、保持甚至增加机体的代谢率。

建议每周至少进行2次力量训练。为了达到最好的效果,要对所有的肌肉群进行锻炼。

7. 对挫折要有心理准备

在维持体重的过程中不可避免地会遇到挫折。有时会禁不住大饱口福,或者少做一次锻炼等。偶尔为之并不意味着要将维持体重的目标抛诸脑后。最重要的是提前做好计划,特别是遇到节假日时,知道会有健康饮食的挑战。

8. 一整周都要坚持计划

导致体重反弹的一个不良习惯是一周的工作日能很好地坚持健康饮食,但到周末就放纵自己。这种意识往往导致暴饮暴食、喜好垃圾食物,从而前功尽弃。研究发现,如果这种不良行为形成习惯,那么体重反弹的幅度甚至超过减肥开始时的体重。与此相反,一整周都持续坚持健康饮食的人更可能长期保持所减轻的体重。

9. 保持身体有充足的水分

喝水有助于维持体重的原因有两个。一是喝水增进饱腹感。数项研究表明,正餐前喝1～2杯水有助于使能量的摄入保持在目标范围内。一项研究发现,吃正餐前喝水与不喝水相比,前者使能量的摄入量减少了13%。此外,喝水还能使一天中能量的消耗轻微增加。

10. 充足的睡眠

睡眠充足与否显著影响体重的控制。事实上,很多的研究表明,睡眠不足是成年人体重反弹的主要危险因素。部分原因是睡眠不足导致胃饥饿水平更高,能增进食欲。

睡眠不足的人瘦素水平更低。瘦素是减低食欲的激素。睡眠时间短的人容易疲劳,较少有锻炼的激情,倾向于选择不健康的食物。对于体重控制和长期健康来说,至少要保证睡足7小时。

11. 缓解压力

管理心理压力是减肥的重要措施之一。事实上,压力太大时,皮质醇激素水平增高,可导致体重反弹。研究发现,皮质醇水平持续增高与内脏脂肪数量增多、食欲暴涨以及食物摄入量增多等有关。

压力大也是激发冲动性进食的常见原因,身体明明没有饥饿的信号,但就是想吃东西。缓解压力的方法有很多,如锻炼、听音乐等。

12. 寻找支持者

在减肥以及维持所减轻体重的过程中,有伙伴支持可能要容易一些,特别是在遇到困难时。有研究表明,有伙伴的支持,尤其是这位伙伴有相似的健康习惯,则更加有利于体重的控制。对3 000多对伴侣健康行为的研究表明,当一个人培养了一项健康习惯时,如锻炼,其伴侣有样学样的可能性极大。

13. 记录所吃食物

研究认为,记食物日记的人维持住所减轻体重的可能性大增。记食物日记有帮助是因为能量和各种营养素的摄入量一目了然,能够对吃了多少食物有清

醒的认识。

14. 吃大量的蔬菜

蔬菜摄入量高,体重控制更好。蔬菜中的能量很低,大量吃蔬菜在获得很多营养素的同时,毫无体重增加之虑。蔬菜中含有大量的膳食纤维能增加饱腹感,减少一天中能量的摄入。控制体重的人每餐应该摄入200 g左右的蔬菜。

15. 坚持科学减肥

坚持科学减肥是保持健康体重的关键。相比一阵子节食一阵子又恢复到原来的习惯,坚持健康的饮食和生活方式不仅能够维持住所减轻的体重,而且长期来看对健康也有好处。建立健康的生活方式,并形成习惯,维持体重就轻而易举了。

16. 专心进食

专心进食是指遵从身体内部的食欲信号,进食时精神专注,缓慢进食不分心,充分咀嚼食物。研究表明,这样进食,当身体感觉到饱时,能够及时停止,从而避免过度进食。专心进食还能避免不必要的情绪性进食行为发生。此外,研究还发现专心进食无须计算能量就可维持体重。

17. 生活方式的改变要有可持续性

很多人不能维持体重的原因是采取了不能长期持续的节食方法。长期节食,在情感上觉得有一种被剥夺感。一旦恢复到正常进食时,往往体重反弹,甚至超过减肥开始时的体重。科学减肥的科学性就体现在对生活方式的改变具有可持续性,没有太多的严格限制。

祝贺你终于完成了12周打造小蛮腰的计划!

在过去的三个月里,你辛苦付出,建立了更加健康的生活习惯。你可能已经发现,旧习惯是很难摒弃的。无论你是否达到了减肥目标,或者想要继续进行下去,本周都值得庆祝。但是,现在并非终点,而是你健康生活方式的起点。你已经做了很多很多,决不能走回头路。

下一个挑战:维持住所减轻的体重。体重管理是终身健康所系,但是你已经做完最艰苦的部分了。你所建立的新生活方式生活得越久,身体就会越健康。在12周打造小蛮腰计划中的各项建议仍然有助于指导你进行长期的体重管理。

Part 3

平衡膳食

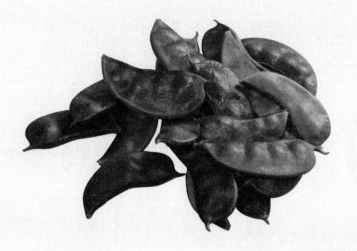

第一节 1 800 kcal和1 400 kcal两周食谱

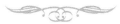

表3-1 12周打造小蛮腰食谱（1 800 kcal 第1天）

餐次	食物	能量（kcal）	蛋白质（g）
早餐	小肉包2个（40 g/个）	295	15
	脱脂牛奶240 ml	80	8
	香蕉120 g	60	—
上午9：30	扁桃仁7 g（6粒）	45	2
	脱脂纯酸奶160 g	80	8
午餐	米饭90 g	105	3
	葱烤鲫鱼150 g	110	14
	凉拌脆藕（莲藕45 g、青椒50 g、豆腐皮7 g）	80	4
	炒苦瓜100 g	25	—
	海带小排汤（海带25 g、小排30 g）	140	5
	植物油7.5 g	67	—
下午3：00	酸奶杧果（脱脂纯酸奶160 g、杧果100 g）	110	8
锻炼后	杧果奶昔（杧果100 g、乳清蛋白粉15 g、脱脂牛奶240 ml）	190	18.5
晚餐	米饭120 g	140	4
	三文鱼35 g	55	7
	香菇滑鸡（鲜香菇50 g、鸡45 g）	90	7
	拌红绿丝（莴笋75 g、胡萝卜25 g）	25	—
	菠菜汤100 g	25	1
	植物油7.5 g	67	—
总计		1 789	104

Part 3

表 3-2　12 周打造小蛮腰食谱（1 800 kcal 第 2 天）

餐　次	食　　物	能量（kcal）	蛋白质（g）
早　餐	牛奶麦片（脱脂牛奶240 ml、燕麦片25 g、核桃8 g）	195	11
	烤红薯65 g	70	2
	茄汁水炒蛋1.5个	115	10.5
	菠萝75 g	60	—
上午9：30	腰果7 g	45	2
	脱脂纯酸奶160 g	80	8
午　餐	米饭60 g	70	2
	白切牛肉35 g	55	7
	马兰头拌香干（马兰头100 g、豆腐干1块）	80	7
	蒜茸苋麦菜150 g	40	—
	芋艿老鸭汤（芋艿80 g、鸭65 g）	145	9
	植物油15 g	135	—
下午3：00	酸奶蓝莓（脱脂纯酸奶160 g、蓝莓50 g）	110	8
锻炼后	蓝莓奶昔（蓝莓50 g、乳清蛋白粉15 g、脱脂牛奶240 ml）	170	18.5
晚　餐	米饭120 g	140	4
	盐水沼虾65 g	55	7
	丝瓜炒毛豆（丝瓜75 g、毛豆肉55 g）	75	7
	芹菜拌木耳（芹菜100 g、黑木耳25 g）	30	—
	虾仁干萝卜汤（虾仁干5 g、萝卜50 g）	20	—
	植物油12.5 g	113	—
总　计		1 803	103

表 3-3　12 周打造小蛮腰食谱（1 800 kcal 第 3 天）

餐 次	食 物	能量（kcal）	蛋白质（g）
早 餐	寿司卷（米饭120 g、三文鱼35 g、鸡蛋0.5个、海苔10 g、植物油5 g）	300	14.5
	脱脂牛奶240 ml	80	8
	山竹85 g	60	—
上午9：30	脱脂纯酸奶160 g	80	8
	扁桃仁7 g（6粒）	45	2
午 餐	米饭90 g	105	3
	红烧鳝筒100 g	110	14
	茭白青椒肉丝（茭白75 g、青椒25 g、猪瘦肉35 g）	80	7
	蒜茸莜麦菜100 g	25	—
	土豆番茄汤（土豆50 g、番茄50 g）	50	1
	植物油15 g	135	—
下午3：00	脱脂纯酸奶160 g	80	8
	油桃50 g	30	—
锻炼后	香蕉奶昔（香蕉30 g、乳清蛋白粉15 g、脱脂牛奶240 ml）	170	18.5
晚 餐	红薯饭（红薯65 g、米饭60 g）	140	4
	清蒸鸡腿55 g	75	7
	蒜茸黄瓜拌木耳（黄瓜75 g、黑木耳25 g）	25	—
	蘑菇菜心（蘑菇25 g、菜心75 g）	25	—
	蒸蛋羹1个	75	7
	植物油12.5 g	113	—
总 计		1 803	102

Part 3

表 3-4　12 周打造小蛮腰食谱（1 800 kcal 第 4 天）

餐　次	食　　物	能量（kcal）	蛋白质（g）
早　餐	皮蛋瘦肉粥（粥 150 g、皮蛋 0.5 个、猪瘦肉 35 g、芝麻油 5 g）	210	12.5
	花卷 30 g	70	2
	奶酪 25 g	80	8
	鲜桂圆 180 g	60	—
上午 9：30	核桃奶（脱脂牛奶 240 ml、核桃仁 8 g）	125	9
午　餐	米饭 90 g	105	3
	银鱼炒蛋（银鱼 20 g、鸡蛋 1.5 个）	140	14
	肉末银芽炒韭菜（猪瘦肉 35 g、绿豆芽 50 g、韭菜 10 g）	70	7
	酸辣苦瓜 100 g	25	—
	菠菜汤 100 g	25	1
	植物油 15 g	135	—
下午 3：00	脱脂纯酸奶 160 g	80	8
	菠萝 75 g	30	—
锻炼后	木瓜奶昔（木瓜 75 g、乳清蛋白粉 15 g、脱脂牛奶 240 ml）	170	18.5
晚　餐	米饭 120 g	140	4
	卤牛肉 35 g	55	7
	白菜虾仁（白菜 75 g、虾仁 35 g）	75	7
	炒花菜（胡萝卜 10 g、花菜 75 g）	20	—
	奶油蘑菇汤（蘑菇 50 g、洋葱 25 g、鲜香菇 25 g、黄油 5 g）	70	—
	植物油 12.5 g	113	—
总　计		1 798	101

表 3-5　12 周打造小蛮腰食谱（1 800 kcal 第 5 天）

餐　次	食　物	能量（kcal）	蛋白质（g）
早　餐	鸡排蛋卷（全麦面粉40 g、鸡蛋0.5个、鸡胸肉40 g、植物油5 g）	300	14.5
	脱脂牛奶240 ml	80	8
	橙子190 g	60	—
上午9：30	扁桃仁7 g（6粒）	45	2
	脱脂纯酸奶160 g	80	8
午　餐	黄鱼煨面（面条120 g、小黄鱼肉80 g、青咸菜10 g）	250	18
	蚝油芦笋牛肉粒（芦笋100 g、牛肉35 g）	80	7
	蒜茸空心菜150 g	40	—
	植物油10 g	90	—
下午3：00	脱脂纯酸奶160 g	80	8
	圣女果150 g	30	—
	巧克力牛奶（巧克力15 g、脱脂牛奶240 ml）	140	8
锻炼后	鸭胗55 g	85	10.5
	圣女果150 g	30	—
晚　餐	米饭60 g	70	2
	手撕葱油鸡45 g	75	7
	青椒土豆丝（青椒50 g、土豆75 g）	75	1
	扇贝蒸粉丝（扇贝145 g、粉丝5 g）	75	8
	五色蔬菜汤（萝卜75 g、胡萝卜25 g、鲜香菇25 g、金针菜25 g、西兰花50 g）	50	—
	植物油7.5 g	67	—
总　计		1 802	102

表 3-6　12 周打造小蛮腰食谱（1 800 kcal 第 6 天）

餐　次	食　物	能量（kcal）	蛋白质（g）
早　餐	花生酱吐司面包（全麦切片面包 2 片、花生酱 8 g、火鸡火腿 60 g）	295	16.5
	脱脂牛奶 240 ml	80	8
	枇杷 270 g	60	—
上午 9：30	腰果 7 g	45	2
	脱脂纯酸奶 160 g	80	8
午　餐	米饭 60 g	70	2
	水煮鱼（黑木耳 25 g、鱼 70 g、粉皮 50 g）	125	11.5
	凉拌菠菜 100 g	25	1
	西芹百合（西芹 75 g、百合 20 g）	55	1
	香菇虾仁豆腐羹（鲜香菇 25 g、虾仁 20 g、豆腐 140 g）	90	10.5
	植物油 15 g	135	—
下午 3：00	脱脂牛奶 240 ml	80	8
	橙子 95 g	30	—
锻炼后	脱脂纯酸奶 160 g	80	8
	卤豆腐干 1.5 块	85	10.5
	橙子 95 g	30	—
晚　餐	牛肉香菇焖饭（牛肉 35 g、鲜香菇 50 g、胡萝卜 10 g、青椒 25 g、黄椒 15 g、洋葱 50 g、糙米饭 90 g）	200	10
	孜然鸡胸肉（鸡胸肉 40 g、红椒 25 g），小番茄 25 g	70	7
	白灼芦笋 50 g	15	—
	榨菜土豆汤（土豆 50 g、榨菜 5 g）	35	1
	植物油 12.5 g	113	—
总　计		1 798	105

表 3-7　12 周打造小蛮腰食谱（1 800 kcal 第 7 天）

餐　次	食　　物	能量（kcal）	蛋白质（g）
早　餐	牛奶红薯燕麦羹（脱脂牛奶 240 ml、红薯 65 g、燕麦片 25 g、黄油 5 g）	265	12
	白水煮蛋 1 个	75	7
	肉松 10 g	40	3.5
	哈密瓜 190 g	60	—
上午 9：30	开心果 7 g	45	1
	脱脂纯酸奶 160 g	80	8
午　餐	米饭 60 g	70	2
	白斩鸡 45 g	75	7
	茼蒿炒香干（茼蒿 75 g、香干 1 块）	75	7
	蒜茸拍黄瓜 75 g	20	—
	番茄土豆三文鱼汤（番茄 100、土豆 100 g、三文鱼 35 g）	150	9
	植物油 10 g	90	—
下午 3：00	奶酪 25 g	80	8
	西瓜 160 g	30	—
锻炼后	牛奶蛋羹（脱脂牛奶 240 ml、鸡蛋 1.5 个）	195	18.5
	西瓜 160 g	30	—
晚　餐	米饭 90 g	105	3
	茄汁青鱼块 55 g	55	7
	酒香草头 100 g	25	—
	凉拌金针菇（金针菇 100 g、黄瓜 50 g）	45	—
	豆瓣肉丝汤（蚕豆 15 g、猪瘦肉 35 g）	90	8
	植物油 10 g	90	—
总　计		1 790	101

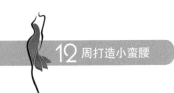

表 3-8　12 周打造小蛮腰食谱（1 800 kcal 第 8 天）

餐　次	食　物	能量（kcal）	蛋白质（g）
早　餐	芝士焗红薯（红薯 130 g、奶酪 25 g、火鸡肉 20 g、黄油 5 g）	295	15.5
	白水煮蛋 1 个	75	7
	橙汁（橙子 190 g）	60	—
上午 9：30	核桃仁 8 g	45	1
	脱脂纯酸奶 160 g	80	8
午　餐	茄汁牛肉面（荞麦面 120 g、牛肉 70 g、胡萝卜 25 g、番茄 125 g）	290	18
	鸡丝拌黄瓜（鸡胸肉 40 g、黄瓜 75 g、红椒 15 g、黄椒 10 g）	80	7
	植物油 10 g	90	—
下午 3：00	脱脂纯酸奶 160 g	80	8
	菠萝 75 g	30	—
锻炼后	牛油果色拉（牛油果 20 g、鸡蛋 1 个、火腿片 20 g、奶酪 25 g）	225	19
晚　餐	米饭 60 g	70	2
	栗子排骨（栗子 15 g、猪大排 35 g）	145	9
	蒜茸蓬蒿菜 150 g	40	—
	黑木耳拌洋葱（黑木耳 25 g、洋葱 75 g）	25	—
	竹荪鸡汤（竹荪 3 g、鸡 45 g）	75	7
	植物油 10 g	90	—
总　计		1 795	101

表 3-9 12 周打造小蛮腰食谱（1 800 kcal 第 9 天）

餐 次	食 物	能量（kcal）	蛋白质（g）
早 餐	红枣窝头（玉米面30 g、面粉10 g、红枣20 g、核桃仁8 g、脱脂牛奶240 ml）	325	13
	虾仁蛋羹（虾仁20 g、鸡蛋1个）	115	10.5
上午9：30	开心果7 g	45	1
	脱脂纯酸奶160 g	80	8
午 餐	米饭120 g	140	4
	白灼基围虾60 g	55	7
	丝瓜炒肉丝（丝瓜100 g、猪瘦肉35 g）	80	7
	炒米苋100 g	25	—
	鸡菇汤（鸡45 g、蘑菇50 g）	90	7
	植物油10 g	90	—
下午3：00	脱脂纯酸奶160 g	80	8
	车厘子45 g	30	—
锻炼后	脱脂牛奶240 ml	110	8
	小肉枣55 g	85	10.5
	车厘子45 g	30	—
晚 餐	米饭100 g	120	3
	酸菜鳜鱼（酸菜25 g、鳜鱼85 g）	90	10.5
	白灼菜心150 g	40	—
	芦笋炒鸡胸肉（芦笋100 g、鸡胸肉20 g）	65	3.5
	粉丝榨菜汤（粉丝5 g、榨菜5 g）	25	0.5
	植物油10 g	90	—
总 计		1 810	101

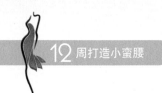

表 3-10　12周打造小蛮腰食谱（1 800 kcal 第 10 天）

餐　次	食　物	能量（kcal）	蛋白质（g）
早　餐	栗子牛奶鸡蛋羹（栗子 15 g、脱脂牛奶 240 ml、鸡蛋 1.5 个）	265	20.5
	花生酱全麦面包（花生酱 8 g、全麦面包 1 片）	115	4
	草莓 250 g	60	—
上午 9：30	扁桃仁 7 g	45	2
	脱脂纯酸奶 160 g	80	8
午　餐	米饭 90 g	105	3
	牛肉土豆烧蒜薹（牛肉 35 g、土豆 50 g、蒜薹 50 g）	105	8
	虾酱香干丝（青椒 25 g、香干 1 块）	60	7
	蒜茸塔菜 125 g	30	—
	青菜猪肝汤（青菜 50 g、猪肝 35 g）	70	7
	植物油 15 g	135	—
下午 3：00	脱脂牛奶 240 ml	80	8
	圣女果 150 g	30	—
锻炼后	芝士焗三文鱼（奶酪 25 g、三文鱼 55 g）	165	18.5
	番茄汁 150 g	30	—
晚　餐	米饭 60 g	70	2
	清蒸鸡腿 55 g	75	7
	虾仁炒芥蓝（虾仁 35 g、芥蓝 100 g）	80	7
	茼蒿炒山药（茼蒿 75 g、山药 65 g）	55	1
	黄瓜豌豆汤（黄瓜 75 g、豌豆 10 g）	60	1
	植物油 10 g	90	—
总　计		1 805	104

表 3-11　12周打造小蛮腰食谱（1 800 kcal 第 11 天）

餐　次	食　　物	能量（kcal）	蛋白质（g）
早　餐	牛肉汉堡（小餐包60 g、牛肉55 g、黄油10 g）	315	14.5
	脱脂牛奶240 ml	80	8
	柑橘170 g	60	—
上午9：30	腰果8 g	45	2
	脱脂纯酸奶160 g	80	8
午　餐	米饭90 g	105	3
	鳝筒烧肉（黄鳝75 g、猪廋肉20 g）	110	14
	塘藕小炒（藕45 g、荷兰豆75 g、胡萝卜25 g、广东香肠20 g）	195	4
	手撕包菜150 g	40	—
	榨菜蛋汤（榨菜5 g、鸡蛋0.5个）	30	3.5
	植物油7.5 g	67	—
下午3：00	脱脂牛奶240 ml	80	8
	苹果85 g	30	—
锻炼后	脱脂奶乳清蛋白粉（脱脂牛奶240 ml、乳清蛋白粉15 g）	140	18.5
	苹果85 g	30	—
晚　餐	米饭120 g	140	4
	清炒虾仁35 g	55	7
	墨鱼炒芹菜（墨鱼25 g、芹菜50 g）	45	3.5
	拌三丝（莴笋75 g、金针菇50 g、红甜椒25 g）	40	—
	荠菜豆腐羹（荠菜50 g、豆腐70 g）	45	3.5
	植物油7.5 g	67	—
总　计		1 799	101

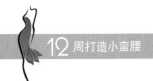

表 3-12　12 周打造小蛮腰食谱（1 800 kcal 第 12 天）

餐　次	食　　物	能量（kcal）	蛋白质（g）
早　餐	芝麻糊（玉米粉 20 g、芝麻 5 g、花生仁 5 g、脱脂牛奶 240 ml）	180	12
	白水煮蛋 1.5 个	115	10.5
	煮红薯 65 g	70	2
	鲜桂圆 180 g	60	——
上午 9：30	开心果 7 g	45	1
	奶酪 25 g	80	8
午　餐	意面（意面 120 g、虾仁 55 g、牛肉末 20 g、鸡胸肉 40 g、番茄 150 g、芦笋 25 g）	350	25
	奶油蘑菇汤（蘑菇 50 g、洋葱 25 g、黄油 5 g、脱脂牛奶 50 ml）	80	2
	植物油 5 g	45	——
下午 3：00	脱脂牛奶 200 ml	65	6
	葡萄 85 g	30	——
锻炼后	葡萄奶昔（脱脂牛奶 240 ml、葡萄 85 g）	110	8
	豆腐干 1.5 g	85	10.5
晚　餐	红薯糙米饭（红薯 65 g、糙米饭 60 g）	140	4
	蛤蜊炒苦瓜（蛤蜊 120 g、苦瓜 50 g）	70	7
	蒜茸番薯叶 100 g	25	——
	木耳拌洋葱（黑木耳 10 g、洋葱 50 g）	18	——
	萝卜黑鱼汤（萝卜 50 g、黑鱼 70 g）	70	7
	植物油 17.5 g	160	——
总　计		1 798	103

表 3-13　12 周打造小蛮腰食谱（1 800 kcal 第 13 天）

餐　次	食　物	能量（kcal）	蛋白质（g）
早　餐	鲜虾小馄饨（虾仁20 g、猪瘦肉20 g、鸡蛋半个、芝麻油5 g）	295	14.5
	酸奶果粒（脱脂纯酸奶160 g、蓝莓50 g、草莓120 g）	140	8
上午9∶30	核桃奶（核桃仁8 g、脱脂牛奶240 ml）	125	9
午　餐	米饭120 g	140	4
	清蒸白水鱼55 g	55	7
	洋葱炒蛋（洋葱75 g、鸡蛋1个）	95	7
	麻酱蒜茸豆角（芝麻酱5 g、豆角75 g）	65	—
	冬瓜鱼丸汤（冬瓜100 g、鱼丸35 g）	80	7
	植物油5 g	45	—
下午3∶00	脱脂纯酸奶160 g	80	8
	香梨50 g	30	—
锻炼后	香梨奶昔（脱脂牛奶240 ml、香梨50 g）	110	8
	鸡排60 g	115	10.5
晚　餐	米饭120 g	140	4
	豆豉青鱼55 g	55	7
	青椒炒豆芽（青椒25 g、绿豆芽75 g）	25	—
	虾仁干拌菠菜（虾仁干3 g、菠菜75）	30	1
	花菜排骨汤（花菜75 g、小排骨55 g）	140	7
	植物油5 g	45	—
总　计		1 810	102

表 3-14　12 周打造小蛮腰食谱（1 800 kcal 第 14 天）

餐　次	食　　物	能量（kcal）	蛋白质（g）
早　餐	牛油果吐司（牛油果40 g、全麦吐司2片、牛肉火腿片55 g、植物油5 g）	355	14.5
	脱脂牛奶240 ml	80	8
上午9：30	开心果7 g	45	1
	脱脂纯酸奶160 g	80	8
午　餐	米饭120 g	140	4
	清蒸大排35 g	55	7
	糟毛豆55 g	55	7
	红烧茭白150 g	40	—
	芦笋海鲜汤（芦笋100 g、蛤蜊60 g、干贝5 g）	80	7
	植物油10 g	90	—
下午3：00	奶酪25 g	80	8
	西柚90 g	30	—
锻炼后	花生酱香蕉奶昔（脱脂牛奶240 ml、香蕉60 g、花生酱8 g）	155	10
	煎三文鱼55 g	85	10.5
晚　餐	咖喱鸡饭（米饭90 g、鸡70 g、胡萝卜15 g、蘑菇35 g、洋葱25 g）	240	10.5
	西葫芦炒番茄（西葫芦50 g、番茄100 g）	40	—
	土豆海带汤（土豆50 g、海带40 g）	65	4.5
	植物油10 g	90	—
总　计		1 805	100

表 3-15　12周打造小蛮腰食谱（1 400 kcal 第 1 天）

餐　次	食　　物	能量（kcal）	蛋白质（g）
早　餐	吐司披萨（全麦面包30 g、奶酪25 g、火鸡火腿片40 g、腰果8 g）	250	19
	番茄汁（番茄300 g）	60	—
上午9：30	百合牛奶（百合20 g、脱脂牛奶240 ml）	115	9
午　餐	米饭60 g	70	2
	花菜炒墨鱼（花菜100 g、墨鱼65 g）	80	8
	糖醋木耳50 g	15	—
	蚝油生菜100 g	25	—
	肉丸粉丝汤（猪瘦肉35 g、粉丝7 g）	90	8
	植物油15 g	135	—
下午3：00	琵琶270 g	60	—
锻炼后	脱脂纯酸奶160 g	80	8
	三文鱼55 g	85	10.5
晚　餐	米饭60 g	70	2
	芹菜炒牛肉丝（芹菜75 g、牛肉35 g）	75	7
	清炒卷心菜100 g	25	—
	荠菜末拌金针菇（荠菜25 g、金针菇50 g）	20	—
	鱼蓉豆腐羹（青鱼肉20 g、豆腐70 g）	55	7
	植物油10 g	90	—
总　计		1 400	80

Part 3

267

表 3-16　12 周打造小蛮腰食谱（1 400 kcal 第 2 天）

餐　次	食　　物	能量（kcal）	蛋白质（g）
早　餐	牛油果火腿意面（意面 60 g、牛油果 50 g、番茄 150 g、金枪鱼 15 g、培根 20 g、黄油 5 g）	280	9
	脱脂牛奶 240 ml	80	8
上午 9：30	煮玉米 70 g	35	1
	脱脂纯酸奶 160 g	80	8
午　餐	米饭 90 g	105	3
	清蒸鲳鱼 75 g	85	10.5
	芦笋炒鸡肉（芦笋 75 g、鸡胸肉 20 g）	60	3.5
	蒜泥西兰花 100 g	25	1
	虾皮冬瓜汤（虾皮 3 g、冬瓜 75 g）	30	1
	植物油 5 g	45	—
下午 3：00	葡萄 170 g	60	—
锻炼后	杂豆汤（脱脂牛奶 240 ml，芸豆、腰豆、扁豆、黄豆、鹰嘴豆共 30 g）	220	18
晚　餐	米饭 60 g	70	2
	黄瓜炒虾仁（黄瓜 75 g、河虾仁 40 g）	75	7
	糖醋樱桃萝卜丝 50 g	15	—
	油淋芥蓝 100 g	25	—
	香菇鱼片汤（鲜香菇 25 g、青鱼片 35 g）	60	7
	植物油 5 g	45	—
总　计		1 395	79

表 3-17 12周打造小蛮腰食谱（1 400 kcal 第 3 天）

餐　次	食　　物	能量（kcal）	蛋白质（g）
早　餐	土豆煎蛋饼（土豆100 g、鸡蛋1个、奶酪25 g、黄油5 g）	270	17
	草莓汁（草莓）250 g	60	—
上午9：30	藕条45 g	35	1
	奶酪25 g	80	8
午　餐	米饭60 g	70	2
	洋葱牛柳（洋葱75 g、牛肉35 g）	75	7
	芦蒿拌香干（芦蒿50 g、香干1块）	70	7
	清炒卷心菜100 g	25	—
	黄豆芽土豆汤（黄豆芽25 g、土豆50 g）	40	1
	植物油5 g	45	—
下午3：00	香蕉120 g	60	—
锻炼后	巧克力扁桃仁奶（巧克力8 g、扁桃仁35 g、脱脂牛奶240 ml）	315	18
晚　餐	米饭30 g	35	1
	清蒸白水鱼85 g	85	10.5
	夜开花豆瓣酥［夜开花（瓢瓜）75 g、蚕豆15 g］	55	1
	酸辣白菜100 g	25	—
	豆腐皮番茄汤（豆腐皮7 g、番茄75 g）	50	3.5
总　计		1 395	77

表 3-18　12 周打造小蛮腰食谱（1 400 kcal 第 4 天）

餐　次	食　　物	能量（kcal）	蛋白质（g）
早　餐	南瓜燕麦酸奶糕（南瓜 115 g、燕麦片 10 g、脱脂纯酸奶 160 g、核桃仁 2 g、腰果 5 g）	195	12
	白水煮蛋 1 个	75	7
	苹果汁（苹果 170 g）	60	—
上午 9：30	土豆泥 50 g	35	1
	脱脂牛奶 240 ml	80	8
午　餐	米饭 60 g	70	2
	清蒸龙利鱼 40 g	55	7
	杏鲍菇炒西兰花（杏鲍菇 50 g、西兰花 75 g）	30	—
	黑木耳炒山药（黑木耳 25 g、山药 65 g）	40	1
	肉丝豆腐汤（猪瘦肉 20 g、豆腐 70 g）	55	7
	植物油 15 g	135	—
下午 3：00	油桃 100 g	60	—
锻炼后	脱脂纯酸奶 160 g	80	8
	煎鳕鱼 45 g	85	10.5
晚　餐	米饭 60 g	70	2
	彩椒牛肉粒（青红黄椒各 25 g、牛肉 35 g）	75	7
	老醋蜇头（海蜇头 80 g）	40	5
	蒜茸苋菜 100 g	25	—
	虾皮紫菜汤（虾皮 3 g、紫菜 2 g）	10	1
	植物油 15 g	135	—
总　计		1 410	78

表 3-19　12 周打造小蛮腰食谱（1 400 kcal 第 5 天）

餐　次	食　　物	能量（kcal）	蛋白质（g）
早　餐	藜麦扁桃仁粥（藜麦粥 150 g、扁桃仁 7 g、红枣 20 g）	175	4
	煎鸡蛋 1 个	75	7
	奶酪 25 g	80	8
上午 9：30	芋艿 40 g	35	1
	脱脂纯酸奶 160 ml	80	8
午　餐	米饭 90 g	105	3
	红烧带鱼 75 g	85	10.5
	清炒杭白菜 100 g	25	—
	凉拌西芹（腰果 7 g、西芹 75 g）	65	2
	香浓什锦汤（蘑菇 25 g、洋葱 10 g、卷心菜 25 g、胡萝卜 15 g、脱脂牛奶 50 g）	35	2
	植物油 5 g	45	—
下午 3：00	猕猴桃 150 g	60	—
锻炼后	鸡胸肉 60 g	115	10.5
	脱脂纯酸奶 160 g	80	8
晚　餐	米饭 60 g	70	2
	色拉（紫甘蓝 50 g、生菜 25 g、三文鱼 20 g、鸡胸肉 20 g）	90	7
	双椒炒毛豆（红黄甜椒各 25 g、毛豆 30 g）	50	3.5
	蒜茸莜麦菜 100 g	25	—
	香菜鱼片汤（香菜 3 g、青鱼片 20 g）	30	3.5
	植物油 7.5 g	67	—
总　计		1 392	80

表 3-20　12 周打造小蛮腰食谱（1 400 kcal 第 6 天）

餐　次	食　　物	能量（kcal）	蛋白质（g）
早　餐	牛油果鸡蛋吐司（牛油果100 g、鸡蛋1个、全麦面包30 g）	305	9
	草莓奶昔（脱脂牛奶240 ml、草莓120 g）	110	8
上午9：30	小餐包15 g	35	1
	奶酪25 g	80	8
午　餐	米饭90 g	105	3
	酱烧黄鱼60 g	55	7
	拌罗莎生菜（樱桃萝卜25 g、罗莎生菜75 g）	25	—
	黄瓜牛肉丝（黄瓜75 g、牛肉20 g）	50	3.5
	花菜排骨汤（花菜75 g、排条20 g）	55	3.5
	植物油2.5 g	20	—
下午3：00	冬枣60 g	60	—
锻炼后	金枪鱼45 g	85	10.5
	脱脂纯酸奶160 g	80	8
晚　餐	米饭60 g	70	2
	糟溜带鱼75 g	85	10.5
	芙蓉西兰花（鸡蛋白30 g、西兰花100 g）	55	4.5
	葱花莴笋丝50 g	15	—
	奶香蔬菜浓汤（蘑菇25 g、香菇25 g、洋葱50 g、胡萝卜10 g、黄油5 g）	70	—
	植物油5 g	45	—
总　计		1 405	78

表 3-21　12 周打造小蛮腰食谱（1 400 kcal 第 7 天）

餐　次	食　　物	能量（kcal）	蛋白质（g）
早　餐	奶油蛤蜊粥（白米粥 150 g、蛤蜊 60 g、牛肉 20 g、黄油 5 g）	170	9
	奶酪 25 g	80	8
	杧果 200 g	60	—
上午 9：30	烤红薯 30 g	35	1
	脱脂牛奶 240 ml	80	8
午　餐	米饭 60 g	70	2
	三丝鳜鱼（青椒 20 g、红甜椒 15 g、笋丝 15 g、鳜鱼 85 g）	100	10.5
	蒸茄子 75 g	20	—
	蒜苗鸡丝（蒜苗 75 g、鸡胸肉 20 g）	60	3.5
	丝瓜虾皮（丝瓜 75 g、虾皮 3 g）	30	1
	植物油 15 g	135	—
下午 3：00	樱桃 180 g	60	
锻炼后	乳清蛋白脱脂奶（乳清蛋白 15 g、脱脂牛奶 240 ml）	140	18.5
晚　餐	米饭 60 g	70	2
	白灼草虾 140 g	110	14
	蔬菜色拉（芝麻菜 50 g、小番茄 60 g、紫甘蓝 35 g、橄榄油 5 g）	85	—
	虾仁干萝卜汤（虾仁干 3 g、萝卜 100 g）	35	1
	植物油 7.5 g	67	—
总　计		1 407	78

表 3-22　12 周打造小蛮腰食谱（1 400 kcal 第 8 天）

餐　次	食　物	能量（kcal）	蛋白质（g）
早　餐	南瓜燕麦粥（南瓜115 g、燕麦片15 g、脱脂牛奶240 ml）	150	9
	酱黄豆15 g	50	5
	开心果7 g	45	1
	黑莓110 g	60	—
上午9：30	杂豆（红豆、腰豆、白扁豆、鹰嘴豆共15 g）	70	5
	脱脂纯酸奶160 g	80	8
午　餐	三蔬牛肉烩饭（糙米饭60 g、牛肉55 g、蘑菇50 g、西兰花75 g、海鲜菇25 g）	195	12.5
	蒜茸番薯叶100 g	25	—
	芋艿老鸭汤（芋艿40 g、鸭35 g）	75	4.5
	植物油7.5 g	67	—
下午3：00	提子110 g	60	
锻炼后	扁桃仁奶昔（扁桃仁14 g、乳清蛋白10 g、脱脂牛奶240 ml）	210	19
晚　餐	米饭60 g	70	2
	清蒸鸽子95 g	75	7
	茭白炒鸡蛋（茭白75 g、鸡蛋半个）	60	3.5
	金针菇豆腐汤（金针菇25 g、豆腐70 g、番茄50 g）	50	3.5
	植物油5 g	45	—
总　计		1 387	80

表 3-23　12 周打造小蛮腰食谱（1 400 kcal 第 9 天）

餐　次	食　　物	能量（kcal）	蛋白质（g）
早　餐	花生酱餐包（花生酱 8 g、小餐包 30 g）	115	4
	水果奶昔（脱脂牛奶 240 ml、火龙果 120 g）	140	8
上午 9：30	火鸡火腿 40 g	55	7
	蒸红薯 65 g	70	2
	奶酪 25 g	80	8
午　餐	海鲜意面（意面 120 g、干虾仁 3 g、干贝 2 g、淡菜 2 g、三文鱼 20 g、洋葱 75 g、番茄酱 25 g）	175	9
	芦笋炒蛋（芦笋 75 g、鸡蛋 1 个）	95	7
	菌菇汤（蘑菇 50 g、鲜香菇 25 g、蟹味菇 25 g）	25	—
	植物油 7.5 g	67	—
下午 3：00	柚子 160 g	60	
锻炼后	奶酪焗鸡排（奶酪 25 g、鸡胸肉 60 g）	195	18.5
晚　餐	米饭 60 g	70	2
	红烧鳝筒 75 g	85	10.5
	荠菜炒肉丝（荠菜 50 g、猪瘦肉 20 g）	45	3.5
	胡萝卜炒卷心菜（胡萝卜 25 g、卷心菜 100 g）	30	—
	菠菜汤 75 g	20	—
	植物油 7.5 g	67	—
总　计		1 394	79

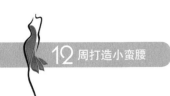

表 3-24　12 周打造小蛮腰食谱（1 400 kcal 第 10 天）

餐　次	食　物	能量（kcal）	蛋白质（g）
早　餐	牛肉吐司（全麦面包30 g、奶酪25 g、花生酱8 g、培根35 g）	250	19
	橙汁（橙子190 g）	60	—
上午9：30	绿豆百合汤（脱脂牛奶240 ml、绿豆5 g、百合10 g）	115	9
午　餐	蟹肉炒饭（糙米饭60 g、蟹肉50 g、广东香肠20 g、胡萝卜25 g、甜黄椒25 g、西兰花50 g）	190	12.5
	炒菜心100 g	25	—
	芦笋土豆虾仁汤（芦笋50 g、土豆50 g、虾仁20 g）	80	4.5
	植物油10 g	90	—
下午3：00	金橘130 g	60	—
锻炼后	脱脂纯酸奶160 g	80	8
	煎金枪鱼45 g	85	10.5
晚　餐	米饭60 g	70	2
	清蒸鸡腿55 g	75	7
	虾仁干炒卷心菜（虾仁干3 g、卷心菜100 g）	35	1
	豇豆鸡片（豇豆100 g、鸡胸肉20 g）	65	3.5
	菌菇蛋汤（鲜松茸50 g、鸡蛋半个）	55	3.5
	植物油7.5 g	67	—
总　计		1 402	80

表 3-25　12 周打造小蛮腰食谱（1 400 kcal 第 11 天）

餐　次	食　　物	能量（kcal）	蛋白质（g）
早　餐	牛油果色拉（苏打饼干20 g、牛油果50 g、鸡蛋半个、三文鱼20 g、圣女果150 g、奶酪25 g、扁桃仁7 g）	370	19
上午9：30	脱脂纯酸奶160 g	80	8
	山药泥65 g	35	1
午　餐	鸡肉焖饭（米饭60 g、土豆50 g、鲜香菇50 g、鸡胸肉40 g、洋葱25 g）	200	10
	虾仁西兰花（虾仁20 g、西兰花75 g）	50	3.5
	胡萝卜丝拌黄瓜丝（胡萝卜15 g、黄瓜35 g）	15	—
	菌菇蛋汤（海鲜菇50 g、鸡蛋半个）	55	3.5
	植物油5 g	45	—
下午3：00	鲜桂圆180 g	60	—
锻炼后	脱脂纯酸奶160 g	80	8
	牛肉干20 g	115	10.5
晚　餐	米饭60 g	70	2
	酸菜鱼片（酸菜15 g、鲈鱼片35 g）	60	7
	卷心菜木耳肉丝（卷心菜100 g、黑木耳25 g、猪瘦肉20 g）	60	3.5
	蛤蜊冬瓜汤（蛤蜊60 g、冬瓜100 g）	55	3.5
	植物油5 g	45	—
总　计		1 395	79

表 3-26　12 周打造小蛮腰食谱（1 400 kcal 第 12 天）

餐　次	食　　物	能量（kcal）	蛋白质（g）
早　餐	寿司（米饭 60 g、三文鱼 35 g、芝麻 2 g）	135	9
	脱脂纯酸奶 160 g	80	8
	草莓 250 g	60	—
上午 9：30	玉米酪（玉米粒 30 g、奶酪 25 g）	115	9
午　餐	米饭 60 g	70	2
	孜然烤鲳鱼（鲳鱼 75 g、番茄 50 g、青椒 25 g）	105	10.5
	葱花芋艿 40 g	35	1
	烩牛肉（牛肉 20 g、胡萝卜 25 g、西芹 50 g）	50	3.5
	香菇毛菜（鲜香菇 50 g、鸡毛菜 50 g）	25	—
	植物油 10 g	90	—
下午 3：00	樱桃 180 g	60	—
锻炼后	脱脂牛奶 240 ml	80	8
	煎鸡蛋卷（鸡蛋 1.5 个）	115	10.5
晚　餐	米饭 60 g	70	2
	凉拌鸡丝（鸡腿 55 g、花生仁 10 g、黄瓜 25 g）	120	9
	肉末刀豆（猪瘦肉 20 g、刀豆 50 g）	45	3.5
	蒜茸番薯叶 100 g	25	—
	番茄鱼片汤（番茄 75 g、黑鱼片 20 g）	50	3.5
	植物油 7.5 g	67	—
总　计		1 397	79

表 3-27　12 周打造小蛮腰食谱（1 400 kcal 第 13 天）

餐　次	食　　物	能量（kcal）	蛋白质（g）
早　餐	藜麦粥（藜麦 20 g、脱脂牛奶 240 ml、核桃仁 8 g）	195	11
	白水煮蛋 1 个	75	7
	蓝莓 100 g	60	—
上午 9：30	牛奶冲藕粉（脱脂牛奶 240 ml、藕粉 7 g）	115	11.5
午　餐	米饭 60 g	70	2
	卤牛肉 35 g	55	7
	鱼粒彩椒（青鱼粒 35 g、青椒 25 g、红甜椒 25 g、黄甜椒 25 g）	75	7
	黄瓜拌银耳（黄瓜 50 g、银耳 25 g）	20	—
	番茄粉丝汤（番茄 100 g、粉丝 7 g）	60	1
	植物油 5 g	45	—
下午 3：00	木瓜 150 g	60	—
锻炼后	脱脂纯酸奶 160 g	80	8
	扁桃仁 35 g	225	10
晚　餐	米饭 60 g	70	2
	蒜茸开片虾（草虾 70 g）	55	7
	西芹拌虾仁干（西芹 75 g、虾仁干 3 g）	30	1
	木耳炒豆芽（黑木耳 25 g、绿豆芽 75 g）	25	—
	西湖牛肉羹（牛肉 10 g、鸡蛋 1/4 个、鲜香菇 25 g）	40	3.5
	植物油 5 g	45	—
总　计		1 400	78

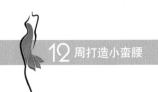

表 3-28　12 周打造小蛮腰食谱（1 400 kcal 第 14 天）

餐　次	食　　物	能量（kcal）	蛋白质（g）
早　餐	肉松面包（小餐包 30 g、肉松 15 g）	125	9
	核桃奶（核桃仁 8 g、脱脂牛奶 240 ml）	125	9
	甜瓜 230 g	60	—
上午 9：30	荸荠 55 g	35	1
	脱脂纯酸奶 160 g	80	8
午　餐	海鲜煨面（面条 90 g、虾仁 20 g、墨鱼 30 g、干贝 3 g、蛤蜊 40 g、番茄 150 g、蘑菇 25 g）	235	13.5
	芹菜香干（西芹 75 g、香干半块）	50	3.5
	植物油 5 g	45	—
下午 3：00	西瓜 320 g	60	—
锻炼后	牛奶卧蛋（脱脂牛奶 240 ml、鸡蛋 1 个半）	190	18.5
晚　餐	米饭 60 g	70	2
	咖喱牛肉 55 g	190	10.5
	洋葱拌黄瓜（洋葱 25 g、黄瓜 75 g）	25	—
	炒苋菜 150 g	40	—
	鲫鱼汤 40 g	30	3.5
	植物油 5 g	45	—
总　计		1 405	78

第二节 认识食物分量

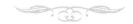

表 3-29　一份碳水化合物交换份中宏量营养素含量

食物种类	品　名	蛋白质(g)	脂肪(g)	碳水化合物类(g)	热量(kcal)
奶　类	全脂	8	8	12	150
	低脂	8	4	12	120
	脱脂	8	—	12	80
肉鱼蛋豆类	肉、鱼(低脂)	7	3	—	55
	蛋、豆类(中脂)	7	5	—	75
	蛋、豆类(高脂)	7	10	—	120
谷类主食	主食类、部分根茎类蔬菜	2	—	15	70
蔬菜类	叶类蔬菜	1	—	5	25
水果类	各种水果	—	—	15	60
油脂类	食用油等	—	5	—	45

表 3-30　食物交换份（谷类主食）

一份谷类主食

◇ 能量 70 kcal　　　　　　◇ 蛋白质 2 g
◇ 碳水化合物 15 g　　　　 ◇ 脂肪 0 g

食物名称	可食量(g)	分　量
米饭(蒸,粳米)	60	1/4 碗
米粥(粳米)	150	3/4 碗
苏打饼干	20	3 块
面包(咸,小餐包)	30	1 个

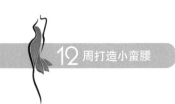

（续表）

食物名称	可食量(g)	分　量
面包(咸,切片)	30	1块
菜肉馄饨	50	2个
菜肉水饺	45	2个
小笼包	45	2个
年　糕	40	1块
鲜肉汤圆	40	2个
葱油饼	20(加脂肪2 g)	1个(小)
香菇菜包	40	1个(小)
花　卷	30	1个
刀切馒头	35	2/3
油　条	30	2/5根
方便面	25	1/2手掌大小
燕麦片	25	5/6包
百　合	40(50)	2只
荸　荠	110(140)	5个
茨　菇	80(90)	2个
甘薯(甜心)	65(70)	2个(小)
马铃薯	90(95)	1/2(大)
藕	90(110)	2片
山　药	130(150)	1/3根(中等大小)
芋　头	80(100)	2个(小)
藕　粉	15	1/2包
粉　丝	15	
粉　皮	100	1张
豌　豆	25	女性1拳头量
蚕　豆	30	女性1拳头量
绿　豆	25	女性1拳头量
赤　豆	25	女性1拳头量
栗子(干)	20(30)	3个(大)

注:"可食量"项后面括号内的数字为市售食品的生重;碗大小为3.5寸。

米饭 60 g

米粥 150 g

切片面包 30 g

馒头 35 g

烧饼 30 g

烧卖 45 g

肉包 40 g

小餐包 30 g

菜包 40 g

叉烧包 35 g

刀切馒头 35 g

花卷 30 g

馄饨 50 g

饺子 45 g

粢饭糕 20 g

锅贴 45 g

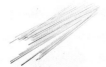

挂面 20 g

方便面 25 g

熟面条 60 g

切面 25 g

蛋糕 20 g

蛋卷 30 g

豆沙月饼 25 g

蛋黄月饼 30 g

莲蓉月饼 25 g

肉汤圆 40 g

小笼包 45 g

曲奇饼干 25 g

苏打饼干 20 g

小汤圆 30 g

雪米饼 20 g

大饼 20 g

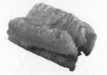

油条 30 g

葱油饼 20 g

玉米段 140 g

白扁豆 25 g

赤豆 25 g

黑豆 20 g

红花豆 35 g

红芸豆 25 g

紫豇豆 20 g

豇豆 20 g

黄豆 20 g

绿豆 25 g

青豆 45 g

豌豆 25 g

红豆 30 g

斑豆 20 g

板栗 20 g

藕粉 15 g

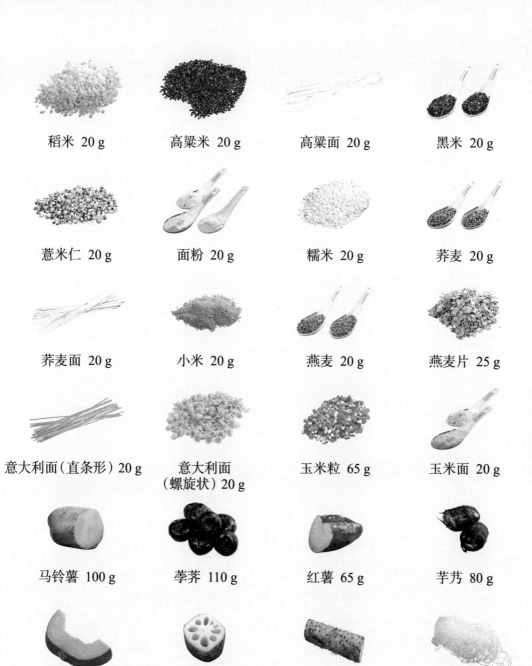

稻米 20 g　　高粱米 20 g　　高粱面 20 g　　黑米 20 g

薏米仁 20 g　　面粉 20 g　　糯米 20 g　　荞麦 20 g

荞麦面 20 g　　小米 20 g　　燕麦 20 g　　燕麦片 25 g

意大利面（直条形）20 g　　意大利面（螺旋状）20 g　　玉米粒 65 g　　玉米面 20 g

马铃薯 100 g　　荸荠 110 g　　红薯 65 g　　芋艿 80 g

南瓜 230 g　　藕 90 g　　山药 130 g　　粉丝 15 g

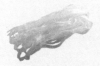
粉条 15 g

粉皮 100 g

魔芋 310 g

图3-1　谷类主食分量参考

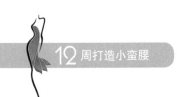
表 3-31　食物交换份（蛋豆鱼肉类）

一份蛋豆鱼肉类

◇ 能量 75 kcal 　　　　◇ 碳水化合物 0 g
◇ 蛋白质 7 g 　　　　　◇ 脂肪 5 g

食物小类	食物名称	可食量（g）	分　量
低脂类（每份含热量55 kcal，脂肪3 g）	带　鱼	40（50）	1块（1/2手掌大小）
	鲫　鱼	40（75）	1/2条（小）
	青　鱼	35（55）	1块（1/2手掌大小）
	河　虾	40（45）	19个（小）
	基围虾	35（60）	6个（中等大小）
	方　腿	40	女性3只指大小
	牛肉（瘦）	35	女性3只手指大小
	猪　肝	35	女性3只手指大小
	猪肉（瘦）	35	女性3只手指大小
	猪肉松	15（加糖3 g）	女性1/4手掌大小
	黄　豆	20	女性1拳头量
	豆　浆	240 ml	1杯
	内酯豆腐	140	2/5盒
	豆腐干	40	1块
	豆腐皮	15	1张
中脂类（每份含热量75 kcal，脂肪5 g）	火腿肠	50	1根（小）
	牛肉（肥瘦）	35	女性3只手指大小
	猪大排	35	女性3只手指大小
	鹅	40（60）	女性1/2手掌大小
	鸽	40（95）	女性2/3手掌大小
	鸡　翅	40（55）	女性1/2手掌大小
	鸡　腿	40（55）	女性1/2手掌大小

食物小类	食物名称	可食量（g）	分　量
中脂类（每份含热量75 kcal，脂肪5 g）	鸡胸肉	40	女性3只手指大小
	鸭	45（65）	女性1/2手掌大小
	素火腿	35	女性3只手指大小
	素　鸡	40	1块
	百　页	25	1/2张
	油豆腐	35	1.5个
	鸡　蛋	55（65）	1个（中等大小）
	鸭　蛋	55（65）	1个（中等大小）
高脂类（每份含热量120 kcal，脂肪10 g）	猪小排	40（55）	3块（中等大小）
	鸡蛋黄	45	3个
超高脂类（每份含热量135 kcal，脂肪10 g）	猪肉（肥瘦）	50	女性3只手指大小
	猪肉（后蹄髈）	40（50）	女性3只手指大小
	猪肉（肋条肉）	75	女性3只手指大小

注："可食量"项后面括号内的数字为市售食品的生重。

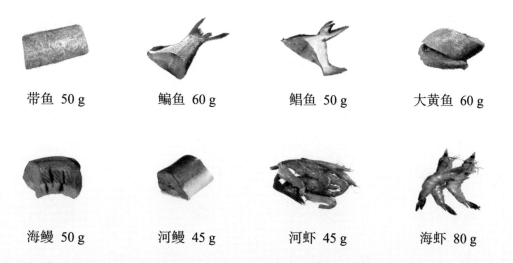

带鱼 50 g　　　　鳊鱼 60 g　　　　鲳鱼 50 g　　　　大黄鱼 60 g

海鳗 50 g　　　　河鳗 45 g　　　　河虾 45 g　　　　海虾 80 g

鲈鱼 60 g

青鱼 55 g

银鳕鱼 75 g

银鱼 40 g

草虾 70 g

干贝 10 g

海参 110 g

黄鳝 50 g

基围虾 60 g

泥鳅 65 g

鳝丝 50 g

扇贝 180 g

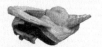

鸽子 95 g

鸡翅 55 g

鸡肉 40 g

鸡胸肉 40 g

鸡腿 55 g

鸡蛋 65 g

牛肉 35 g

牛腱肉 35 g

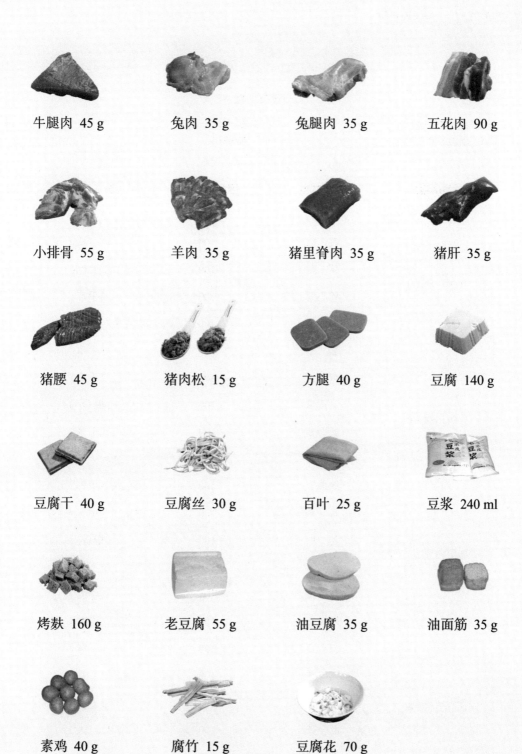

牛腿肉 45 g　　兔肉 35 g　　兔腿肉 35 g　　五花肉 90 g

小排骨 55 g　　羊肉 35 g　　猪里脊肉 35 g　　猪肝 35 g

猪腰 45 g　　猪肉松 15 g　　方腿 40 g　　豆腐 140 g

豆腐干 40 g　　豆腐丝 30 g　　百叶 25 g　　豆浆 240 ml

烤麸 160 g　　老豆腐 55 g　　油豆腐 35 g　　油面筋 35 g

素鸡 40 g　　腐竹 15 g　　豆腐花 70 g

图3-2　蛋豆鱼肉类分量参考

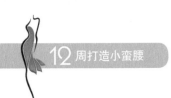

表 3-32　食份交换份（蔬菜类）

一份蔬菜类

◇ 能量 25 kcal　　　　　　　　　◇ 碳水化合物 5 g
◇ 蛋白质 0～2 g　　　　　　　　◇ 脂肪 0 g

食物小类	食物名称	可食量（g）	分　　量
含蛋白质 1 g	芹　菜	100	2 手掌
	青　椒	100	1 个（大）
	莴　苣	100	1/2 根（大）
	卷心菜	100	2 手掌
	萝　卜	100	1 个（拳头大小）
	茄　子	100	1 手掌
	木耳（湿）	100	2 手掌
含蛋白质 1 g	大黄瓜	100	1 根（小）
	冬　瓜	100	1 手掌
	苦　瓜	100	1/2 根（中等大小）
含蛋白质 2 g	胡萝卜	100	1/2 根（中等大小）
	番　茄	100	1/2 个（中等大小）
	茭　白	100	1 根（小）
	芦　笋	100	2 手掌
	花　菜	100	2 手掌
	绿豆芽	100	1 手掌
含蛋白质 3 g	刀　豆	100	1 手掌
	西兰花	100	2 手掌
	菠　菜	100	2 手掌
	蘑　菇	100	4 个（大）
	四季豆	100	1 手掌

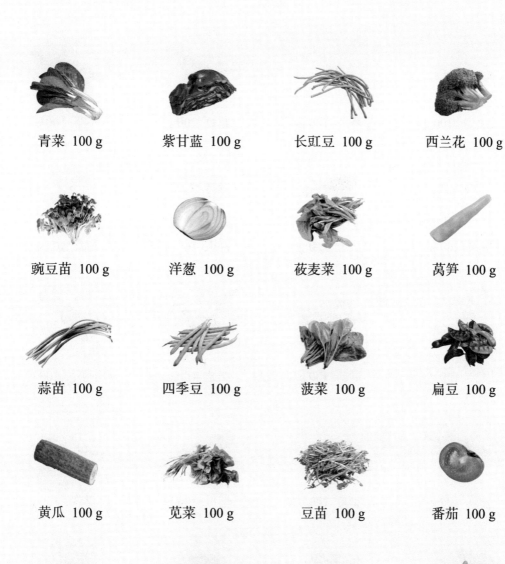

青菜 100 g   紫甘蓝 100 g   长豇豆 100 g   西兰花 100 g

豌豆苗 100 g   洋葱 100 g   莜麦菜 100 g   莴笋 100 g

蒜苗 100 g   四季豆 100 g   菠菜 100 g   扁豆 100 g

黄瓜 100 g   苋菜 100 g   豆苗 100 g   番茄 100 g

荷兰豆 100 g   草头 100 g   黄豆芽 100 g   鸡毛菜 100 g

芥蓝 100 g   空心菜 100 g   卷心菜 100 g   马兰头 100 g

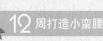

绿豆芽 100 g　　芦笋 100 g　　龙豆 100 g　　芹菜 100 g

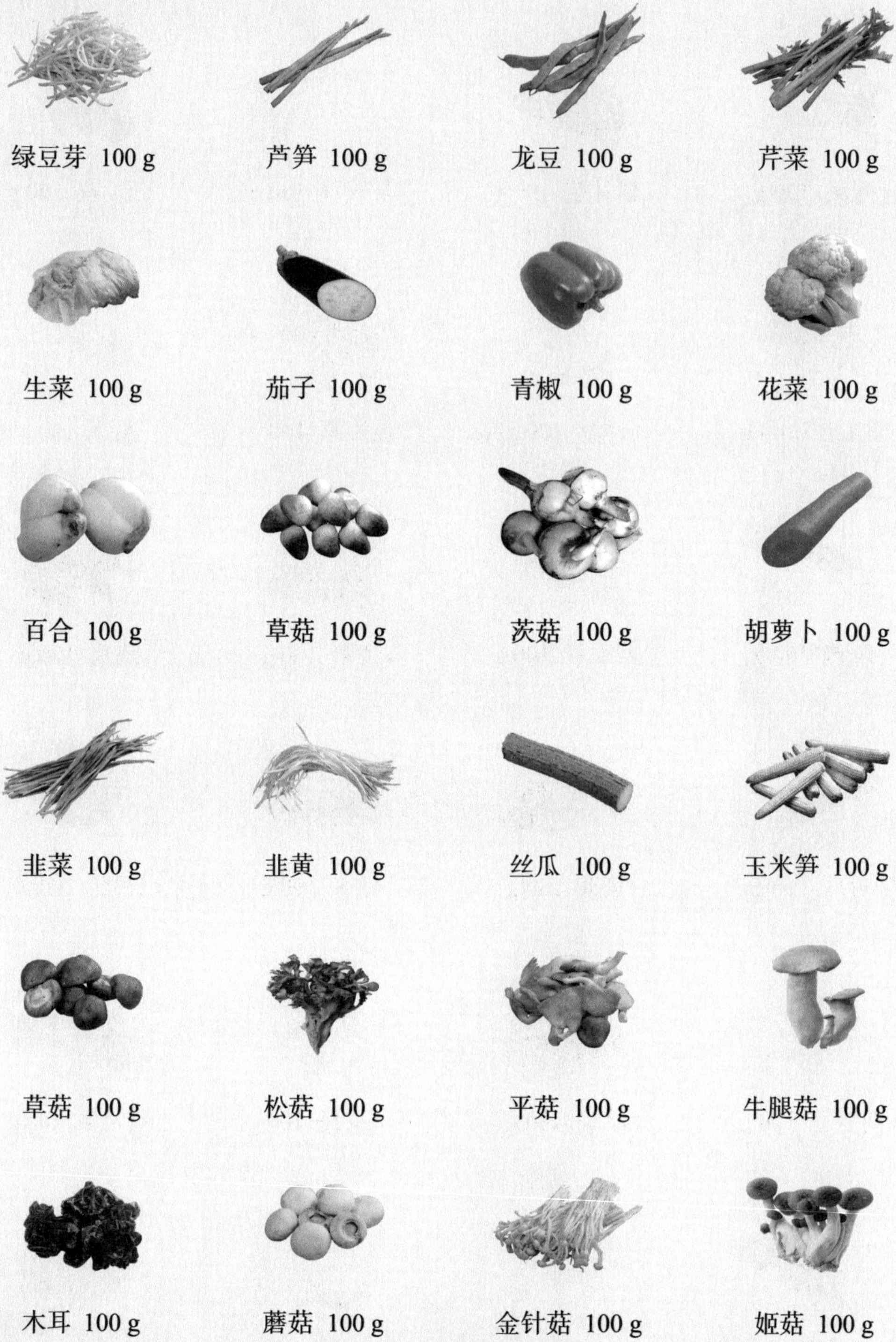

生菜 100 g　　茄子 100 g　　青椒 100 g　　花菜 100 g

百合 100 g　　草菇 100 g　　茨菇 100 g　　胡萝卜 100 g

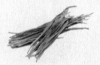

韭菜 100 g　　韭黄 100 g　　丝瓜 100 g　　玉米笋 100 g

草菇 100 g　　松菇 100 g　　平菇 100 g　　牛腿菇 100 g

木耳 100 g　　蘑菇 100 g　　金针菇 100 g　　姬菇 100 g

图3-3　蔬菜类分量参考

表 3-33　食份交换份（水果类）

一份水果类

◇ 能量 60 kcal　　　　　　◇ 碳水化合物 15 g
◇ 蛋白质 0 g　　　　　　　◇ 脂肪 0 g

食物小类	食物名称	可食量（g）	分　量
瓜　类	哈密瓜	190（290）	2块
	西　瓜	180（320）	1块
	菠　萝	150（230）	2片
	草　莓	250	11个（中等大小）
	橙　子	140（190）	1个（中等大小）
鲜果类	芦柑	150（200）	2个（中等大小）
	蜜　橘	120（140）	1个（小）
	鸭　梨	150（180）	1个（中等大小）
	杧果	200（330）	1/2个（大）
	苹果（红富士）	150（170）	1/2个（大）
	葡萄（紫）	150（170）	13个（大）
	柿　子	80（100）	1/2（中等大小）
	桃　子	130（150）	1/2（中等大小）
鲜果类	香　蕉	70（120）	1根（小）
	柚　子	160（230）	2片（薄）
	猕猴桃	120（150）	1+1/2个（中等大小）
	金橘（或金枣）	120（130）	8个（中等大小）

注:"可食量"项括号内数字为市售食品的生重。

苹果 170 g

香蕉 120 g

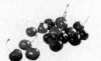
樱桃 180 g

香梨 125 g

葡萄 170 g

橘子 140 g

柠檬 450 g

猕猴桃 150 g

桃子 150 g

柚子 230 g

西瓜 320 g

鲜枣 60 g

枇杷 270 g

杏子 210 g

杨梅 320 g

阳桃 270 g

桃子 150 g

草莓 250 g

芦柑 200 g

荔枝 120 g

李子 210 g

金橘 130 g

杧果 330 g

橙子 190 g

哈密瓜 260 g

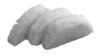

菠萝 230 g

枇杷 270 g

苹果汁 120 ml

杧果汁 120 ml

橙汁 130 ml

图3-4 水果类分量参考

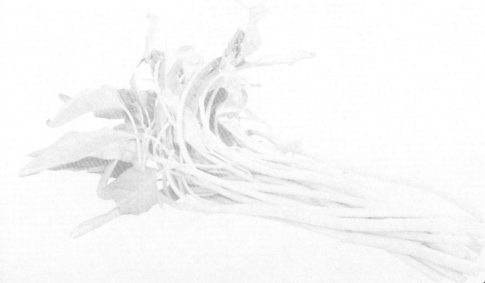

表3-34　食物交换份（乳制品类）

一份乳制品类

◇ 能量80 ～ 150 kcal　　　　◇ 碳水化合物12 g
◇ 蛋白质8 g　　　　　　　　◇ 脂肪0 ～ 8 g

食物小类	食物名称	可食量	分　　量
全脂奶类（每份含热量150 kcal，脂肪8 g）	全脂奶	240 ml	1杯
低脂奶类（每份含热量120 kcal，脂肪4 g）	低脂奶	240 ml	1杯
	低脂奶粉	25 g	2汤匙
	酸 奶	120 ml	1/2杯
脱脂奶类（每份含热量80 kcal，脂肪0 g）	脱脂奶	240 ml	1杯

   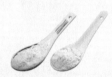

牛奶 240 ml　　　脱脂纯酸奶 160 ml　　　奶酪 25 g　　　奶粉 25 g

图3-5　乳制品类分量参考

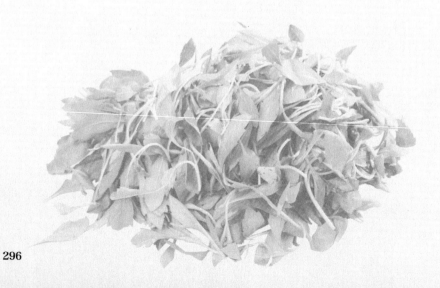

表 3-35　食物交换份（油脂类）

一份油脂类

◇ 能量45 kcal　　　　　◇ 碳水化合物0 g
◇ 蛋白质0 g　　　　　　◇ 脂肪5 g

食物小类	食物名称	可食量（g）	分　量
脂肪5 g （富含不饱和脂肪）	大豆油	5	1汤匙
	腰　果	7	5粒
	开心果	7	8粒
	核桃仁（胡桃）	8	3粒
	花生仁	10	12粒
	花生酱	8	1汤匙
	南瓜子	8	36粒
脂肪5 g （富含饱和脂肪）	色拉酱	10	1汤匙

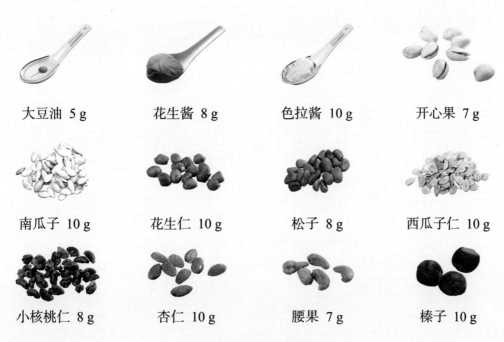

大豆油 5 g　　　花生酱 8 g　　　色拉酱 10 g　　　开心果 7 g

南瓜子 10 g　　　花生仁 10 g　　　松子 8 g　　　西瓜子仁 10 g

小核桃仁 8 g　　　杏仁 10 g　　　腰果 7 g　　　榛子 10 g

图3-6　油脂类分量参考

Part 4

零基础锻炼

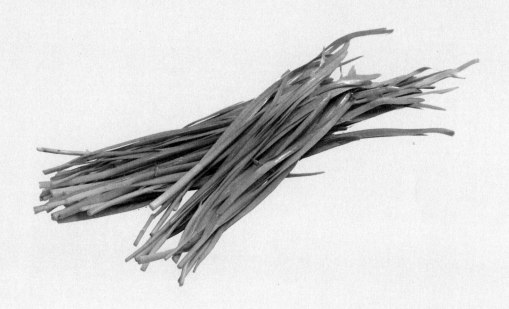

美国运动医学会认为，走路是最安全的运动。走路可以锻炼心血管系统、腿部和身体核心区域的肌肉。走路速度较快时，还可以锻炼手臂和肩膀。即使体重超过了理想目标值，但与体重相同但不怎么运动的人相比，时常走路的人更健康。

走路能够持续稳定地消耗能量。只要达到一定的步数就会看到减肥的效果。如果再加快一点速度，那么就能更快地看见效果。体重为 68 kg 的人如果以每小时 4.8 km 的速度步行，则每小时可以消耗能量 225 kcal。如果速度提高至每小时 6.4 km，那么每小时将消耗能量 340 kcal。

此外，研究表明锻炼是维持体重不反弹的关键因素。

第一节　零基础健步走锻炼计划

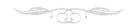

零锻炼基础健步走计划包含三种不同的运动量。虽然运动强度不同，但目标是一致的，即让你稳步提高体能，走得更快。

❖ 健步走：速度稳定的中等强度走路模式（表 4-1）。

❖ 急速走：将短时间的快走加入到健步走中的走路模式。最好在平坦的公路上进行。可以逐渐延长急速走的时间。

❖ 最大速度走：从第五周开始增加这种走路模式，要尽可能快地走 10 分钟或 15 分钟。

表 4-1　健步走运动强度

运动强度	步　速	主观感觉	速度预估值	类　型
低	散步、闲逛，类似于购物	不费力，呼吸平稳；可以唱歌	3.2 ～ 5.1 km/h	适合走路的初始热身阶段以及结束后的放松阶段。
中	有目的性的迈开步子往前走，类似于赴约	有些费力，呼吸有些急促；可以说出完整的句子	4.8 ～ 6.4 km/h	适合健步走

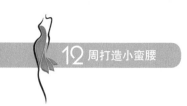
（续表）

运动强度	步　速	主观感觉	速度预估值	类　型
高	快走，类似于约会要迟到了	极其费力，呼吸急促；只能说出只言片语	6.1 ～ 8.0 km/h	在急速走和最大速度走的时候会达到此速度

第二节　健步走技巧

走路有正确的方法吗？其实只要迈开双腿，每次走30分钟就能全方位地维护健康。但是如果想要走得快，那么就要注意走路的方式，如脚如何接触地面、臀部的活动、身体倾斜的角度、双臂的摆动以及双眼注视的方向等，各方面的因素都要考虑周全。下列的图片展示了正确的走路方式，以帮助你完成每周的健步走锻炼目标。

健步走动作要领

1. 双眼平视前方

不要低头看脚。否则会减慢速度，引起后背疼痛。身体要挺直，注视前方3 ～ 6 m处。保持下巴的水平面与地面平行，肩膀靠后、自然下垂，挺胸、收腹。这样做可以加快走路的速度，有助于深呼吸，使更多的空气进入肺中。

2. 双臂弯曲

曲肘90°前后摆动手臂（不要左右摆动）。双手轻轻握成拳状，肩膀下垂，不要耸肩。保持90°角，手肘向后摆动时，手的位置大概落在臀部后方位置。你可能会觉得做起来很别扭，但手臂向后摆动的动作将会使你走得更快。

3. 脚跟着地

在往前走时，应该脚后跟最先着地。脚后跟着地时脚尖往上翘，然后脚趾轻轻着地。最后，脚趾发力促使你往前走。

4. 奋力往前走

当脚后跟连带脚趾一同发力向地面施压后，会促使你往前走。用尽全力时脚可弯成球状,脚后跟抬起,就好像在向身后的人展示鞋底。

5. 步幅小、步伐快

步幅小、步伐快是快速走路的关键。

6. 摆动双臂

摆臂会使背部肌肉更结实。摆臂时,背部肌肉将手臂往后拉,肩胛骨受到挤压,手肘放在身后靠近身体(不要摆向两侧)。一只手臂自然向前摆动,另一只手臂向后摆动。记住肩膀自然下垂并放松,不要耸肩。

7. 利用重力

走路实际上是一系列脚向前然后落下的动作,左右脚配合向前走。

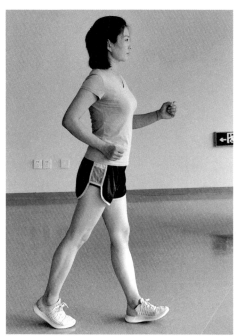

（1）

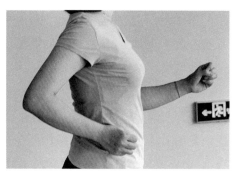

（2）

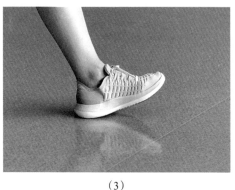

（3）

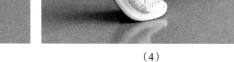

（4）

图4-1　健步走动作要领

Part 4

常见的错误走路姿势是身体向后倾斜,这样走会抵抗重力。正确的走路姿势应该是脚踝略微向前倾斜5°左右,不要弯腰。可以背靠墙站着,眼睛平视前方。脚踝向前倾斜一点,身体离墙,感觉就像要抬起脚后跟的样子。然后带着这种感觉走路。记住要抬头,目视前方3～6m的地方。

8. 双脚轻轻着地

脚后跟应先着地,然后是脚心,最后是脚趾。这样会走得更快,而且能够降低受伤的风险。

9. 收紧臀大肌

每次脚后跟着地时,臀大肌都会受到挤压。利用这些肌肉带动前腿使自己向前走。在热身、健步走以及放松身体时可以经常做这个动作(每次1分钟及以上)。

10. 放松臀部

正常走路时脚应该踩在直线的两侧。但做这个动作时,一侧臀部要跨到直线的另一侧,你会感觉臀部肌肉比以前动得多了。每次只要做30～60秒。如果腰有健康问题,这个动作会加重腰部不适,因此如果出现任何不适,请谨慎做这个动作或者不做。

11. 转动臀部

臀部肌肉得到放松后,可以增加一些转动的动作,以帮助你走得更快。臀部应该是前后运动,而不是像跳舞那样左右运动。在走路的过程中花几分钟转动臀部,但不要从头做到尾。时间长了就会逐步适应,动作也会更加自然。

12. 将以上动作连贯地做一遍

在走路时要特别关注方法是否正确。练习下面列出的重要运动,每个运动每次做1分钟,完成以下动作后再重复做1次。精力充沛的人还可以将各个动作做到位。(1)手肘向后伸,肩胛骨受压。记住双眼看向前方,不要低头看脚。(2)脚后跟先着地,然后是脚趾,脚趾发力向前走。(3)每次脚后跟着地时臀大肌都会受压。(4)转动臀部时,按住肚脐会感到腹部肌肉在动。

 如何进行最大速度走

❖ 先热身5分钟(刚开始的2分钟缓慢走,后3分钟改为健步走)。

❖ 然后以最快的速度走10分钟（记住起点和终点的位置），减慢速度走回起点。每周一次，走同一条线路，留意自己10分钟能走多远。

❖ 最好在平地、跑道或跑步机上进行。时间总长至少为25分钟。

第三节　提高身体的柔韧性

　　在开始走路且速度较快时，感觉腿部有些酸痛是很正常的，因为双腿正在逐步适应新的运动。如果之前没有进行过任何锻炼，每周走路的时间为2小时或以上，肯定会有一个适应的过程。身体出现紧绷感的常见部位是后腿肌腱、髋部、股四头肌和小腿，尤其是那些位于双腿正面靠小腿外侧的肌肉群。

　　在走路结束后做拉伸运动可以减轻不适感，最重要的是可以提高身体的柔韧性以及扩大关节的活动范围。

1. 整个身体向前弯曲

　　把双手放在与臀部或腰部等高的栏杆、柜台或桌子上。人退后，头夹在双臂之间，背挺直，脚绷直，身体自然弯曲形成一个合适的角度。人慢慢向后退直到双臂、肩膀和背部出现拉伸感。提臀，尾椎骨朝向天花板，双腿背面会出现拉伸感（图4-2）。维持这个动作10秒，重复3次。

2. 拉伸股四头肌

　　身体站直，伸出手臂可以摸到一个静止不动的物体如一面墙，从而保

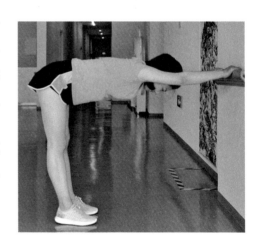

图4-2　身体弯曲拉伸

持身体平衡。如果需要，可以用右手臂保持身体平衡，左手抓住左脚踝置于身后，脚后跟朝上靠近身体的左侧臀部。带动尾椎骨朝向前方，后背挺直，感觉到大腿正面有拉伸感（图4-3）。保持这个动作10秒，然后换一边重复以上动作。

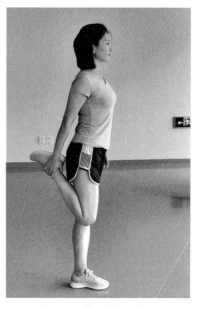

图4-3 拉伸股四头肌

左右腿各做3次。

3. 拉伸臀大肌

站立：身体右侧面对墙壁站立，右手扶着墙。两腿交叉站立，身体向左侧倾斜，左腿压迫右腿从而产生拉伸感[图4-4(1)]。维持这个动作10秒钟。换一边拉伸左腿，左右腿拉伸3次。

坐着：坐在结实的椅子上。将左脚搁在右腿上。身体坐直，双手轻轻地按住左膝盖，身体略微向前倾，这时左侧臀部会产生拉伸感[图4-4(2)]。维持这个动作10秒。左右腿各做3次。

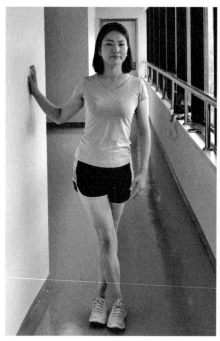

（1）

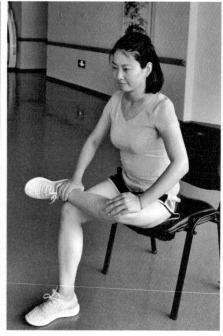

（2）

图4-4 拉伸臀大肌

4. 拉伸小腿

这个动作最好赤脚做。如果需要，可以站在墙边或扶着栏杆以保持身体平衡。右腿交叉至左腿前站立。右脚脚尖点地脚指头接触地板，略微弯曲左膝使之压迫右腿。这时右小腿和右脚会产生拉伸感（图4-5）。维持这个动作10秒，左右腿各做3次。

另外一种方法是：即使坐在办公桌前工作，也可以拉伸小腿。右腿搁在左腿上，用脚指头在空中打圈。按顺时针和逆时针方向转动脚，左右脚都要拉伸。

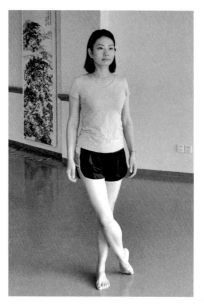

图4-5 拉伸小腿

第四节 力量训练

在零锻炼基础健步走的阶段，也要进行力量训练，以帮助你练出肌肉，使你变得更强壮，并不纯粹是为了美。如果从头到脚的肌肉越强壮，走的每一步所消耗的能量就越多，动作就更加到位，就能走得更远更快。

30岁以后，我们每年都会流失一部分肌肉组织。肌肉虽然减少了，但体重却没有下降，因此必须进行力量训练，进行有氧运动无法弥补丢失的肌肉组织。这点对于老年人而言至关重要，老年人最大的问题就是双腿无力，他们甚至无法从椅子上站起来或者无法保持身体的平衡。应该尽早进行经常性的肌肉锻炼，从而避免年老时发生类似的问题。

下面的图片（图4-6至图4-10）展示了五套动作。能够锻炼身体的核心部位，优化体形，锻炼参与走路的肌肉群，使你走得更快。所有动作都可以在家里做，不需要额外的设备，除了为保持身体平衡的门把手。与急步走一样，不需要

每天都做,至少要给予肌肉一天的恢复时间。

1. 俯卧撑

双手抵住墙壁的动作和推墙的动作其实差不多,但由于是站立的姿势,因此双腿承受着大部分的重量。这个动作可帮助你顺利地过渡到在地板上做俯卧撑。

手臂抵住墙面站立。曲肘,身体上半部分靠近墙面,脚后跟离地也没有问题。坚持1秒钟,然后伸直手臂。做15～20次。

在能够轻松做15～20次之后,可以换成在较低的平面上做这个动作。在接下来的几周,可以将墙壁换成台面、桌子、椅子(千万不要选择有轮的椅子)和台阶。最后就能做俯卧撑了(图4-6)。

2. 平板支撑

脸朝下,曲肘,前臂撑在地板上。踮起脚尖撑起身体,脚趾和前臂保持平衡,曲肘。收腹,脚后跟与头呈一直线(背挺直,不要撅屁股)(图4-7)。维持这个动作60秒。

3. 下蹲

双脚分开与肩同宽站立,两手分别握住门外和门内的把手,脸对着门的侧

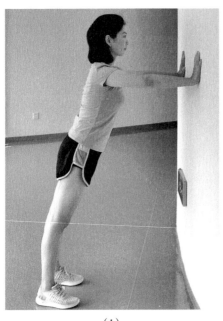
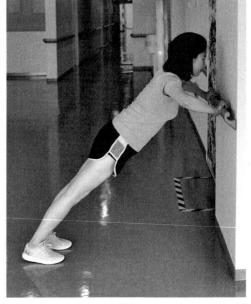

(1)　　　　　　　　　　　(2)

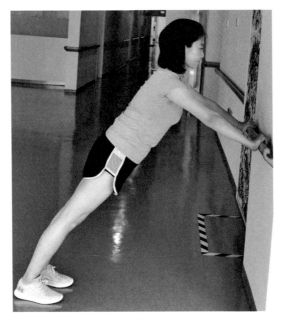

（3）

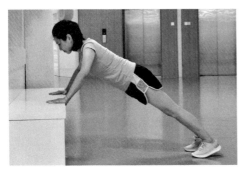

（4）

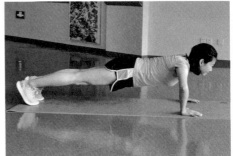

（5）

图4-6　俯卧撑练习

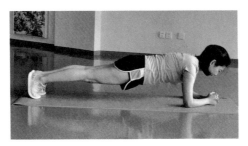

图4-7　平板支撑

面,站在可使手臂略微弯曲的位置。利用门保持身体平衡,身体向后仰,屈膝,下蹲到大腿与地面平行的位置。膝盖略微前倾,脚踝略微靠后,保持腹部收紧(图4-8)。做10 ～ 15次。

简单一点的做法是:不要蹲得太低。更高难度的做法是:维持下蹲的动作5秒。

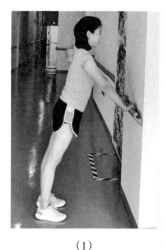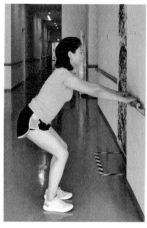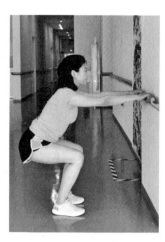

(1)　　　　　　　　(2)　　　　　　　　(3)

图4-8　下蹲练习

4. 平面抬腿

四组动作都在地板上做。背挺直,头距离地板3米,与脊椎成一条直线。伸直左腿。活动左脚,慢慢抬起、放下左腿,抬腿时臀大肌用力。注意背不要弯,收紧腹部(图4-9)。左右腿各做10 ～ 15次。

简单一点的做法是:抬腿时可以屈膝。

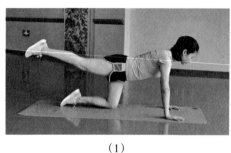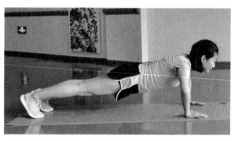

(1)　　　　　　　　　　　　(2)

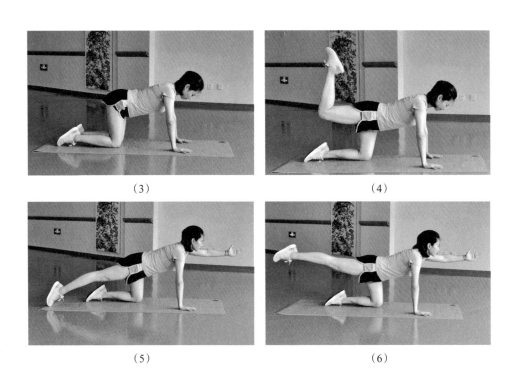

（3）　　　　　　　　　　　　　（4）

（5）　　　　　　　　　　　　　（6）

图4-9　平面抬腿

更高难度的做法是：抬起一侧腿时向前伸出另一侧的手臂，用一只手臂和一条腿保持身体平衡。

5. 臀桥

身体平躺屈膝，双脚着地，手臂放在身体两侧，掌心向上。收紧腹部，双脚发力将臀部抬起、放下，腰离地。然后伸直一条腿保持1秒（图4-10）。换另一条腿

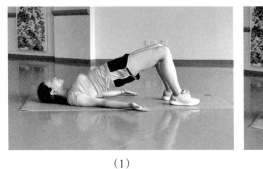

（1）

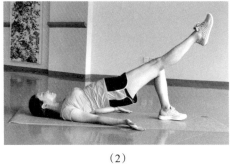

（2）

图4-10　臀桥

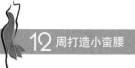

重复该动作,左右腿各做8 ～ 10次。

　　简单一点的做法是:双腿始终着地,做15 ～ 20次。

　　更高难度的做法是:用一条腿抬起身体形似桥状。右腿伸直左腿弯曲,左脚着地。只用一条腿将臀部抬起、放下。做8 ～ 10次,然后换另一条腿重复该动作。

附录A　体力活动水平描述

体力活动水平	具 体 描 述
少量体力活动	科学上将这一体力活动水平定义为静止的生活方式,活动系数为1.2,表示RMR加上极少量的活动,如阅读、电脑上工作、看电视、玩牌等
适量活动	大多数的学生、老师和办公室白领(律师、医生、实验室人员)、商店工作人员、很多家庭主妇等体力活动处于这一水平。每天16小时中,大多数时间或坐或站立,其中进行轻度活动如行走的时间大约为3小时。每周2～3次至少1小时中等强度的锻炼,如跳舞或低冲击力的有氧操等
中等量活动	这一体力活动水平多为从事一定体力劳动工作的人,如工程师、蓝领工人等。从事属于大多数时间坐着或站立(静止方式)工作的人,每天平均锻炼1.5～2小时,相当于慢跑8～9.6 km,被认为是中等量体力活动
大量活动	业余运动员、农民、钢铁厂和矿产工人等属于这一体力活动水平。从事属于大多数时间坐着或站立(静止方式)的工作的人,每天进行中等强度的锻炼,相当于慢跑14.5～21 km,被认为是大量体力活动
极大量活动	从事重体力劳动的人及职业运动员的体力活动水平属于极大量活动。从事属于大多数时间坐着或站立(静止方式)的工作的人,只有每天进行高强度、大运动量的锻炼,相当于慢跑22.5～27 km,被认为是极大量体力活动

附录B 常见身体活动的代谢当量（MET）值

MET	活 动 项 目
MET<3的活动项目	
0.9	睡觉
1.0	所有安静地坐着或躺着进行的活动（看电视或电影,听音乐或讲座,乘坐私家车或公共汽车）
1.2	安静地站着（如站着排队）
1.3	站着看书或看报
1.5	所有站着进行的积极活动（缝纫、办公、做笔记、开会、下棋、接听电话、进食）
1.8	打字,玩电脑,上课做笔记
2.0	开车
2.0	演奏大多数乐器
2.0	洗漱（淋浴、穿衣、洁面）
2.3	购物
2.5	轻松的家务活（打扫、擦灰、倒垃圾、换床单）
2.5	烹饪
2.5	洗碗,擦桌子,上菜
2.0	散步（<3.2 km/h）
2.5	走路（3.2 km/h）
2.5	拉伸运动（瑜伽）
2.5	台球、棒球
MET为3～5.9的活动项目	
3.0	繁重的家务活
3.5	用吸尘器打扫卫生

MET	活 动 项 目
4.5	整理花园,种花种草,种树
5.5	用电动割草机修剪草坪
3.0	走路(4 km/h),遛狗
3.3	走路(4.8 km/h)
3.8	健步走(5.6 km/h)
3.0	扔飞盘游戏
3.0	举重(低至中等强度)
3.0	打保龄球
3.0	排球,非竞技性休闲活动
3.5	跳健美操,在家中锻炼(低至中等强度)
3.5	固定划船,低强度(100 W)
4.0	骑自行车(<16 km/h)
5.5	骑固定自行车(低强度)
4.0	骑马
4.0	打乒乓
4.5	打高尔夫
5.0	有氧运动(低冲击力)
4.0	水中有氧运动

MET≥6的活动项目

6.0	远足
6.0	举重(高强度)
6.0	网球(双打)
6.0	休闲性游泳
6	重体力劳动(伐木、搬运重物、搬家具)

MET	活 动 项 目
6	走上坡路(5.6 km/h)
7	慢跑
8	跑步(速度为12分钟1.6 km,8 km/h)
10	跑步(速度为10分钟1.6 km)
7	越野滑雪(低强度,4 km/h)
7	滑雪速降
8	越野滑雪(中等强度,6～8 km/h)
8	雪地行走
7	美式墙网球
8	网球(单打)
7	骑固定自行车(中等强度,150 W)
7	固定划船(中等强度,100 W)
8	骑自行车,中等强度(19～22.5 km/h)
8	计圈数自由泳(低至中等强度)
10	计圈数游泳(高强度)
10	跳绳(中等强度)

Source: Irwin, M.L., Swartz, A.M., Strath, S.J., et al. (2000). Compendium of physical activities: An update of activity codes and MET intensities. Medicine and Science in Sports and Exercise, 32(9 Suppl), S498−S516.

主要参考文献

[1] Dietger Mathias. Staying healthy from 1 to 100[M]. Springer-Verlag Berlin Heidelberg 2016.

[2] Lilah Al-Masri, Annapolis, Simon Bartlett. 100 Questions & Answers About Sports Nutrition and Exercise[M]. Jones and Bartlett Publishers, LLC2011.

[3] Anita Bean. The complete guide to sports nutrition (8th Edition). Bloomsbury 2017.

[4] Louise Burke, Greg Cox. The complete guide to food for sports performance[M]. Allen & Unwin 2010.

[5] Suzanne G. Eberle. Endurance sports nutrition (3rd Edition)[M]. Human Kinetics 2014.

[6] Nancy Clark. Sports nutrition guidebook (5th Edition)[M]. Human Kinetics 2014.

[7] Lisa A. Burgoon. Practical nutrition for sports medicine and fitness professionals[M]. Human Kinetics 2012.

[8] 谢良民等.糖尿病饮食营养管理手册［M］.上海：上海科学技术文献出版社,2017.

[9] 谢良民等.糖尿病饮食营养治疗：碳水化合物交换法［M］.上海：上海科学技术文献出版社,2009.

[10] 谢良民等.糖尿病饮食控制新方法：碳水化合物计数法［M］.上海：同济大学出版社,2003.

[11] Barbara Bushman. ACSM's complete guide to fitness health (2nd Edition)[M]. Human Kinetics, 2017.

[12] Dan Benardot. Advanced sports nutrition (2nd Edition)[M]. Human Kinetics, 2012.

[13] Michael Symonds. Adipose tissue biology. Springer, 2017.

[14] Joan Gandy. Manual of dietetic practice (5th Edition)[M]. Wiley Blackwell, 2014.

[15] Caroline Apovian, Liz Brouillard and Lorrie Young. Clinical guide to popular diets[M]. CRC Press, Taylor & Francis Group, 2018.

[16] Kelly D. Brownell and B. Timothy Walsh. Eating disorders and obesity: A comprehensive handbook(3rd Eition)[M]. The Guilford Press, 2017.

[17] Anita Bean. Food for fitness: how to eat for maximum performance (4th Edition)[M]. Bloomsbury, 2014.

[18] Bill I. Campbell. Sports nutrition: enhancing athletic performance[M]. CRC Press Taylor & Francis Group, 2014.